U0230543

流行性乙型脑炎基础与临床

主　审　谢　鹏
主　编　王振海　王环宇　王祥喜

科学出版社

北京

内 容 简 介

　　流行性乙型脑炎是一种蚊媒传播的乙型脑炎病毒感染所致的人畜共患病,病死率为25%~30%,至今尚无特效的抗病毒药物。本书共十四章,第一章和第二章内容为流行性乙型脑炎流行病学特征及乙型脑炎病毒的形态、结构特征和理化特性;第三章至第五章为流行性乙型脑炎病毒的基因组结构、分型、复制和表达调控;第六章至第八章为流行性乙型脑炎病毒的繁殖和感染机制及特点;第九章至第十三章阐述了流行性乙型脑炎的临床表现及诊治;第十四章总结了流行性乙型脑炎的预防、预后及展望。

　　本书内容丰富、重点突出,注重理论与实践相结合,可供传染科、神经内科、神经外科、急诊科等科室临床医师使用,也可供从事预防医学的工作人员和脑炎病毒研究的科研人员参考使用。

图书在版编目（CIP）数据

流行性乙型脑炎基础与临床 / 王振海，王环宇，王祥喜主编. —北京：科学出版社，2023.6
　ISBN 978-7-03-075831-6

Ⅰ. ①流… Ⅱ. ①王… ②王… ③王… Ⅲ. ①流行性乙型脑炎–传染病防治 Ⅳ. ①R512.32

中国国家版本馆 CIP 数据核字（2023）第 107063 号

责任编辑：康丽涛 / 责任校对：张小霞
责任印制：肖　兴 / 封面设计：吴朝洪

科 学 出 版 社 出版
北京东黄城根北街 16 号
邮政编码：100717
http://www.sciencep.com

北京九天鸿程印刷有限责任公司 印刷
科学出版社发行　各地新华书店经销
＊

2023 年 6 月第 一 版　开本：787×1092　1/16
2023 年 6 月第一次印刷　印张：11 1/2
字数：260 000

定价：128.00 元
（如有印装质量问题，我社负责调换）

《流行性乙型脑炎基础与临床》

编 委 会

主 审 谢 鹏
主 编 王振海　王环宇　王祥喜
副主编 王国玮　李 樊　李晓聪　周莉薇
编 委 （按姓氏笔画排序）

王环宇　中国疾病预防控制中心病毒病预防控制所
王国玮　宁夏医科大学
王振海　宁夏医科大学总医院
王晓莉　石嘴山市第一人民医院
王海洋　重庆医科大学附属第一医院
王祥喜　中国科学院生物物理研究所
付士红　中国疾病预防控制中心病毒病预防控制所
刘豆豆　宁夏医科大学总医院
许松涛　中国疾病预防控制中心病毒病预防控制所
李 樊　中国疾病预防控制中心病毒病预防控制所
李晓聪　宁夏医科大学
杨 欢　宁夏医科大学总医院
杨丽萍　宁夏医科大学
杨婉秋　宁夏医科大学
杨婷婷　宁夏医科大学总医院
沈开春　宁夏医科大学
张 娜　宁夏医科大学总医院心脑血管病医院
张灯儿　宁夏医科大学
周莉薇　宁夏疾病预防控制中心
袁艳平　宁夏医科大学总医院心脑血管病医院
聂 凯　中国疾病预防控制中心病毒病预防控制所
殷启凯　中国疾病预防控制中心病毒病预防控制所
曹 磊　中国科学院生物物理研究所
魏 娜　宁夏医科大学

主 编 简 介

王振海，医学博士、临床医学博士后，主任医师、教授、博士研究生导师。现任宁夏医科大学总医院副院长、肿瘤医院院长、医院集团理事会副会长、神经病学中心常务副主任，省部共建国家颅脑疾病重点实验室培育基地副主任，宁夏神经系统疾病诊疗工程技术研究中心主任，宁夏回族自治区科学技术协会第九届常务委员。先后获中国医师协会"杰出神经内科医师学术成就奖"荣誉称号、国家卫生和计划生育委员会脑卒中防治工程突出贡献奖、国家卫生健康委员会脑卒中防治工程精英楷模奖。获宁夏"塞上英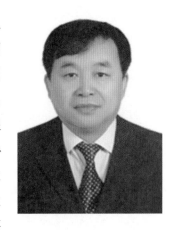才"、"塞上名医"称号，宁夏首届"创新争先奖"获得者和优秀科技工作者，入选"313 人才工程"，享受国务院政府特殊津贴。

兼任中国医师协会神经内科医师分会第四、五届常务委员、中华医学会神经病学分会第七、八届委员；宁夏医学会神经病学分会和宁夏医师协会神经内科医师分会主任委员。主持和参加国家"973"、"863"、国家自然科学基金、中国博士后科学基金和宁夏科技重点（重大）项目等 21 项，获省部级科技进步奖 7 项，申报国家发明专利 8 项；先后以通讯或第一作者在 *New Engl J Med*、*J Virol* 等期刊发表学术论文 210 余篇，单篇最高影响因子 91.245。主编或副主编专著 4 部，参编全国高校规划教材 5 部（其中副主编 2 部）。担任 *Front Neurol*、*Neurochem Res*、《中华神经科杂志》等国内外十余种杂志编委，培养博士、硕士研究生 88 名。

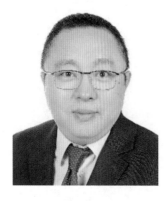

王环宇，研究员，博士生导师。现任世界卫生组织乙脑地区参比实验室主任，中国疾病预防控制中心病毒病预防控制所虫媒室主任，传染病预防控制国家重点实验室学术带头人（PI），中国医疗保健国际交流促进会常务理事，中国医疗保健国际交流促进会分子诊断学分会副主任委员；*Zoonoses*、《病毒学报》、《中华实验和临床病毒学杂志》、《中国人兽共患病学报》、《中国疫苗和免疫》和《中国预防医学杂志》等杂志编委。

主要研究方向是以乙型脑炎、蜱传脑炎、西尼罗脑炎为主的病毒性脑炎和虫媒病毒及相关疾病的病原学、流行病学、免疫学、分子生物学、致病机制及相应诊断等。重点开展中国虫媒病毒分布特征、阐明重要虫媒病毒分子遗传进化特征、建立虫媒病毒及病毒性脑炎检测平台、确定虫媒病毒与人兽共患病关系等研究。

荣获省部级成果4项，包括省部级一等奖1项、二等奖2项、三等奖1项。在埃博拉出血热疫情防控工作中被授予"埃博拉出血热疫情防控先进个人"荣誉称号。承担国家自然科学基金、科技部重点专项等科研项目多项。副主编书籍1部，获得发明专利4项，发表学术论文210余篇（其中SCI收录91篇）。

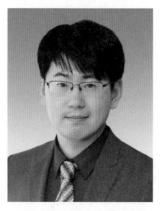

王祥喜，研究员，博士生导师。现任中国科学院生物物理研究所感染与免疫重点实验室副主任。

主要研究方向是运用结构生物学、病毒学、细胞生物学等技术方法，围绕重大传染性疾病直接相关的病毒全颗粒及中和抗体、关键受体复合物的结构和功能展开研究，并基于结构开发新型病毒样颗粒疫苗和抗病毒药物。入选中共中央组织部万人计划青年拔尖人才、中国科学技术协会"青年人才托举工程"项目等。以通信作者身份在*Science*、*Nature*、*Cell*、*Cell Host Microbe*、*Nat Microbiol*等杂志发表文章50余篇。相关研究成果被评选为2020年度中国科学十大进展、2019年度中国科学十大进展、2019年中国科技十大新闻及2018年度中国生命科学十大进展。曾获得首届钟南山青年科技创新奖、2020年"全国向上向善好青年"荣誉称号、中国科学院青年科学家奖、谈家桢生命科学创新奖、贝时璋青年生物物理学家奖、中源协和生命医学奖等，并多次受邀在国际和国内病毒学会议中作大会或分会报告。

序

从 20 世纪初至今的 100 多年里，全球暴发了鼠疫、霍乱、传染性非典型肺炎及新型冠状病毒感染等大规模流行性疾病。在对抗这些流行性疾病的过程中，我们不断积累了应对突发性流行性疾病的经验，提高了切断流行性疾病传播途径的能力，公共医学水平也得以大幅提升。但由于对流行性疾病的理解和认知有限，诸如流行性乙型脑炎（简称乙脑）等流行性疾病仍然面临着多点散发或局部暴发的可能性。因此，科学认识和应对传染性疾病非常必要。

乙脑是严重危害人类健康的重大传染性疾病，属于人兽共患的自然疫源性疾病，人类是乙脑病毒感染的终端宿主。尽管随着乙脑疫苗的推广接种，乙脑发病总体来讲得到了有效遏制，但在我国以北方为主的一些地区仍然存在较多的散在发病，并时有区域局限性暴发流行，其疾病表现形式及发病年龄结构等也相应发生了改变。如何科学有效地应对乙脑流行，阻止其成为下一场大流行病，仍是医学研究者和医务工作者面临的重大问题。

随着乙脑相关临床研究和实践不断取得新进展，为了更好地防治乙脑，王振海学术团队组织编写了《流行性乙型脑炎基础与临床》。该书对乙脑的流行病学、病毒属性、基因结构、临床表现及诊疗方法等进行了系统阐述，能够进一步加深我们对乙脑发病机制和传播媒介的认识与理解，有助于临床医生系统掌握乙脑的防治方法，以提高对乙脑的临床识别和处理能力。

人类的历史也是一部不断与传染性疾病做斗争的历史。期望该书能为乙脑的科学研究工作和提高临床诊治规范性提供帮助，也相信随着科学技术的发展，我们将会有更加安全有效的疫苗和更加精准的检测技术，以确保公共卫生的安全！

谢 鹏

重庆医科大学附属第一医院

2023 年 2 月

前　言

乙型脑炎病毒（Japanese encephalitis virus，JEV）是一种包膜正链 RNA 病毒，自 20 世纪 30 年代从日本传入中国，已成为一种流行广泛的常见传染病。JEV 可导致严重的流行性乙型脑炎（JE），病死率为 25%～30%，幸存者也会遗留严重的神经系统后遗症。近年来，尽管在 JEV 疫苗研发方面取得了进展，但在亚洲南部、东部和东南部及大洋洲北部，仍有局部散发或群发流行的病例，严重危害着人类健康。因此，JE 仍是一个重要的公共卫生问题。

随着社会生态改变和交通旅游业的快速发展，人群易感的 JEV 基因型在不同区域也发生了变异，让传统疫苗的免疫保护能力受限。特定于脑损害的 JEV，也出现了新的靶器官损害，特别是严重的周围神经损害，致残率和致死率较以往大幅提升。为进一步做好 JE 的防治工作，本书围绕 JE 的流行病学特征、传播机制、基因型改变、防治方法等方面，总结和引用了国内外近年来众多学者在 JE 基础与临床研究方面的新进展，以期为该类疾病的深入研究和临床诊治与防控措施制订提供依据。

由于至今尚无针对 JEV 的特效药物，近年来又出现新的 JE 临床特征，加之编者知识及经验有限，本书在编写、引用及整理过程中难免存在不足及疏漏之处，欢迎广大读者提出宝贵意见，以便今后修订、完善。

编　者

2022 年 12 月

目　　录

第一章 流行性乙型脑炎的流行病学

第一节 传 播 媒 介

流行性乙型脑炎（简称乙脑）主要由乙型脑炎病毒（简称乙脑病毒）感染所致，是由节肢动物叮咬传播后引起的人类中枢神经系统急性传染病，病死率高达20%~30%，幸存者中30%~50%会出现失语、意识障碍、肢体瘫痪等永久性神经系统或精神后遗症。马感染乙脑病毒后可以出现病毒性脑炎，公猪感染后可出现睾丸炎，孕猪可出现流产和死胎，但大多数动物以隐性感染为主。其主要的流行病学模式是地方性循环，病毒通过蚊虫在鸟类和（或）猪之间传播。然而，蚊虫仍然被认为是病毒传播中的关键角色。与其他已知的黄病毒相比，从理论上讲，可以传播乙脑的蚊虫种类广泛，包括伊蚊、按蚊、库蚊和曼蚊等几个属。目前认为，乙脑的主要传播媒介是库蚊。

库蚊的分布：三带喙库蚊分布于东南亚及邻近的热带地区，延伸到澳大利亚，从中东到非洲，最近在希腊也有报道。库蚊为乙脑的主要传播媒介，其分布区域与乙脑流行区一致。杂鳞库蚊广泛分布在东南亚，西至印度，东至日本，北至韩国，南至印度尼西亚，长期以来，一直被认为是乙脑的重要载体，因为雌性主要以猪和鸟类为食，但也会伺机咬人。白雪库蚊在乙脑传播中也具有历史意义，根据国家的不同，该物种被认为是乙脑的主要或次要媒介。

Oliveira及其同事的工作证实了三带喙库蚊和白雪库蚊是乙脑的主要载体，并强调了致倦库蚊作为传播乙脑病毒的重要性。一般来说，许多物种也被认为是次要媒介，特别是日本伊蚊、棕头库蚊和杂鳞库蚊。

在引入非流行地区后，如果存在有效的传播媒介和合适的宿主，乙脑病毒可能会继续传播。有能力的传播媒介是已被证明可以传播乙脑病毒的蚊虫物种。有效传播媒介可能是外来或地方性蚊虫。一方面，由于当前的气候变化（夏季变暖），入侵性蚊虫，如白纹伊蚊和日本伊蚊，在欧洲已经变得越来越普遍并能够形成永久滋生地。另一方面，由于气候因素的变化，本地蚊虫也可能变得更强大，传播能力更强，因为已知较高的温度会增加对黄病毒的传播能力并缩短外在潜伏期。引入受感染的蚊虫可能导致这些地区易感动物的感染，或者当进口受感染的动物后，本地蚊虫可以通过从这些被感染的动物身上吸血而被感染，并在这些物种有能力的情况下传播乙脑。因此，应针对乙脑尚未流行地区存在的蚊虫物种进行传播媒介能力的研究，以评估在引入乙脑病毒的情况下可能通过哪些物种传播。

一、在野外采集的蚊虫中检测乙脑病毒

迄今为止，已在30多种蚊虫中检测到乙脑病毒，这些蚊虫属于伊蚊属、按蚊属、轲蚊属、库蚊属和曼蚊属（表1-1）。在马来西亚，已经从伊蚊和窄翅伊蚊中分离出乙脑病毒。

从不同按蚊中也多次成功分离出乙脑病毒，如来自印度尼西亚的黑鮠疟蚊和迷走按蚊、来自中国云南的中华按蚊、来自印度的浅色按蚊和带足按蚊，以及来自马来西亚不同的按蚊和曼陀罗种。最后发现，病毒也来自中国台湾的环带库蚊和褐尾库蚊，以及中国山东的黄色曼蚊。

表 1-1　从野外捕获的蚊虫中发现有乙脑病毒证据的蚊虫种类

蚊虫	野外捕获蚊虫的病毒检测	野外捕获蚊虫的病毒分离
白纹伊蚊		1992 年在马来西亚
		1992~1993 年在马来西亚
刺扰伊蚊		1968 年在马来西亚
窄翅伊蚊		1992~1993 年在马来西亚
伊蚊	2000~2004 年在中国台湾	
按蚊		1969 年在马来西亚
环纹按蚊		1978~1980 年在印度尼西亚
		1979 年在印度尼西亚
须喙按蚊	1973 年在印度	
	2011~2013 年在印度	
赫坎按蚊	1973 年在印度	
	1974~1975 年在印度	
按蚊	2011~2013 年在印度	
带足按蚊		1985~1987 年在印度
浅色按蚊	1996 年在印度	1977~1979 年在印度
	1997~1999 年在印度	
	2011~2013 年在印度	
中华按蚊		2007 年在中国
		2007~2009 年在中国
		2009~2010 年在中国
迷走按蚊		1978~1980 年在印度尼西亚
		1979 年在印度尼西亚
黄色轲蚊		2015 年在中国
环带库蚊		1967 年在中国台湾
		1969 年在中国台湾
		1974~1976 年在中国台湾
		1995~1996 年在中国台湾
库蚊	1974~1975 年在印度	
褐尾库蚊		1995~1996 年在中国台湾
类二带喙库蚊	2011~2013 年在印度	
东方库蚊	2012 年在韩国	
红胸库蚊	2002~2004 年在中国台湾	
白霜库蚊	1962~1966 年在印度	
	1987~1988 年在斯里兰卡	
曼蚊		1969 年在马来西亚

续表

蚊虫	野外捕获蚊虫的病毒检测	野外捕获蚊虫的病毒分离
三点曼蚊		1969 年在马来西亚
多环曼蚊	1999～2000 年在印度	
	2011～2013 年在印度	
印度曼蚊	1996 年在印度	
	1999～2000 年在印度	
常型曼蚊	1987～1988 在斯里兰卡	1969 年在马来西亚
	1996 年在印度	
	1999～2000 年在印度	
	2011～2013 年在印度	

二、乙脑病毒媒介能力的研究

媒介能力被定义为蚊虫获得病原体并随后将病原体传播给新宿主的内在能力。该参数可以根据确定感染、传播和传播率的实验室实验来确定，这些分别描述了病毒在蚊虫整个身体中的存在[在腿、翅膀和（或）蚊虫头中检测到]及感染后唾液中带有病毒颗粒的蚊虫数量。只有病毒到达唾液的那些蚊虫才被认为是有能力的蚊虫。大多数研究通过定量聚合酶链反应（qPCR）或病毒分离确定唾液中存在病毒，实际传播能力可以通过允许受感染的蚊虫以幼稚动物为食并检查宿主中的病毒血症和血清转化来验证。

针对相同蚊虫物种的研究报道了媒介能力的差异，如新西兰库蚊的传播率为 0，而英国库蚊的传播率为 70%。种群在遗传上有所不同，这取决于它们的采集地点及菌落在实验室中维持的时间；另一个影响因素可能是使用的病毒株，如三带喙库蚊的唾液中基因Ⅲ型（GⅢ）毒株的病毒滴度高于基因Ⅰ型（GⅠ）和基因Ⅴ型（GⅤ）。然而，在这项研究中，所有基因型的传播率均未记录到显著性差异。这在法国的白纹伊蚊和淡色库蚊及美国的致倦库蚊进行的一项研究中也得到了证实，该研究分别显示了 GⅢ 和 GⅤ 及 GⅠ 和 GⅢ 毒株的等效传播率。另一个方法学差异在于用于血液喂养的滴度。血液中更高的滴度应该使病毒更有可能在蚊虫中传播，从而最终被传播。用于供血的加标血液中的乙脑病毒滴度通常在 $10^5 \sim 10^7$PFU/ml，这些高滴度已被证实，因为先前的研究表明病毒血症的水库鸟类（小鸡和小鸭）的滴度高达 $10^{6.5}$PFU/ml。此外，温度条件也可以影响媒介能力研究的结果，因为较高的温度通常会增加黄病毒的能力。在乙脑病毒的能力研究中，温度范围为 18～28℃，应选择适当的温度，该温度与进行研究地区的蚊虫种群相关。最后，用于病毒检测的方法[如反转录聚合酶链反应（RT-PCR）、病毒分离]也可能导致同一物种的媒介能力不同。为了尽量减少方法学上可能存在的差异，应提出标准对照，正如 Vogels 等对西尼罗河病毒和 Azar 等对寨卡病毒所建议的那样，在没有标准对照的情况下，很难在不同的主管物种之间进行比较。

根据蚊虫物种传播率，可能认为骚扰阿蚊、环纹库蚊、二带喙库蚊、雪背库蚊、尖音库蚊、伪杂鳞库蚊、致倦库蚊和三带喙库蚊是最有能力的媒介物种。然而，在特定研究中确定的传播率适用于在特定实验室条件下测试的特定蚊虫种群，在其他情况下则可能不同。

三、媒 介 容 量

媒介能力只是决定特定物种在野外条件下是否会在病毒传播中发挥作用的因素之一。因此，引入了媒介容量这一术语，它还考虑了其他因素，如环境、行为、细胞和生化变量。更具体地说，媒介容量由与宿主相关的媒介密度（丰度）决定，包括媒介以宿主为食的概率、媒介能力、媒介的每日存活率、生态工业园区，以及传播媒介在外在潜伏期中幸存的概率。外在潜伏期是从获得病毒到唾液中存在足够的病毒以允许进一步传播之间的时间间隔。因此，媒介容量不是单一物种的单一值，而是特定时刻特定地区主要气候条件下媒介种群的特定值。温度是影响媒介容量最重要的气候因素之一，它对蚊虫的日常生存和外在潜伏期都有直接影响，乙脑病毒的增殖率和蚊虫的新陈代谢均受温度的影响。乙脑病毒的流行区一般属热带气候，气候温暖，降雨频繁，最低温度在 20～23℃。因此，尽管乙脑在雨季传播强度更高，但其可以在南部热带地区全年传播。当乙脑病毒被引入到温度随季节变化较大的温带地区时，可能不会有全年的乙脑传播，与冬季相比，当很少或没有传播媒介存在时，夏季预计会有更高的传播率。低温已被证明可以限制许多虫媒病毒的传播，并对病毒越冬构成挑战。然而，一些研究表明，某些蚊虫，如日本伊蚊，可以将乙脑病毒垂直传播给其 F1 幼虫，成为乙脑病毒越冬的潜在机制。

某一区域内传播媒介物种的丰度是媒介容量计算的重要组成部分。三带喙库蚊被认为是亚洲大多数流行地区乙脑病毒的主要媒介。尽管淡色库蚊不被认为是主要媒介，但鉴于其在温带地区（包括欧洲）的高丰度及其对乙脑病毒的媒介能力，不应低估这种媒介物种在引入后对乙脑病毒传播的潜在贡献。在这方面，日本伊蚊也可能发挥作用，因为已知它在某些地区很丰富并且远远超出其流行区。日本伊蚊是世界上入侵性最强的蚊科物种之一，在欧洲已确认存在。虽然日本伊蚊已被证明是乙脑病毒的传播媒介，但从未在现场发现它是阳性的，出于这个原因，它被认为是一个潜在的二级传播媒介。此外，其他物种，如白纹伊蚊、背点伊蚊和环跗脉毛蚊，虽然传播率较低，但在引入后可能有助于乙脑病毒的传播。

总体媒介容量是最重要的，也是最难计算的。病媒生物与宿主之间的相互作用、病媒生物密度和日常生存的概率等因素的变化很大，在理想的环境条件下，后两者可能很高，但在不适宜的天气条件下或涉及大规模病媒生物控制措施的人类活动中，后两者会迅速下降。

第二节　宿主与传染源

乙脑是一种人兽共患的自然疫源性疾病，人类是乙脑病毒感染的终端宿主。乙脑病毒以自然循环的方式传播，涉及一系列动物物种，包括库蚊、野生涉禽和猪。虽然鸟类是乙脑病毒的自然宿主，但猪作为放大宿主，经常与人类的乙脑暴发有关。然而，在没有猪的情况下，疫情也可能会发生，这表明在某些情况下，鸟类或其他物种也可能充当放大宿主。

乙脑病毒在蚊虫和水鸟之间保持着自然传播周期，而猪是放大宿主，其他家养动物（牛、犬、鸡、山羊和马）和野生动物（飞狐、青蛙、蛇和鸭）也已被确定为乙脑的终端宿主，因为这些宿主产生的病毒血症滴度较低，不足以感染蚊虫媒介。

宿主细胞的趋向性可能是由乙脑病毒附着和进入宿主细胞决定的。乙脑病毒与宿主细胞的最初相互作用被认为是通过病毒粒子的非特异性附着，以及随后包膜（E）蛋白与未知受体的高度特异性结合实现的。虽然目前对病毒附着和进入的过程了解很多，但对这一重要过程的细胞方面机制知之甚少。乙脑病毒能够感染来自不同动物物种（包括哺乳动物、鸟类和昆虫）的一系列细胞类型并在其中复制，其中可能有许多细胞因子参与病毒的附着和进入，因此进一步阐明病毒与宿主的相互作用可能是研究治疗乙脑病毒感染的一个重要领域。

一、蚊　　虫

至少有 14 种蚊虫被确认为乙脑病毒的病媒生物，另有 11 种蚊虫被证实可作为实验病媒生物。乙脑病毒的主要载体来自杂鳞库蚊亚群，特别是三带喙库蚊；其他库蚊种类，包括二带喙库蚊、棕头库蚊、白雪库蚊、环纹库蚊、致倦库蚊是重要的继发性乙脑病毒病媒生物，在某些地区也可能是主要病媒生物。

三带喙库蚊的分布西起巴基斯坦，东至日本，北起中国、朝鲜，南至印度尼西亚，在希腊和土耳其也发现了这种病毒，表明可能从巴基斯坦连续传播到土耳其，但在伊朗的存在未经证实。最近在澳大利亚北部检测到三带喙库蚊，该地区有大量涉禽和野猪，三带喙库蚊增加了乙脑病毒在该地区传播的风险。二带喙库蚊分布于非洲、亚洲、东南亚和大洋洲。白头家蚊主要分布在东南亚，西至巴基斯坦，南至东帝汶，东北至中国、日本。白雪库蚊的分布面积与白头家蚊几乎相同，但它延伸至澳大利亚北部。环纹库蚊在整个大洋洲地区，以及印度尼西亚和马来西亚北部均有发现，它与澳大利亚托雷斯海峡地区以前的乙脑暴发有关。致倦库蚊分布在世界各地，偏好人类栖息地，包括城郊和城市地区。

这六个物种已经征服了许多不同的幼虫生态位，包括临时、半永久和永久的地下水栖息地，这些栖息地包括水池、水坑、小溪、稻田和人类的盛水容器。灌溉稻田为库蚊提供了繁殖地，也可以吸引候鸟，有助于维持自然传播周期。三带喙库蚊幼虫的栖息地除了城市环境中的储存容器外，还可能是井、池塘和沟渠。这些城市环境提供了获取人类血餐的途径，并增加了乙脑病毒传播的可能性。

对从亚洲乙脑病毒的主要传播媒介三带喙库蚊分离的血进行检测，发现相较猪血其更偏好牛血。当牛和猪都存在时，野生蚊虫以牛血为食（39.0%～45.3%）的频率几乎是以猪血为食（2.4%～5.3%）的 10 倍。即使只有一只动物（一头牛或一头猪），三带喙库蚊对牛血（65.2%～66.1%）的偏好程度也高于猪血（42.4%～56.6%）。最近的研究显示，尽管杂鳞库蚊、白雪库蚊、三带喙库蚊明显偏好牛血，但模型却显示出了这些蚊种对猪血的偏好。

野生动物的摄食偏好取决于寄主的丰度和摄食时间，如在柬埔寨的 4 种主要库蚊中检测到犬血。在大洋洲，海滨库蚊亚群，特别是环纹库蚊是乙脑病毒的主要媒介物种，有报道显示了其对牛、犬、猪和有袋哺乳动物的宿主偏好。因此，6 个主要乙脑病毒病媒（库蚊）物种的血餐可能反映了当地的家养和野生种群，因为它们被认为是机会主义者和泛食者。

二、鸟

野生草原水鸟（白鹭和苍鹭）被认为是乙脑病毒的主要野生宿主，并被认为是重要的传播宿主。许多其他鸟类对乙脑病毒感染敏感，但与白鹭、苍鹭和猪相比，被认为在作为病毒宿主方面起着次要作用。乙脑病毒感染的草原鸟是无症状的，并可发生血清转化。实验感染表明，高病毒血症的白鹭和苍鹭能够将乙脑病毒传播给蚊虫。在没有和有苍鹭的稻田附近村庄进行的监测研究支持了干旱区鸟类在乙脑病毒传播中的作用。当没有苍鹭时，0～5 岁和 6～15 岁儿童乙脑病毒中和抗体血清转化率分别为 0～13% 和 5%～12%；而有苍鹭时，血清转化率分别为 50% 和 56%。干旱区鸟类的季节性迁徙区分布在除南极洲以外的所有大陆，主要分布在亚洲南部、东部、中部和北部。因此，干旱区鸟类的迁徙可能会增加乙脑病毒的传播范围，并有助于病毒的传播。

家养鸟类、成年鸭和鸡被认为在乙脑病毒生态学中只发挥次要作用，因为它们仅发展为低病毒血症，不太可能将病毒传播给正在进食的蚊虫。然而，最近的研究报道乙脑病毒引起的病毒血症发生率在雏鸭和雏鸟中显著增高，这可能会导致病毒传播给蚊虫。在实验感染乙脑病毒的 2～42 日龄雏鸭和雏鸡中发现了年龄相关性病毒血症。在新生幼雏中病毒血症高峰 $>10^5$ PFU/ml，这是一个先前在实验中被证明成功传播给三带喙库蚊的感染雏鸡的水平。研究者指出，鸡和雏鸭的乙脑病毒感染要么是亚临床的，要么导致类似于禽流感病毒感染的临床症状，这可能会导致家禽中暴发的疫情被错误地归因于流感病毒或其他家禽病原体感染。考虑到整个亚洲家养鸟类都被安置在与人类近距离接触的地方，而且活禽市场通常位于人口密集的城市，因此需要进一步的实地研究来调查家禽在乙脑病毒传播动态中的作用。

三、猪

猪在疫区是乙脑病毒的主要扩增宿主，也是主要宿主。东亚和东南亚一些地区的集中养猪业导致猪成为乙脑病毒传播周期的主要组成部分。东南亚（越南、泰国和缅甸）养猪业的工业化，以及在密集猪群中乙脑病毒扩增的增加，均导致了乙脑病毒传播风险的增加。

猪感染乙脑病毒通常表现为一种症状轻微的疾病，这意味着猪的乙脑暴发可能不会引起注意。免疫不成熟的母猪可能会增加死产率和流产率；在妊娠前暴露于乙脑病毒的母猪，其妊娠异常率往往较低；公猪感染也与不育有关；在仔猪实验感染后也观察到了 2 型脑炎的发生。

在流行地区，猪乙脑病毒的血清流行率通常很高（98%～100%），在初次感染后的3～5天，猪会出现高病毒血症，这足以感染库蚊。受感染的库蚊可将乙脑病毒传播给免疫不成熟的猪，从而完成传播周期。早期证据表明，猪体内存在两个病毒扩增周期。最初的感染周期始于受感染的蚊虫叮咬猪，导致约20%的感染率；第二个周期涉及叮咬过受感染猪的蚊虫的感染。然后这些蚊虫将乙脑病毒传播给其他免疫不成熟的猪，导致猪群中高达100%的血清转化率。

最近的研究证实，乙脑病毒可经口鼻途径在猪间通过直接接触受感染动物而进行无病媒传播。乙脑病毒RNA和活病毒在猪扁桃体中可持续存在6周，猪扁桃体可能是其复制和传播的主要部位。在柬埔寨的一项研究中，仔猪在断奶1个月内开始发生血清转化，29头仔猪中，28头在6个月前发生了血清转化（96.6%），这显示了病毒的强烈传播。此研究不但在猪体内发现了密集的乙脑病毒循环，而且在一个池塘、同一时间收集的三带喙库蚊中乙脑病毒检测呈阳性。本研究和其他研究中乙脑病毒阳性蚊虫的低流行率表明，猪群中的无病媒传播可能是导致乙脑病毒暴发流行的一个未得到充分重视的因素。

通过对猪群接种疫苗，可以降低猪的乙脑病毒感染率及随后在人类中暴发的风险。通常，乙脑病毒免疫会诱导强烈的全身IgM和IgG反应，从而保护猪免受注射的乙脑病毒攻击，从而不会传播给叮咬的蚊虫。然而，猪疫苗接种的局限性导致猪场的疫苗接种水平较低，由于大多数猪在6～8月龄时就被屠宰，而商业农场每年的交易量很高，接种疫苗既昂贵又不切实际。此外，母源抗体使减毒活疫苗对小于3月龄的猪无效。然而，在乙脑流行和猪寿命超过几个月的地区，猪接种疫苗可能是减少人类乙脑发生风险和防止母猪繁殖损失的有效手段。由于猪感染乙脑病毒产生的不良事件数有限，贫困的养猪户几乎没有给猪接种疫苗的经济动机，因此在乙脑流行的发展中国家，这些疫苗的使用率可能仍然很低。

事实证明，将猪从乙脑流行地区的高人口密度地区清除对减少乙脑负担是有用的。马来西亚在1998～1999年暴发了乙脑疫情，对该地区约50%的猪进行扑杀后，有效阻止了乙脑病毒的进一步临床感染。日本、中国台湾和韩国乙脑发病率下降的部分原因可能是拆除了养猪场。在托雷斯海峡，猪在1995年暴发疫情后被从巴杜岛的社区转移到了2.5km外的养猪场，尽管如此，在随后的调查中仍然在社区中发现了乙脑病毒。猪舍位于病媒蚊虫飞行范围内，社区附近存在的带有病毒的水鸟也可能是蚊虫感染的另一个来源。在猪数量较少或已清除猪的其他地区，乙脑病毒也在传播。例如，新加坡在1992年废除了养猪场，将乙脑病毒感染从每年14例减少到1991～2000年的3例输入病例。最近的监测工作表明，乙脑病毒的人兽共患传播涉及野猪和一系列家养和野生候鸟，包括鹰、白鹭、鸽和红山鸟。因此，乙脑病毒在草原鸟类（白鹭、苍鹭）中的扩增可能在家养猪种群稀少或数量较少的地区很重要。

四、其 他 宿 主

其他家养（牛、马、水牛和山羊）和野生（有袋动物）动物被认为是乙脑病毒传播的终端宿主。这些动物可能感染了乙脑病毒，但其仅发展为低病毒血症，不能传播给蚊虫。

当终端宿主数量充足且是病媒生物首选的血源时，其可能通过使病媒生物远离放大宿主来抑制乙脑病毒的活动。最近在柬埔寨进行的一项研究观察到，乙脑病毒可能在包括犬和家禽（鸡、鸭）在内的多个宿主之间传播，在一系列动物中发现了乙脑病毒的中和抗体。牛和马的大多数乙脑病毒感染是亚临床的。虽然牛乙脑很少见，但马发生的乙脑很容易识别，而且马感染乙脑病毒的症状与人感染类似。中国香港、马来西亚、日本和新加坡强制要求马接种乙脑病毒疫苗，这降低了这些地区马的乙脑病毒感染率。与家养鸟类不同，我们对新生犊牛或马驹的乙脑病毒相关病毒血症知之甚少，也不明确这些年轻动物是否会出现更高水平的病毒血症，然而，母源抗体可能会保护犊牛和马驹，导致其在断奶前感染乙脑病毒的概率较低。由于血清阳性水平相对较高，山羊和牛被认为是适合用于监测的动物。在斯里兰卡，人们发现牛和山羊的血清流行率比猪血清流行率更能预测人类感染乙脑病毒的风险，这可能是由于病毒传播媒介对这些物种的偏好高于猪。

在东亚，还从多种蝙蝠中检测到了乙脑病毒抗体。事实上，日本和中国的蝙蝠中都分离出了乙脑病毒。实验研究主要集中在微型蝙蝠上，研究发现在微型蝙蝠中病毒血症持续时间长达 25～30 天，病毒血症水平足以感染蚊虫。经胎盘病毒传播也已在实验中得到证实，这可能是乙脑病毒在自然界中得以维持的一种机制。对狐蝠类的实验感染也表明，通过接种或受感染蚊虫感染乙脑病毒的动物会产生能感染受体蚊虫的病毒血症。也有学者提出，蝙蝠在乙脑病毒北部分布范围的越冬中发挥了作用，因为受感染的蝙蝠冬眠后可重新发生病毒血症。但蝙蝠在乙脑病毒自然循环中的作用有待进一步研究。

第三节　人群易感性

"0～"岁到"＞75 岁"各年龄组均有乙脑病例报告。2005 年之前，乙脑病例主要分布在散居儿童和学生、托幼儿童，占报告病例总数的 88.5%，其中散居儿童占乙脑总体发病人数的 54.51%，总体死亡人数的 54.72%。在 2014～2018 年乙脑报告病例中，男、女性别例数之比为 1.19。0～14 岁、15～39 岁、≥40 岁分别占 42.53%、14.83%、42.64%，其中 0～14 岁组占比从 2014 年的 73.31% 降至 2018 年的 21.00%，而 ≥40 岁组占比从 2014 年的 14.45% 升至 2018 年的 64.04%。农民、学生、散居儿童分别占 41.30%、22.93%、17.49%，其中 2018 年农民病例构成占 57.61%。

从乙脑病例发病年龄分布看，从乙脑疫苗纳入国家免疫计划以来，我国乙脑病例数整体大幅度下降，但乙脑发病人群的年龄别特征出现了变化，近年来成人发病在我国北方地区呈增多趋势，成人成为乙脑发病的主要人群。2006 年山西运城乙脑暴发流行中 30 岁以上乙脑病例占 86%，95% 的死亡病例是 50 岁以上年龄组；2013 年山东省共报告 407 例乙脑病例，其中大于 15 岁乙脑病例占 73%。通过对近年来我国乙脑病例年龄别特征进行分析，发现我国北方地区以成人发病为主。近年来，韩国乙脑病例数也有增高的趋势，并以 50 岁以上年龄组发病为主。因此，成人乙脑已经成为不容忽视的公共卫生问题。

随着儿童广泛接种乙脑疫苗，也发现了儿童接种乙脑疫苗后发病的现象，但发病后临床症状轻微，预后相对良好。在我国政府的高度重视下，乙脑发病率、发病人数已显著下降，乙脑防控成绩显著，但是随着乙脑疫苗的广泛使用，发病人群特征也出现了新的变化。

第四节　流行病学特征

日本最早有乙脑流行的记载，并分离到病原体，从而该病被命名为日本脑炎。之后随着各地乙脑发病的报道，发现本病主要在亚洲和西太平洋地区流行。中国是乙脑高发区，在 20 世纪 40 年代已有病例报告，60 年代中期和 70 年代初期曾出现乙脑暴发流行，在 10 年间报告病例达到 100 万。70 年代后期，开始推广乙脑疫苗接种。90 年代以后，通过以接种乙脑疫苗为主的综合性措施，乙脑病例数、发病率、死亡率和病死率均呈现逐年下降趋势，1998 年起发病率小于 1/10 万，2011 年为 0.12/10 万。2014～2018 年我国共报道乙脑 5666 例，均为确诊病例，其中实验室确诊病例 5106 例（90.12%），临床诊断病例 560 例（9.88%），年均发病率为 0.083/10 万，报告病例中，死亡 309 例，年均病死率为 5.45%。

一、地区分布特征

最初乙脑主要在亚洲及东南亚热带和亚热带地区的一些国家流行，日本、朝鲜、韩国、中国、越南、泰国、印度、印度尼西亚、马来西亚、菲律宾等都有本土病例报告，同时乙脑还在不断向周边地区扩展。乙脑分布区：最北到俄罗斯西伯利亚，最南到澳大利亚北部，最西可达巴基斯坦，最东到关岛地区。

我国的乙脑高发区以往主要在西南省份，而 2014～2018 年乙脑报告病例数居前 5 位的省份为甘肃、四川、陕西、云南和河南，占全国病例总数的 58.49%，可见乙脑高发地区已向西北转移。自 1951 年以来新疆、西藏和青海 3 个省一直没有本地乙脑病例报告，因此，一直被视为非乙脑流行区。尽管 2009 年在西藏采集的蚊虫标本中分离到乙脑病毒并发现当地人群和饲养的家猪中存在乙脑病毒中和抗体，但是连续监测未发现乙脑病例。

二、季节分布特征

在热带地区，如印度尼西亚、马来西亚、新加坡、菲律宾、越南南部等地区，全年均有乙脑病例报告，没有明显的季节特征；而温带地区则具有明显的季节特征，每年 6～10 月均有乙脑病例报告，7～8 月是乙脑高发月份。

我国地域辽阔，乙脑在中国南方和北方地区的发病高峰存在较大差异。北回归线以南地区，如海南、广东、广西和云南省南部，乙脑发病高峰在 6 月；长江中下游地区的省份乙脑发病高峰在 7 月。乙脑高发省份的发病高峰主要在 7 月底到 8 月中旬；北部地区的发病高峰在 9 月。

三、发病年龄结构变化

乙脑以往发病以 10 岁以下儿童为主，约占患者总数的 80%以上，这是由于成人大多为隐性感染，已获稳固免疫力。近年来发病的年龄结构有从儿童转向成年到老年的趋势，成年人或老年人的发病相对有所增加，且病情重，病死率也高。这可能与 2008 年乙脑被纳入我国计划免疫后儿童普遍接受预防接种有关，但全国总的发病率有较大幅度下降，改变了过去流行的发病模式。

四、发 病 形 式

乙脑因隐性感染多，临床发病者少，故呈高度散发性，同一家庭同时有两个患者的少见。显性感染与隐性感染之比为 1∶1000～1∶300。

五、传播环节复杂

自然界乙脑的传染源普遍存在，传播媒介众多，动物间传播流行较普遍，使本病持续在人群流行。

六、流行规律及预测

乙脑病毒在自然界传播的基本环节已经明确，但流行规律还未得到充分认识，有学者认为本病的流行有周期性，每隔若干年会出现一次大的或较大的流行，但也未能观察到类似的规律性。我国有学者对 1945～1956 年自然界分离到的 66 株乙脑病毒进行抗原性比较，没有发现较大的变异。因此，初步看来乙脑的流行不是由抗原变异引起的。目前看来，引起大流行的因素是多方面的，但归纳起来有 3 个因素比较重要。

（1）易感人群增加：大多数乙脑病毒感染者会出现许多病毒感染常见的轻微症状，甚至可能没有症状，因此，很难获得确切的数字并评估乙脑的发病率。在流行地区，儿童的年感染率约为 5%，30%～70%未接种疫苗的人口血清反应呈阳性，表明他们至少感染过一次乙脑病毒。可能只有不到 1%的乙脑病毒感染者发病。大多数乙脑病毒感染者具有免疫力，尽管可能只对一种本地基因型具有免疫力。最近，在接种疫苗或免疫人群中记录了许多病例，其中乙脑病毒性疾病在 15 岁以上人群中重新出现，可能是由于引入了新的基因型或人群中存在非免疫个体。

（2）气候变化的可能影响：气候的变化，包括全球气温的升高及降水和风型的变化，可能对乙脑病毒的病毒载体、宿主种类、扩增宿主甚至基因型的分布产生深远的影响。除了气温上升外，可能存在乙脑病毒的潜在区域会经历更长的、更强烈的低降雨量或干旱时期，并可能出现气旋或飓风等极端天气事件的频率和强度增加。

　　乙脑病毒生态学和流行病学的驱动因素是复杂的，包括宿主、载体、病毒遗传学和人类行为，这些因素受到包括气候在内的一系列因素的影响。温度升高会对库蚊的发育时间、幼蚊存活率、成蚊存活率、蚊体大小、吸血和繁殖能力产生影响。病媒能力和外源性潜伏期可能会发生变化。昼夜温度波动是野外条件的一个重要方面。以上这些因素的影响可能比温度的影响更大。

　　温度变化对水鸟（如苍鹭）的病毒传播有一定的影响，这些水鸟可能感染了乙脑病毒而没有表现出临床症状。白天和夜间的温度可以作为水库物种分布模拟的一个重要组成部分。

　　病毒基因型可能随气候变化而变化，有证据表明基因Ⅲ型和基因Ⅰb型是温带基因型，而基因Ⅰa型和基因Ⅱ型是热带基因型，然而，需要进一步的研究来确定这些趋势，因为这些关联可能是由于抽样和序列可用性引入的偏差。需要进一步的研究来确定基因型取代是否可以为解释这一现象的分子机制提供一些见解。

　　干旱期延长可能与蚊虫及其储存种群的自然繁殖地减少有关，从而减少了乙脑病毒的传播。河流流量的减少会减少灌溉用水的供应，而稻田的大量减少会进一步减少水的传播。扩增物种（如猪）将不断被替换。对猪接种疫苗是罕见的，当传播极少时，对人类接种疫苗的激励也可能会减少，这种情况可能导致易感猪群和易感人群的大幅增加。当暴雨事件发生并导致洪水时，乙脑病毒会通过水禽远距离传播，并被免疫未成熟的猪大量放大，从而溢出到易感人群中。

　　蚊虫可以通过风将病毒传播较远的距离，类似旋风的天气事件在感染库蚊和蓝舌蜥暴发传播中的作用已经得到了充分的记录，也有有限的证据表明在风吹下蚊虫可以将乙脑病毒引入新的地区。随着全球变暖，这些事件的频率和强度逐渐增加，可能会引入或增加乙脑病毒在目前没有暴发地区的分布。几乎可以肯定亚洲的未来趋势包括季节性变化非常明显的地方病和流行病区域的扩大。

　　（3）猪自然感染时间的早晚和感染率的高低与乙脑流行有密切关系：猪易感染乙脑病毒，但猪的临床症状较轻，当体温恢复正常后，临床症状减轻直至消失。然而，当发生子宫内感染时，会导致仔猪死产，这表明乙脑病毒在猪中跨越了血胎盘屏障。重要的是，猪成为乙脑病毒的携带者，并能够通过黏液接触和相应的微液滴在猪之间以无病媒方式传播病毒。因此，受感染的猪可能成为乙脑病毒的宿主，能够在温带气候全年促进乙脑病毒的传播，并在更温暖、更潮湿、周围有更多蚊虫的季节引起流行事件。因此，随着世界范围内动物数量的增加，养猪业的增加可能会增加乙脑病毒传播和在人类中引起流行性感染的风险。

第二章 乙型脑炎病毒的属性、形态结构特征及理化特性

第一节 乙型脑炎病毒的属性

乙脑是我国最严重的媒介传播病毒性脑炎，又称日本脑炎（Japanese encephalitis，JE）。1935 年日本学者首次从脑炎患者的脑组织标本中分离到病毒，因此将该病原体命名为日本脑炎病毒（Japanese encephalitis virus，JEV），我国称为乙型脑炎病毒，简称乙脑病毒。乙脑病毒属于单股正链 RNA 病毒目、黄病毒科、黄病毒属。RNA 病毒的基因组为 RNA，多为单链。根据病毒核酸的极性，可将 RNA 病毒分为两组：正链 RNA 病毒和负链 RNA 病毒。病毒 RNA 的碱基序列与 mRNA 完全相同者，称为正链 RNA 病毒，正链 RNA 除作为模板复制出子代 RNA 外，也可以直接起到 mRNA 的作用，附着到宿主细胞胞质内核糖体上，转译病毒复制所需要的蛋白质。另一组病毒 RNA 的碱基序列与 mRNA 互补者，称为负链 RNA 病毒，虽然该病毒 RNA 本身不能作为 mRNA，但可以作为模板，在自身携带的依赖于 RNA 的 RNA 聚合酶催化下合成互补链，起到病毒 mRNA 的作用，转译出病毒蛋白。

黄病毒科最初被归为虫媒病毒 B 属，因为其毒粒的形态、基本结构、经节肢动物传播及产生疾病的临床表现与甲病毒很相似，但是随着病毒分子生物学的进展，人们发现披膜病毒科中黄病毒属与其他病毒属（甲病毒属、风疹病毒属及瘟病毒属），特别是与甲病毒属相比，在基因结构及基因组转录过程上存在很大的差异，故 1984 年国际病毒分类委员会（International Committee on Taxonomy of Viruses，ICTV）建议将黄病毒属从披膜病毒科划出来成为新的病毒科，即黄病毒科。Westaway 等给黄病毒科做了如下定义：由一组有包膜的单链 RNA 病毒组成，直径为 40～50nm。包膜通常含有糖蛋白；RNA 病毒有传染性，分子质量约为 $4×10^8$Da，3'端缺乏多聚腺苷酸。体外实验中，病毒基因组 RNA 可翻译出结构蛋白，无亚基因组 mRNA 合成。成熟病毒颗粒的形态发生位于改变了的内质网小池中。经过近 40 年的演变，黄病毒科的成员不断扩大，从最开始仅有 1 个病毒属发展到如今 4 个病毒属，分别为黄病毒属、肝炎病毒属、佩吉病毒属和瘟疫病毒属。由于 Tamana 蝙蝠病毒的异常值位置，目前被列为黄病毒属的潜在成员，如果将来发现更多相关病毒，则足以将其分配到新属中。黄病毒科每个属的成员在血清学上彼此有交叉反应，但与其他属的成员没有交叉反应。这 4 个病毒属包含 89 种，其中黄病毒属包含 53 种；肝炎病毒属包含 14 种；佩吉病毒属包含 11 种；瘟疫病毒属包含 11 种。具体见表 2-1。与其他病毒属相比，黄病毒属基因组的 5'端具有 I 型帽，这在其他属的病毒中未见。

我国流行的黄病毒主要有乙脑病毒、登革病毒及蜱传脑炎病毒等。按乙脑病毒全基因或病毒部分基因（prM、E基因）核苷酸序列可将其分为5种基因型，分别是基因Ⅰ、Ⅱ、Ⅲ、Ⅳ和Ⅴ型。我国流行的主要有基因Ⅰ型、Ⅲ型和Ⅴ型，以基因Ⅲ型为主，但是随着乙脑的发展，乙脑病毒基因Ⅰ型毒株有替代基因Ⅲ型毒株成为主要流行毒株的趋势。基因Ⅰ型是乙脑病毒 5 个基因型中最年轻、最活跃，也是目前分布最广泛的基因型别。基因Ⅰ型按照毒株分离地所处位置不同（在北纬 23°以南还是以北），可以分为两个基因亚型：基因 Ⅰ-a 型乙脑病毒（JEVG Ⅰ-a，热带型）和基因 Ⅰ-b 型乙脑病毒（JEVG Ⅰ-b，温带型）。

表 2-1　病毒种属

黄病毒属	肝炎病毒属	佩吉病毒属	瘟疫病毒属
阿波伊病毒	甲型肝炎病毒	佩吉病毒 A	瘟疫病毒 A
登革病毒	乙型肝炎病毒	乙型病毒 B	瘟疫病毒 B
乙型脑炎病毒	丙型肝炎病毒	丙型病毒 C	瘟疫病毒 C
朱格拉病毒	肝病毒 D	乙二病毒 D	瘟疫病毒 D
朱蒂亚帕病毒	肝病毒 E	乙二病毒 E	瘟疫病毒 E
莫多克病毒	肝病毒 F	聚乙二醇病毒 F	瘟疫病毒 F
沙博亚病毒	肝炎病毒 G	佩吉病毒 G	瘟疫病毒 G
圣路易斯脑炎病毒	H 型肝炎病毒	乙型病毒 H	瘟疫病毒 H
萨尔别哈病毒（Sal Vieja virus）	肝病毒 I	乙型病毒 I	瘟疫病毒 I
圣佩利塔病毒（San Perlita virus）	肝病毒 J	乙二病毒 J	瘟疫病毒 J
索马雷斯礁病毒（Saumarez Reef virus）	肝病毒 K	佩吉病毒 K	瘟疫病毒 K
塞皮克病毒	肝病毒 L		
坦布苏病毒	肝病毒 M		
蜱传脑炎病毒	肝病毒 N		
秋莱尼病毒（Tyuleniy virus）			
西尼罗病毒			
雅温得病毒（Yaounde virus）			
黄热病毒			
塞卡病毒			

第二节　乙型脑炎病毒的形态结构特征

乙脑病毒是有包膜的单股正链 RNA 病毒。乙脑病毒粒子为球形，有包膜，直径 20～30nm，其 RNA 的 5′端有一个 Ⅰ 型帽子结构，3′端不含多聚腺苷酸尾。基因组只有 1 个开放阅读框，其约由 11 000 个核苷酸组成，基因组顺序为 5′-C-prM-M-E-NS1-NS2A-NS2B-NS3-NS4A-NS4B-NS5-3′。其基因组编码 3 个结构蛋白：C 蛋白，是保护基因组免受破坏的核衣壳蛋白；prM/M 蛋白，是膜蛋白；E 蛋白，为包膜糖蛋白含病毒的抗原决定簇，决定病毒毒力。其还编码 7 个非结构蛋白，主要为乙脑病毒复制提供相关的功能性调节蛋白酶。5′非翻译区（5′ untranslated region，5′UTR）位于衣壳蛋白基因上游，长度约 100 个核苷酸（nt），包括 5′端非编码区的 m7GpppAmpN1 帽子结构、3′端非翻译区（3′UTR），长度 400～700nt，高度结构化，由茎环结构和两个哑铃结构组成。

第三节　乙型脑炎病毒的理化特性

乙脑病毒是有膜病毒，因此对乙醚、氯仿、蛋白酶、胆汁和去氧胆酸钠等都很敏感，在 pH 3～5 条件下不稳定，在 pH 7～9 时最为稳定。0.05%甲醛溶液、高锰酸钾、甲紫等均可灭活病毒。乙脑病毒对外界抵抗力弱，不耐热，50℃ 30min 或 54℃ 10min 即可灭活。其对低温和干燥抵抗力较强，在 4℃冰箱能保存数年，如加甘油和血清保存则可增加其稳定性，在–70℃或冷冻干燥 4℃条件下存放较稳定，存于 4℃的患者血清或其他感染材料的感染性可保持数周之久。

第三章　乙型脑炎病毒的基因组结构与基因分型

第一节　乙型脑炎病毒的基因组结构

乙脑病毒属单股正链 RNA 病毒，基因组长度约为 11kb，含有一个开放阅读框，其位于两个短但高度结构化的 5′和 3′非编码区之间，形成长程分子内 RNA-RNA 相互作用，调节病毒翻译和 RNA 复制。5′端非编码区有 1 个 I 型帽子结构（cap）m7GpppAmp，cap 的作用是防止核酸酶或磷酸酶降解基因组 5′端和促进起始翻译。3′端非编码区缺乏多聚腺苷酸尾结构，以 CU-OH 结尾，3′端非编码区有一段非常保守、能形成稳定发夹结构的核苷酸序列，该序列与病毒 RNA 的复制有关。开放阅读框可编码 3432 个氨基酸残基的多聚蛋白前体，在病毒自身编码的蛋白酶（NS3）及胞内其他酶类作用下，切割成 3 个结构蛋白（C、prM 和 E）和 7 个非结构蛋白（NS1、NS2A、NS2B、NS3、NS4A、NS4B 和 NS5）。基因顺序：5′-cap-NCR-C-prM-M-E-NS1-NS2A-NS2B-NS3-NS4A-NS4B-NS5-3′NCR。除了上述 10 种蛋白质外，在感染乙脑病毒和其他乙脑血清群成员期间，由于 NS2A 密码子 8，9 处发生的翻译移码，还产生了 NS1 同工型（NS1′）。结构蛋白构成病毒粒子，非结构蛋白在感染细胞中产生，在病毒生命周期中具有多种功能，包括病毒复制和宿主免疫逃逸。

乙脑病毒的近原子结构揭示了与病毒稳定性和神经毒力相关的各种结构决定因素。衣壳蛋白 C 是一种高度碱性的蛋白质，含有约 120 个氨基酸并形成同源二聚体，与 RNA 结合形成病毒核衣壳。包膜糖蛋白 E 在病毒附着和融合中起着重要作用。M 蛋白（约 75 个氨基酸）由 prM（前体形式）通过蛋白酶水解形成，导致病毒颗粒成熟，prM 蛋白（约 165 个氨基酸）和 E 蛋白（约 495 个氨基酸）是具有两个跨膜螺旋的糖蛋白，prM 蛋白可能作为 E 蛋白折叠和组装的伴侣，通过信号肽酶的共翻译切割，它们从新生的多种蛋白质中释放出来。在未成熟病毒粒子中，prM 被细胞内的弗林蛋白酶（furin）样蛋白酶切割形成 M 蛋白和蛋白肽。宿主衍生的脂质双层中存在的 90 个 E 蛋白同源二聚体形成了主要的成熟病毒粒子成分。E 蛋白是中和抗体的主要靶点，包含细胞受体结合位点和融合肽。

病毒的外壳由内质网衍生的脂质双层构成，双层中插入 E 和 M 蛋白。病毒 E 蛋白的受体结合在宿主细胞入侵中发挥作用，通过融合到内体膜，将核衣壳释放到细胞质中。核衣壳由衣壳蛋白的多个拷贝组成，包围着单链 RNA 基因组。衣壳的解离释放病毒 RNA，利用宿主细胞机制为病毒蛋白质翻译提供模板。新合成的非结构蛋白在囊泡中形成复制复合物，由内质网生成。病毒 RNA 一旦被合成，就被封闭在衣壳内，衣壳发芽进入内质网，与 E 和 prM 蛋白一起获得宿主细胞脂质双层。通过 furin 在高尔基体中切割 prM 形成 M 蛋白，产生成熟的病毒粒子，准备从细胞释放，开始新的感染周期。

病毒粒子中的 C 蛋白是一种小的（预测分子质量为 12～14kDa）带高正电荷的蛋白质，构成核衣壳的结构成分。黄病毒 C 蛋白序列同源性较低，但疏水性和亲水性氨基酸的区域是保守的，包括一个紧接着亲水性区域的 C 端疏水结构域和一个中心疏水性区域。

C 蛋白的作用包括但不限于核衣壳的解离和组装。许多研究揭示了 C 蛋白在黄病毒生命周期中的关键功能。C 蛋白具有广泛的亚细胞分布，包括细胞质、内质网、脂滴和感染细胞的核仁。突变研究发现，螺旋-2 区域的疏水性斑块对病毒复制和膜相互作用非常重要。此外，据报道，C 蛋白可与几种宿主蛋白相互作用，包括死亡相关蛋白-6，它可能诱导细胞凋亡，以及通过核小体破坏介导转录的核心组蛋白。

乙脑病毒衣壳蛋白的每个单体由 4 个螺旋组成：α1（氨基酸 29～38）、α2（氨基酸 44～57）、α3（氨基酸 63～70）和最长的 α4（氨基酸 74～96），由短环连接。蛋白质包含的带正电氨基酸远多于带负电氨基酸（理论等电点为 12.6），这些氨基酸分布在整个一级序列中，但在 N 端和 C 端聚集。乙脑病毒衣壳蛋白是一个二聚体，由 α1-α1′、α2-α2′和 α4-α4′螺旋的反平行配对产生，通过广泛的疏水相互作用、氢键和盐桥连接。二聚体也由 α2 和 α4 螺旋之间的氢键稳定。乙脑病毒衣壳二聚体通过 13 个氢键连接，平均距离分别为 3.06Å 和 2.87Å。几乎 50%的乙脑病毒衣壳氨基酸参与了疏水二聚体界面的形成，其中 41 个氨基酸来自第一亚基，43 个氨基酸来自第二亚基。在黄病毒衣壳蛋白中有 16 种是保守的。介导二聚化的单体表面上的大疏水斑在蛋白质二聚化后被隐藏，表面的其余部分是亲水性的。衣壳 N 端不稳定，α 螺旋-1 灵活，在乙脑病毒中形成闭合构象。二聚体界面上的 α4-α4′位点可能是一个潜在的病毒基因组 RNA 相互作用位点，因为它具有卷曲的线圈状结构。相比之下，乙脑病毒衣壳蛋白的单体显示出与核酸结合蛋白的结构相似性，这表明衣壳蛋白是高度动态的，这与病毒成熟过程中的重排相一致。

衣壳蛋白形成一个球形核心，包围病毒基因组。成熟黄病毒的冷冻电镜结构研究表明，与包膜蛋白相比，核衣壳密度较低（25%～50%），表明形成核衣壳的 C 蛋白组装顺序较差，不同于二十面体外壳，反映了衣壳和 RNA 之间的随机相互作用。然而，在未发育成熟的衣壳中观察到了部分有序的蛋白质重组，这表明衣壳是一种不成熟的二聚体结构，是多功能的，对病毒的生命周期至关重要。乙脑病毒衣壳蛋白具有丰富的螺旋结构，并与其他黄病毒类似，形成稳定的同源二聚体。

prM 蛋白是结构蛋白 M 的糖蛋白前体（预测分子质量为 18.1～19.0kDa，通过添加碳水化合物进行修饰）。该前体经过延迟裂解形成 M 和 N 端 prM 片段，其命运未知。这种切割可能与病毒成熟或释放有关，因为在细胞内和细胞外病毒粒子上分别发现了 prM 和 M。N 端氨基酸序列数据表明，prM 的 N 端紧跟着衣壳蛋白 C 端提供的信号酶位点（101121）。M 蛋白的 N 端紧接着一对碱性氨基酸，它们可能代表病毒蛋白酶或宿主蛋白酶的切割位点。可用的 C 端序列数据表明该蛋白没有被进一步截断。

prM 蛋白是未成熟病毒粒子的一部分，在感染后期，其蛋白水解裂解为 M 蛋白，生成成熟病毒粒子。然而，在某些情况下，这种裂解可能不完全，因此允许 prM 蛋白成为中和抗体的病毒粒子的额外靶点。

E 蛋白（预测分子质量为 53～54kDa）是病毒粒子的主要结构蛋白，糖基化形式存在于一些但并非所有黄病毒中。这种蛋白可能在许多生物活动中发挥作用，包括病毒粒子组装、受体结合和膜融合，并且是中和抗体的主要靶点。E蛋白的N端和C端由信号酶裂解产生，没有证据表明有多肽骨架的额外修剪。它的一级结构、合成模式及对病毒粒子蛋白酶消化的研究表明，E蛋白是一种典型的膜蛋白，具有一个通过疏水C端结构域锚定在双层中的大N端胞外结构域。

乙脑病毒的E蛋白从细菌包涵体中复性后，保留了之前在其他黄病毒E蛋白中观察到的3个结构域和二硫键连接。中央结构域Ⅰ（DⅠ）由一个位于扩展结构域Ⅱ（DⅡ）和球状结构域Ⅲ（DⅢ）之间的九股圆筒组成。DⅡ由两个延伸的环组成，这些环从DⅠ中伸出，其中较大的环由3个二硫键稳定，末端含有保守的融合肽。DⅢ具有免疫球蛋白样折叠，位于胞外结构域的C端，通过短肽与DⅠ相连。这些晶体在不对称单元中只包含1个分子，但正交对称算子的应用允许生成原型黄病毒包膜二聚体。E蛋白胞外结构域的结构揭示了一个独特的小二聚体界面，可能在黄病毒稳定、免疫识别和发病机制中发挥作用。蛋白质的特征，包括其单体溶液状态、相对较小的埋置表面积和血清复合物保守的组氨酸位置，表明它代表了病毒粒子的天然状态。

乙脑病毒感染细胞中的非结构蛋白构成糖基化NS1、两种亲水蛋白NS3和NS5，以及与细胞膜相关的4种小型疏水蛋白NS2A、NS2B、NS4A和NS4B。非结构蛋白是病毒复制复合物的组成部分，并与多种宿主蛋白相互作用。

NS1是一种约48kDa的糖蛋白，通常存在于细胞内或分泌到细胞外。NS1通过N-连接糖基化进行额外修饰。氨基酸序列数据表明，N端是通过信号酶切割产生的，C端是通过在一个新的蛋白酶位点切割产生的。由于在130位和207位存在N-连接的碳水化合物链，因此在乙脑病毒感染细胞中检测到的NS1的实际分子质量约为46kDa，该蛋白质包括12个严格保守的半胱氨酸残基、不变的糖基化位点和其他高序列同源性区域。通常在硫醇蛋白酶的活性位点发现的Cys-Trp基序位于NS1 C端附近，尽管没有证据表明存在NS1相关蛋白酶活性。乙脑病毒可以在细胞和细胞外液中找到含有NS1和部分NS2A的蛋白质。分泌型NS1在血液感染的早期阶段被发现，并被用作诊断标志物。

NS1糖蛋白以细胞相关、细胞表面和细胞外无虹膜形式存在。黄病毒感染可诱发具有补体固定活性的NS1抗体，这种蛋白质的分泌形式被称为可溶性补体固定抗原。NS1的类型特异性、复合物特异性和群体反应性表位已被定义，似乎在保护性免疫中发挥作用。

NS1易位到内质网内腔，导致E-NS1的蛋白水解裂解，NS1-NS2A的裂解被认为发生在囊泡腔的内腔。另外一种NS1-NS2A相关蛋白（命名为NS19），分子质量为53kDa，通常在乙脑病毒感染的细胞中观察到，可能是由一种未知蛋白酶产生的，该蛋白酶可识别NS2A内的另一个裂解位点。在受感染细胞表面表达并从细胞外分泌的黄病毒NS1不仅能够在黄病毒感染过程中引发免疫反应，还能在实验动物中提供保护。这种保护现象似乎取决于抗体的Fc部分，因为这种NS1特异性抗体能以补体依赖的方式杀死受感染的靶细胞。NS1能够在宿主中引发保护性免疫，不会产生抗体依赖性增强的不良影响。

NS2A蛋白是在多蛋白的NS2和NS4亚区内发现的相对较小的第一种疏水蛋白。黄病毒中有一系列疏水区域在位置上保守，但在序列上不保守，表明这些蛋白质与膜相关。NS2A与NS1的处理有关，NS2A的表观分子量低于预测的24～25，NS2A的N端可能是由一种新的特异性酶切割而成。

　　NS2A 是一种小的疏水性膜相关蛋白，参与 RNA 复制。NS2A 蛋白可阻断宿主蛋白激酶 R 介导的抗病毒反应，翻译后以顺式方式切割 NS1/NS2A 连接，在病毒复制复合物、病毒组装和分泌中发挥作用。它还通过抑制干扰素信号通路调节宿主的抗病毒反应。

　　NS2B 可与 NS3 形成异源二聚体，并有助于将该异源二聚体复合物锚定到内质网膜上。NS2B 作为 NS2B-NS3 丝氨酸蛋白酶的辅助因子，在 NS2A-NS2B、NS2B-NS3、NS3-NS4A 和 NS4B-NS5 连接处切割病毒多蛋白。

　　NS3 是第二大病毒蛋白（预测分子质量为 68～70kDa），在黄病毒中高度保守，不包含长的疏水延伸。NS3 是一种由 619 个氨基酸残基组成的多功能蛋白质。NS3 的 N 端 1/3 具有丝氨酸蛋白酶活性，与辅因子蛋白 NS2B 一起参与加工。NS3 还具有螺旋酶、核苷 5′-三磷酸酶的催化结构域，以及 C 端 2/3 的 5′端 RNA 三磷酸酶活性。

　　从功能上来说，已经证实了来自黄病毒科几个成员的 NS3 解旋酶和转肽酶活性。NS3 在病毒 RNA 复制中的作用已被假定，这些特性表明 NS3 存在细胞质定位，可通过尚未定义的相互作用与膜结合（图 3-1）。

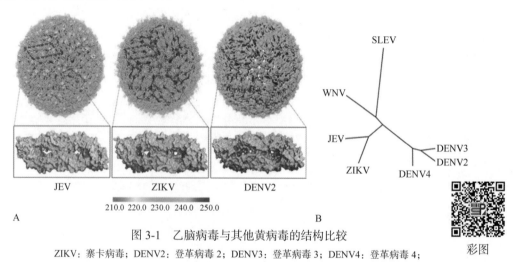

图 3-1　乙脑病毒与其他黄病毒的结构比较

ZIKV：寨卡病毒；DENV2：登革病毒 2；DENV3：登革病毒 3；DENV4：登革病毒 4；
SLEV：脑炎病毒；WNV：西尼罗病毒

　　NS4A 是一种小的疏水蛋白，可作为干扰素拮抗剂。NS2B、NS4A 和 NS4B 蛋白与 NS2A 一样，在黄病毒中保守程度很低，但含有类似的结构，主要由多种疏水的、潜在的跨膜结构域组成。NS2B 和 NS4B 蛋白在感染细胞中易于识别，但 NS4A 仅在昆津病毒中被明确识别。尽管 NS4B 的 C 端部分存在保守的、潜在的 N-连接糖基化位点，但这些蛋白质的翻译后修饰尚不清楚。这些蛋白质可能形成病毒复制复合物的膜成分，并可能通过蛋白质相互作用参与 NS3 和 NS5 的膜定位。

　　NS5 是一种高度保守的双功能蛋白质，是黄病毒蛋白中最大的（预测分子质量为 103～104kDa）和高度保守的，由 N 端甲基转移酶结构域和 C 端依赖于 RNA 的 RNA 聚合酶结构域组成。NS5 还被证明与其他病毒复制蛋白相互作用，包括 NS3 蛋白酶/螺旋酶，并在病毒基因组的 59 个区域招募启动子样元件茎环 A（SLA），以精确启动 RNA 合成。此外，NS5 还分别通过其核定位信号（核输入信号）和核输出信号参与染色体区域维持蛋白 1

（CRM1）介导的核输入和输出。NS5 的依赖于 RNA 的 RNA 聚合酶区域包含 1 个核心聚合酶、1 个端间延伸（残基 276～303）和 1 个拇指结构域插入（残基 790～812，通常被称为"启动环"），依赖于 RNA 的 RNA 聚合酶共同启动 RNA 的从头合成。与其他病毒依赖于 RNA 的 RNA 聚合酶一样，核心聚合酶的形状类似于杯状右手。Palm 结构域是病毒依赖于 RNA 的 RNA 聚合酶中最保守的部分，包含两个催化天冬氨酸残基（NS5 中基序 A 的 D536 和基序 C 的 D668），在所有单亚基进行性聚合酶中绝对保守。病毒依赖于 RNA 的 RNA 聚合酶的拇指结构域相对多样。一般来说，通过从头启动机制（如 NS5）启动的依赖于 RNA 的 RNA 聚合酶比依赖引物的依赖于 RNA 的 RNA 聚合酶具有更大的拇指结构域，携带有促进从头启动的额外元件[作为插入和（或）C 端延伸]。N 端甲基转移酶结构域和依赖于 RNA 的 RNA 聚合酶区域由一个 10 个残基的连接子连接（NS5 中的残基 266～275），NS5 这两个部分之间的串扰已被报道。NS5 作为病毒 RNA 聚合酶的可能作用及其 N 端在细胞质中通过裂解产生（可能是 NS3 或替代蛋白酶），表明 NS5 位于细胞质中（尽管它与膜有关）。序列保护区域分布在 NS5 中。NS5 中的一个高度保守的结构域包含序列基序 Gly-Asp，它存在于许多正链 RNA 病毒的非结构蛋白中，并被认为在依赖于 RNA 的 RNA 合成中发挥作用。

除了在支持病毒生命周期中的主要作用外，病毒蛋白还被认为可以抵消宿主的防御反应，从而支持病毒的生存。NS5 作为宿主干扰素调节因子 3（IRF3）和 Janus 激酶（JAK）-信号转导及转录激活因子（STAT）信号的有效抑制剂，可拮抗宿主干扰素反应。NS5 的变异已被证明能更有效地抑制不同乙脑病毒毒株中干扰素 α 和 β 的产生，从而使其具有宿主适应优势。NS5 还显示会损害宿主脂质代谢，从而增强促炎症反应，增加小鼠的神经毒力和神经侵袭性。由于具有高分辨率晶体结构，E、NS3 和 NS5 蛋白是结构导向抗病毒药物研发中有潜力的候选蛋白。

在乙脑病毒、墨累河谷脑炎病毒和登革病毒中，已经证明存在一种被称为 NS1′的细长 NS1 形式。NS1′在本质上与 NS1 一致，但可延伸到 NS2A，这一点可以通过 NS1 中不存在的表位、以与 NS1 C 端重叠的多蛋白序列存在，以及 NS1′表达需要 NS2A 编码序列来证明。因此，NS1′被认为是 NS2A 内另一个位置的解离造成的。NS1′是核糖体移码事件的产物，发生在 NS2A 基因开头的核苷酸基序上。然而，由于其位点位于下游太远，无法解释 NS1′的形成，通过确定 NS1′的 C 端序列来定位切割位点的尝试一直没有成功。脉冲追踪实验已经证明，NS1′不仅是 NS1 的前体，而且是一种稳定的终产物。

第二节　乙型脑炎病毒的基因分型

通过选择乙脑病毒 prM-C 区基因组第 456～695 位的 240 个核苷酸序列，可将乙脑病毒划分为 Ⅰ～Ⅳ4 种基因型，但由于该方法所选用的核苷酸数量相对较少，且乙脑病毒在不同时期、不同地区存在遗传变异，其对于乙脑病毒系统进化分析的准确性较差。以包膜结构 E 蛋白基因区段 1500 个核苷酸作为基因型划分标准，将乙脑病毒分为 5 种基因型（Ⅰ～Ⅴ），该方法对于乙脑病毒进化分析效果较好，每个基因型之间核苷酸差异的截止值为 12%。尽管在蚊子和水库中都检测到了所有 5 种基因型，但在人类中只有基因 Ⅰ 型和 Ⅲ 型占优势。基因 Ⅰ 型主要分布在泰国北部、柬埔寨、中国、澳大利亚、韩国和日本；基因 Ⅱ 型主要在泰国南部、印度尼西亚、马来西亚和澳大利亚；基因 Ⅲ 型主要在日本、中国、菲律宾、斯里兰卡、印度；基因 Ⅳ 型主要分布在印度尼西亚；基因 Ⅴ 型主要发现于马来西亚、韩国和中国。近些年来，我国学者对乙脑病毒基因型开展了大量研究，先后发现了 Ⅰ、Ⅲ 和 Ⅴ 共 3 种基因型，且该 3 种基因型不仅具有不同的地理分布，而且随着时间的变化，一些地区的乙脑病毒出现了一些新的变化。

乙脑病毒在进化过程中发生了 5 次群体分化事件，并依次衍生出了 5 个独立的分支，顺序为基因 Ⅴ 型、Ⅳ 型、Ⅲ 型、Ⅱ 型和 Ⅰ 型。因此，Ⅰ 型是最年轻的乙脑病毒物种。根据乙脑病毒 E 蛋白第 15 位氨基酸和第 89～360 位、129～141 位氨基酸协同进化区，又可将 Ⅰ 型分为 Ⅰ-a 型和 Ⅰ-b 型两个分支，Ⅰ-a 型主要在柬埔寨和泰国等热带地区流行，近年来 Ⅰ-b 型从越南逐渐向东北传播，并取代 Ⅲ 型成为亚洲大部分地区的优势基因型，而在乙脑病毒非流行区的欧洲南部及非洲相继分离出 Ⅲ 型毒株。

对乙脑病毒基因型的进化分析显示，Ⅰ～Ⅲ 型由 Ⅳ 型进化而来，Ⅴ 型是各基因型乙脑病毒的共同进化祖先；某些基因型只在个别国家或地区出现（如基因 Ⅳ 型在印度尼西亚），而基因 Ⅲ 型分布广泛；有些国家存在多个基因型流行（如印度尼西亚存在 Ⅱ～Ⅳ 型），有些国家仅有 1 种基因型（如印度仅有基因 Ⅲ 型）。Ⅳ、Ⅴ 型只存在于印度尼西亚、马来西亚地区，最近进化的基因型（Ⅰ～Ⅲ 型）已在其他区域广泛分布，尤其是基因 Ⅰ 型在亚洲广泛扩散，成为当前乙脑病毒的主要流行型。乙脑病毒基因 Ⅰ～Ⅴ 型在印度尼西亚热带地区共存；澳大利亚和巴布亚新几内亚存在基因 Ⅰ 和 Ⅱ 型；菲律宾存在基因 Ⅱ 和 Ⅲ 型；泰国、柬埔寨和越南存在基因 Ⅰ 型、Ⅱ 型和 Ⅲ 型；日本、朝鲜半岛地区、南亚地区和中国大部分地区存在基因 Ⅰ 型和 Ⅲ 型。由于基因 Ⅰ～Ⅴ 型在马来西亚-印度尼西亚热带地区重叠，而所有其他国家和地区只有 1 个或 2 个基因型，因此认为乙脑病毒起源于马来西亚-印度尼西亚地区。到目前为止，印度尼西亚只记录了 3 种基因型，即基因 Ⅱ 型（GⅡ）、基因 Ⅲ 型（GⅢ）和基因 Ⅳ 型（GⅣ）。此外，GⅣ 仅在印度尼西亚的蚊虫中被描述。尽管约 1695 年前乙脑病毒起源于印度-马来西亚地区，但约 193 年前，基因 Ⅰ 型（GⅠ）最有可能起源于泰国的 GⅠ-a 分支和越南的 GⅠ-b 分支，在印度尼西亚从未报道过。GⅡ 分离株来自澳大利亚和南太平洋，单一 GⅣ 分离株来自印度尼西亚（表 3-1）。

表 3-1　世界范围乙脑病毒基因分型基本情况

地域	包含的国家和地区	基因型别
A	俄罗斯西伯利亚东部沿海地区、中国（包括台湾、香港）、朝鲜、韩国、日本	Ⅰ、Ⅱ、Ⅲ、Ⅴ
B	印度、尼泊尔、斯里兰卡、巴基斯坦	Ⅰ、Ⅲ
C	越南、泰国、老挝、柬埔寨、菲律宾	Ⅰ、Ⅱ、Ⅲ
D	新加坡、马来西亚、印度尼西亚	Ⅰ、Ⅱ、Ⅲ、Ⅳ、Ⅴ
E	巴布亚新几内亚、澳大利亚	Ⅰ、Ⅱ
F	意大利	Ⅲ
G	安哥拉	Ⅲ

中国疾病预防控制中心病毒病预防控制所进行的国内首次大规模乙脑病毒分子流行病学研究发现，目前我国同时存在 GⅢ 和 GⅠ 两种乙脑病毒，新分离病毒与我国目前所应用的乙脑减毒活疫苗株在重要结构蛋白基因区段氨基酸位点特征上无较大变化。于黑龙江、北京、陕西、贵州、福建分离到的毒株均属于 GⅢ，于河南、广西分离到的毒株属于 GⅠ，于辽宁、四川、上海、云南分离到的毒株为两种基因型的混杂。我国至今未发现 GⅡ、GⅣ型乙脑病毒。

这 5 个基因型与地域差异关系并不明显。对不同基因型毒株进行系统进化分析发现，GⅣ、GⅤ是比较古老的基因型，这两种基因型的乙脑病毒流行区域相对有限，主要发现于马来西亚-印度尼西亚地区，并且在核苷酸和氨基酸的组成上与其他基因型差别相对较大，推测该地区是各种基因型乙脑病毒的起源地。GⅠ、GⅢ大多与亚洲温带地区的流行病有关，而 GⅡ、GⅣ与热带地区的地方病有关。

在我国分离的所有乙脑病毒毒株分为 3 种基因型：GⅠ、GⅢ和GⅤ。除 1987 年以前在云南分离的 3 株毒株（YN83-Meng83-54、YN79-Bao83、YN86-86266）和 2008 年在中国台湾分离的两株毒株（YL0806f、TPC0806c）外，所有被归为 GⅠ 的毒株均于 2000 年后在中国大部分地区分离到。GⅢ分为 2 个分支：一个分支只包括在中国台湾分离的毒株；另一个分支由来自中国大部分地区的毒株组成，除了主要在中国台湾分离的次要毒株。XZ0934属于 GⅤ。

总之，以上阐明了中国乙脑病毒的分子流行病学和进化。具体而言，GⅠ 和 GⅢ 不仅在高发病率地区，而且在低发病率地区也存在共同循环。与 GⅢ 的中国大部分地区的分支相比，GⅠ 和 GⅢ 的中国台湾分支是新引入的，进化更快。同时，本地乙脑病毒毒株，尤其是中国大部分地区分支的乙脑病毒毒株，被确认可能处于阳性选择状态。

一、乙脑病毒GⅠ的分子特征

乙脑病毒 GⅠ 包括 1967 年至今在澳大利亚北部、柬埔寨北部、中国、印度、日本、韩国、老挝、马来西亚、泰国和越南分离到的毒株。根据 20 世纪 60~90 年代收集的毒株，对 E 蛋白基因序列的研究表明，GⅠ 可细分为两个分支，GⅠ-a 和 GⅠ-b，大多数分离株为 GⅠ-b。GⅠ-a 和 GⅠ-b 均起源于流行的东南亚地区，但表现出不同的传播模式和流行病学特征。GⅠ-a 可进一步分为泰国亚组和柬埔寨亚组，这两个亚组在亚洲热带地区持续流行，而GⅠ-b 则从越南向北传播，通过中国及东亚的日本和韩国。与 GⅠ-a 毒株有限的地理分布相反，GⅠ-b 毒株在东亚大部分地区迅速扩散，并最终导致GⅢ毒株的移位。因此，GⅠ-b分支是自 20 世纪 90 年代以来在亚洲广泛传播的主要乙脑病毒群体，并逐渐取代 GⅢ 成为亚洲的主导基因型。GⅠ的 E 蛋白残基 15 处存在分子适应序列，以及共同进化位点（残基89~360 和 129~141）。利用鸡和蚊虫细胞进行乙脑病毒复制和温度敏感性的研究表明，接种在蚊虫细胞（C6/36）中的 GⅠ-b 株（JE-91）的毒力大于 GⅠ-a 和GⅢ株。也就是说，GⅠ-b 对蚊虫的致病性比 GⅢ 强，这可能是 GⅠ 成为亚洲主要基因型的原因之一。此外，病毒增殖和温度敏感性分析表明，GⅠ-b 分离物在感染后 24~48h 在蚊虫细胞中具有明显更高的传染性滴度。

检测到的 GⅠ 毒株 E 基因编码翻译的蛋白的氨基酸序列与相应原型毒株的氨基酸序列及 2005 年从印度戈勒克布尔分离的使用 Clustal Omega 工具分析的人类毒株的氨基酸序列一致。人们注意到，从 Odisha 分离的 GⅠ 株约 99% 相同，在 E 基因第 1～156 位氨基酸区域内观察到一个突变（S118N）。

根据 359 株 GⅠ 毒株的分离来源，到 2010 年，GⅠ 的分布已向北移动到北纬 45°（日本），向西移动到东经 75°（印度），几乎覆盖了所有乙脑病毒流行地区，包括澳大利亚、泰国、越南、柬埔寨、印度、日本、韩国和中国大部分地区（15 个省）。马来西亚 GⅠ 序列不包括在本研究中，因为只有 prM 序列可用。中亚是乙脑病毒的高度流行地区，2005 年后，特别是 2009 年后，在我国分离的毒株中增加了 GⅠ。从 1967 年分离出第一个 GⅠ 到 2010 年，研究的 359 株病毒的分离时间为 44 年，使用的病毒株包括各种来源，如昆虫载体（各种蚊虫和蠓）和宿主动物（猪和人类患者）。乙脑病毒 GⅠ 毒株被认为比人类更适合蚊虫和猪，GⅠ 人类感染率低于 GⅢ，且宿主范围更窄，但 GⅠ 和 GⅢ 在人类中的毒力相同。

成依依等总结了 2001～2008 年我国几个地区分离的 GⅠ 型毒株，其分子特征显示，我国同一地区、相同宿主、不同时期的乙脑病毒 GⅠ 之间核苷酸和氨基酸同源性较高，均在 90% 以上。分析 2007～2014 年在我国不同地区分离到的 GⅠ 型毒株的分子特征表明，我国同一地区、不同地区和不同时期的乙脑病毒 GⅠ 之间核苷酸和氨基酸同源性仍然较高，变异性较低。此外，黄小波等通过将我国分离的 GⅠ 型毒株与亚洲其他国家分离的 GⅠ 型毒株进行比较分析得出结论，我国乙脑病毒 GⅠ 可能来源于东南亚地区。

二、乙脑病毒 GⅢ 的分子特征

1935～1990 年，从 20 个国家或地区（包括日本、韩国、泰国、越南、马来西亚、印度尼西亚、印度、斯里兰卡、菲律宾、尼泊尔和中国 10 个省或地区）分离出的乙脑病毒属于 GⅢ。这些地区涵盖了世界卫生组织报告的 24 个乙脑病毒流行国家或地区中的大多数，表明在此期间，GⅢ 是主要的基因型。虽然在传统流行区，GⅢ 逐渐被 GⅠ 取代，但 GⅢ 已自发出现在乙脑病毒的传统流行区之外，特别是欧洲和非洲。

对乙脑病毒印度株 GP78 的 RNA 基因组进行反转录，并在细菌质粒中克隆 cDNA 片段，对覆盖病毒整个基因组的 cDNA 克隆进行核苷酸测序，确定了 GP78 基因组长度为 10 976 个核苷酸。其一个 10 296 个碱基的开放阅读框，能够编码一个 3432 个氨基酸的蛋白，两侧分别有 95 个和 585 个碱基长的 5′ 和 3′ 非编码区。与 JaOArS982 株的核苷酸序列相比，GP78 基因组有许多核苷酸替换，这些替换分散在整个基因组中，除了 5′ 非编码区，其序列是完全保守的。不同乙脑病毒分离株的全基因组序列比较显示，它们之间的核苷酸序列差异为 1.3%～4.1%，导致氨基酸序列差异为 0.6%～1.8%。基于不同乙脑病毒分离株的完整基因组序列分析表明，来自印度的 GP78 分离株在系统发育上更接近中国的 SA14 分离株。

GP78 核苷酸序列与乙脑病毒 JaOArS982 株的比较：JaOArS982 株是第一个获得完整基因组序列的乙脑病毒株，因此被视为乙脑病毒原型序列。比较 GP78 基因组序列和 JaOArS982 序列，结果共发现 306 个核苷酸替换，代表 2.78% 的核苷酸差异，其中 262 个突变位于密码子的第三位，没有导致氨基酸替换；发现 44 个氨基酸替换，代表 1.28% 的氨基酸差异；结构蛋白有 12 个氨基酸替换，其中 9 个为非保守型。此外，5′非编码区中的序列还参与病毒 RNA 翻译的控制，这是产生病毒蛋白质所必需的，随后需要基因组复制，这可以解释为什么 5′非编码区的序列如此保守。由于基因组其他部分的核苷酸替换率在 1.69%～3.41%，没有明显的热点，因此只有 14% 的核苷酸替换导致氨基酸替换。C 蛋白的核苷酸替换率最高（约 38%），而 E 蛋白（约 12%）、NS5（约 9%）和 NS4S（约 8%）的核苷酸替换率较低。

在 GⅢ E 蛋白氨基酸序列与原型株对齐后，观察到它们与所有 GⅢ 株中存在的 2 个一致突变 V46S 和 V51I 有 96%～98% 相同。此外，在 5 个阿萨姆毒株中观察到 S83G 突变，在 MH376692 毒株中观察到 2 个突变（S64W 和 H76P），而在奥迪沙毒株（MK491507）中观察到 1 个突变（E78Q），在曼尼普尔毒株（MK518053）中发现 C55S 突变。

对我国 GⅢ 各分离株之间及与其他乙脑病毒流行地区之间进行基因组核苷酸及氨基酸的对比分析表明，我国 GⅢ 来源于东南亚地区，且同一地域、不同宿主的 GⅢ 核苷酸和氨基酸同源性较高。

乙脑病毒基因第 10 440 位核苷酸 GⅠ 为 G，GⅢ 为 A；10 673 位核苷酸 GⅠ 为 A，而 GⅢ 为 C；GⅠ 在 10 853 位存在 1 个碱基插入（主要为 A），而 GⅢ 不存在碱基插入。其余 13 个位点的差异不具备严格的基因型特异性，在 GⅠ 和 GⅢ 黄病毒亚基因组序列中都有出现。茎环-Ⅱ茎环区域 ACUGGG 通过与 CUCAGU 配对形成 PK1 结构，对于抗核酸外切酶 RNA（xrRNA）1 的稳定性至关重要。比对结果显示，GⅢ 10 477 位点为 G，92% 的 GⅠ 10 477 位点为 A，因此茎环-Ⅱ茎环区域变为 ACUGAG，更有利于和 CUCAGU 区域配对。GⅠ 和 GⅢ 黄病毒亚基因组组间核苷酸序列相似性为 79.2%～100%，GⅠ 组内核苷酸相似性为 81.6%～100%，GⅢ 组内核苷酸相似性为 85.6%～100%。GⅠ 和 GⅢ 黄病毒亚基因组碱基变异以碱基转换为主，即不同嘌呤或嘧啶间的替代。将发生在嘌呤间和嘧啶间的变异数累加，GⅠ 和 GⅢ 黄病毒亚基因组碱基转换比例分别为 70.7% 和 73.8%。与乙脑病毒 GⅢ 相比，GⅠ NS2B/NS3 区域存在 3 个关键氨基酸的替换，导致乙脑病毒 GⅠ 在猪和家禽体内复制速度更快，乙脑病毒 GⅠ 相较于 GⅢ 在鸭体内能产生更高滴度、持续时间更久的病毒血症，有利于蚊虫吸食含有病毒粒子的血液。此外，乙脑病毒 GⅠ-b 感染蚊虫后增殖能力比 GⅢ 更强，有利于增强蚊虫的感染周期。

三、乙脑病毒 GⅤ 的分子特征

乙脑病毒 GⅤ 于 1952 年首次从马来西亚一名病毒性脑炎患者的脑组织中分离出来，并被命名为 Muar 毒株。第二株 GⅤ 毒株从库蚊中分离得到。2009 年在我国发现三带喙库蚊媒介，命名为 XZ0934 株。2010 年在韩国发现的双喙库蚊媒介中也检测到乙脑病毒 GⅤ 序列。此外，在库蚊中检测到 6 个乙脑病毒 GⅤ 的阳性池序列。据确认，韩国于 2012 年发现了乙脑病毒 GⅤ，在 2012～2018 年的蚊虫监测中发现了乙脑病毒 GⅤ 序列，对蚊子的下一代测序表明，乙脑病毒 GⅤ 正在平泽和首尔传播，可能成为韩国的主要乙脑病毒基因型。第三株乙脑病毒 GⅤ 毒株（K15P38）是从一名 27 岁女性的恢复期脑脊液中分离出来的，该女性于 2015 年在韩国接种了乙脑疫苗。乙脑病毒 GⅤ 分离和检测的地点在地理上是分开的，因此，乙脑病毒 GV 可能通过候鸟传播。为了确定 GV 是否在其他亚洲国家也引起了乙脑病例，分别于 2014 年和 2016 年从越南北部和日本收集了乙脑患者的血清样本，对 GⅠ、GⅢ、GV 血清进行了交叉中和研究，未发现乙脑病毒 GV 感染患者。

关于乙脑病毒 GV 的鉴定，以往的血清学研究表明，根据补体固定试验、血凝抑制试验和中和试验，Muar 株是一个独立的群体。1994 年对 Muar 株 E 基因进行了测序，核苷酸和推导氨基酸序列分析表明，Muar 株与其他 4 个乙脑病毒基因型毒株不同。2001 年和 2003 年，基于 E 基因序列的系统发育分析显示该毒株是乙脑病毒的第 5 个基因型。2011 年，基于 Muar 株全核苷酸序列的系统发育分析证实该毒株属于 GV。基于 2015 年对 Muar 株和 XZ0934 株全基因组序列的系统发育分析，推测 GV 是最早发现的乙脑病毒谱系，对乙脑病毒完整编码序列的分子时钟分析证实，该毒株是乙脑病毒最古老的谱系，并且所有 5 种乙脑病毒基因型在 449.6 年前拥有一个共同的祖先。来自 GenBank 的 4 株乙脑病毒 GV 毒株系的开放阅读框序列的核苷酸同源性为 90.3%～100%，由此推导氨基酸同源性为 98.1%～100%；单个基因片段 NS4B 的核苷酸序列一致性最低（73.73%），M 的推导氨基酸序列一致性最低（83.56%），见图 3-2。与其他基因型相比，NS4A 基因中插入的 3 个核苷酸（编码丝氨酸残基）在所有乙脑病毒 GV 中都存在。

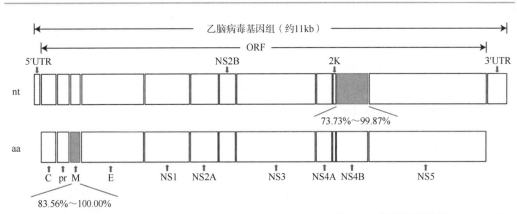

图 3-2　在 4 株乙脑病毒 GV 毒株的单个基因片段中，NS4B 的核苷酸（nt）同源性最低（73.73%），M 的推导氨基酸（aa）序列同源性最低（83.56%）。UTR，非翻译区

关于乙脑病毒 GV 的毒力，小鼠致病性研究表明，Muar 菌株的神经侵袭性与 Beijing-1（GⅢ）相当，且大于 Mie/41/2002（GⅠ）。通过 cDNA 技术，获得了乙脑病毒 GV 感染的活克隆，并发现该结构蛋白区域与乙脑病毒 GV 对小鼠的更强致病性相关。随后，构建的感染克隆片段证实，乙脑病毒 GV 在小鼠中具有高致病性，而乙脑病毒 GV 的 E 和 prM 蛋白是这种毒性增强的原因。

乙脑是一种疫苗可预防的疾病。自 2008 年我国政府将乙脑疫苗列入扩大国家免疫规划以来，乙脑发病率急剧下降。该疫苗接种是在国家层面预防和控制乙脑的有效策略。目前有 4 种乙脑疫苗：①小鼠脑源乙脑灭活疫苗；②乙脑灭活疫苗；③基于 SA14-14-2 株的原代仓鼠肾细胞源减毒活疫苗；④乙脑减毒重组（嵌合）活疫苗。小鼠脑源乙脑灭活疫苗已被其他 3 种乙脑疫苗所取代。用于乙脑疫苗的所有毒株都来自 GⅢ。然而，斑块减少中和试验表明，乙脑疫苗对 Muar 株的中和能力低于对 GⅠ和 GⅢ株。GⅢ和 GV 在接种疫苗者中的交叉中和免疫反应及在小鼠中的交叉保护免疫反应结果表明，目前从乙脑病毒 GⅢ衍生的乙脑疫苗不能针对 XZ0934 株提供足够的保护。

因此，较古老的乙脑病毒 GV 谱系的传播可能给人类带来新的威胁。目前使用的乙脑疫苗均来自乙脑病毒 GⅢ，然而，它们的保护作用是不够的。例如，在韩国，自 2010 年以来在不同种类的库蚊中检测到乙脑病毒 GV。2015 年，报告了一例乙脑病毒 GV 疫苗的突破病例。今后，应在整个乙脑病毒流行地区做到：①密切监测 GV，以建立对乙脑病毒 GV 具有高敏感性和特异性的检测方法；②扩大监测区域，识别可能的病毒传播链；③加强对蚊、死猪和候鸟中乙脑病毒 GV 的流行病学监测、分子检测和血清学调查；④开发多价疫苗，预防由乙脑病毒 GⅠ、GⅢ和 GV 引起的流行病。

四、乙脑病毒基因型的变迁

根据乙脑病毒的进化率和计算出的 GⅠ和 GⅢ的最优种群模型，GⅢ的种群在 1925～1975 年保持稳定，1975 年后开始下降，而 GⅠ的种群自 1954 年以来一直处于稳定增长期。因此，自 20 世纪 50 年代以来，GⅠ一直占主导地位，而 GⅢ则有所减少。

GⅢ在温带分布最广泛，最常与亚洲乙脑暴发有关。GⅠ起源于印度尼西亚，20 世纪 70 年代在泰国和柬埔寨流行。1992～2001 年在日本、韩国、泰国和越南，GⅢ的优势被 GⅠ所取代。

在越南北部和泰国，出现了从 GⅡ向 GⅠ的转变。在北温带地区（即日本、韩国和中国东北部），GⅠ逐渐取代 GⅢ，成为主要基因型，它现在很可能是亚洲分布最广的基因型。

从 1935 年分离出乙脑病毒原型株到最近，GⅢ是整个亚洲最常见的分离基因型。然而，在过去 20 年中，多项报告表明，GⅠ已取代 GⅢ成为许多亚洲国家最常见的分离病毒基因型，包括中国、泰国、韩国、日本、马来西亚、越南和印度。

根据对 1949～2005 年乙脑流行地区患者、蚊虫和蠓标本中 80 多种乙脑病毒的分析，中国存在两种乙脑病毒基因型（GⅠ和 GⅢ），第一个 GⅢ毒株于 1949 年分离，而 GⅠ于 1979 年首次分离。2005 年结束的地理研究结果表明，从黑龙江、北京、山西、贵州和福建分离的毒株为 GⅢ，GⅠ来自河南，从辽宁、四川、上海和云南分离出 GⅠ和 GⅢ两个毒株。1979 年前云南分离的乙脑病毒为 GⅢ，而 1979 年后在云南出现的是 GⅠ（YN7983）。

我国自 20 世纪 40 年代至今，乙脑病毒基因型存在着逐渐演变的过程，1977 年以前各地分离株均为 GⅢ，2000 年以前，仅在云南省分离到 2 株 GⅠ，2001 年以来，GⅠ分离株逐渐增多，但 GⅢ仍有流行。该病毒基因型年代分布表明，2000 年之前，GⅢ是我国主要流行型；2001～2005 年 GⅢ逐渐减少，而 GⅠ逐渐增多，形成 GⅢ和 GⅠ混合流行；2005 年以后则以 GⅠ为主要流行型。基因序列分析显示，两种基因型的氨基酸序列差异率很小（≤3%），与当前广泛应用的减毒活疫苗株比较，仅有≤3%的氨基酸序列差异率，这些差别主要存在于与 SA-14-14-2 减毒相关的位点，提示 SA-14-14-2 疫苗能够有效防护这两种基因型毒株的感染。

对于 GⅠ，检测到了两个遗传多样性指数增长期：一个是 1972～1980 年；另一个是 2005～2009 年。这一趋势与最近关于 GⅠ 的出现及其作为亚洲主要基因型传播的报道一致。对于 GⅢ而言，在 1925～1940 年的早期，观察到遗传多样性呈指数增长，随后是一个相当稳定的阶段。然而，Pan 等报道，在 1900～2000 年，GⅢ的遗传多样性迅速下降。

就 GⅠ而言，印度毒株属于 GⅠ-b，据预测起源于我国。因此，GⅠ 似乎出现在越南，向北扩散到我国，然后以 GⅠ-b 的形式扩散到日本、韩国和我国台湾，而另一个亚群 GⅠ-a 则出现在泰国，并进一步扩散到柬埔寨、澳大利亚和其他国家。越南、中国、日本、泰国和韩国之间存在着强大的过渡联系。

国内的研究发现，GⅠ 和 GⅢ在库蚊中有相似的感染率和传播率，提示库蚊可能不是造成基因型转变的因素。Wispelaere 等观察到欧洲库蚊中 GⅢ和 GⅤ有相似的感染性。

在研究导致乙脑病毒基因型转变的机制时，GⅠ 感染蚊虫唾液腺中的早期病毒载量可能是一个潜在因素，因为唾液在乙脑病毒传播中起着至关重要的作用，在 GⅠ 感染早期（感染后 7 天）可于蚊虫唾液腺中检出乙脑病毒阳性，而 GⅢ在感染后 14 天时才有同 GⅠ 相似的检出率。

系统发育表明，乙脑病毒基因型的转移机制可能是 GⅠ 和 GⅢ病毒蛋白之间的氨基酸变异，尤其是介导病毒进入和在致病性方面起主要作用的 E 蛋白的变异。乙脑病毒 NS5 的变异在 5′RNA 帽子结构的甲基化、病毒复制和干扰素反应的拮抗中起重要作用。假设这些氨基酸与其他蛋白质或基因组变异相结合，可能导致 GⅠ 病毒的宿主适应性增强，在鸟类和猪等宿主中的增殖能力也增强，并最终取代 GⅢ作为显性基因型。

第四章　乙型脑炎病毒的基因组复制

第一节　基因组结构和基因表达

乙脑病毒是一种包膜 RNA 病毒，基因组 RNA 在 5′端具有甲基化帽子结构，但在 3′端缺少多聚腺苷酸尾，在两个短但高度结构化的 5′NCR 和 3′NCR 之间编码了一个长开放阅读框，形成长程的分子内 RNA-RNA 相互作用以调节病毒翻译和 RNA 复制。除了病毒基因组 RNA 外，一组短的非编码亚基因组 RNA（0.2～0.5kb）也在感染乙脑病毒和其他黄病毒的各种哺乳动物及昆虫细胞中高水平积累。由细胞 5′→3′外切核糖核酸酶 Xrn1 在 3′NCR 中高级结构上游的停滞引起基因组 RNA 降解。这种亚基因组 RNA 的产生可能导致 Xrn1 的抑制和细胞 mRNA 稳定性的失调，从而破坏宿主的先天免疫反应，并促进病毒复制和发病。

乙脑病毒基因组开放阅读框编码的多蛋白前体有 3432 个氨基酸，被切割成至少 10 个不同的基因组。

在黄病毒中，多蛋白的位点特异性蛋白水解由 4 种不同的蛋白酶共同翻译后催化：①宿主信号肽酶，负责在 C-prM、prM-E、E-NS1 处切割和内质网内腔中 NS4A-NS4B 的结合；②在内质网膜的细胞质面上 NS2A-NS2B、NS2B-NS3、NS3-NS4A 和 NS4B-NS5 连接处及 C 和 NS4A 蛋白内部位点切割所需的双组分病毒蛋白酶 NS3+NS2B；③宿主 furin 或 furin 样蛋白酶，在反式高尔基体网络中介导 prM 最终裂解为膜蛋白 M；④能够在 NS1-NS2A 连接处切割的未知宿主蛋白酶。

第二节　病毒的复制周期与进入

一、病毒的复制周期

乙脑病毒是一种含有内核衣壳蛋白的黄病毒，由基因组 RNA 和富螺旋-C 蛋白的无序结构组成。核衣壳被脂质双层包围，脂质双层又被包裹在由膜锚定的 prM/M 和 E 蛋白组成的组织良好的蛋白质外壳中。乙脑病毒与其他黄病毒复制方式相同。病毒进入是一个动态过程，由病毒和宿主细胞之间的一系列相互作用完成，从病毒糖蛋白 E 与细胞表面的一个或多个细胞附着因子的非特异性结合开始。该附着步骤是在细胞表面，浓缩的病毒粒子促进与小窝蛋白结合，实施病毒 E 糖蛋白的特异性相互作用，经典的网格蛋白依赖的内吞作用或非经典网格蛋白独立的内吞作用途径，据推测在一个类型细胞限制性不同附着方式。病毒一旦进入核内体的内部，病毒 E 糖蛋白经低 pH 诱导后构象变化引发病毒和宿主内体膜融合。膜融合后，基因组 RNA 被释放到细胞质中，在那里被翻译成两个前体多蛋白（在 NS2A 编码区的开头有或没有核糖体移码），进而被切割成 3 种结构蛋白（C、prM 和 E）和至少 7 种非结构蛋白（NS1～NS5）及 NS1′蛋白。

翻译后，这 7 种非结构蛋白，与知之甚少的宿主因子相互作用，直接或间接参与病毒诱导的内质网膜细胞器中的基因组 RNA，复制外壳的复合物。病毒 RNA 复制由 NS3 和 NS5 催化，这两种最大和最保守的非结构蛋白在负链 RNA 合成、正链 RNA 合成、RNA 加帽和帽甲基化中协调多种酶活性。在 RNA 复制期间或之后不久，新合成的基因组 RNA 和 C 蛋白的复合物被内质网膜上的两种病毒糖蛋白（prM 和 E）包裹，产生未成熟的病毒粒子（直径约 60nm），覆盖有 60 异源二聚体，由 3 个平行的 prM 蛋白组成，未成熟的病毒体通过组成型分泌途径到达细胞外空间。在这种胞吐作用期间，病毒成熟发生在反式高尔基体网络中，通过 furin 介导的 prM 蛋白裂解为 M 蛋白和 E 蛋白。

蛋白的显著结构重排，产生成熟的病毒粒子（直径约 50nm），被 30 个扁平密集的筏覆盖，每个筏由 3 个平行的 E∶M∶M∶E 异源四聚体组成，1 个筏覆盖病毒表面。除了完全成熟病毒粒子含 M 蛋白，部分成熟的病毒粒子仍含有传染性 prM 蛋白，还原出了病毒粒子，虽然病毒感染性很可能受到损害。总体来说，病毒复制完全在细胞质中进行。然而，两种病毒蛋白 C 和 NS5，不仅在细胞质中检测到，而且也在细胞核中发现。它们的核定位在病毒复制和发病机制中的确切作用需要进一步研究。

二、病毒的进入

病毒的进入是病毒-宿主相互作用协调过程的第一步，它不仅是感染启动、传播和维持所必需的，也是细胞/组织嗜性和发病机制的关键因素。因此，乙脑病毒的进入是抗病毒治疗的一个有潜力的靶点，并可提供多个干预点：附着、内吞作用、膜融合和脱壳。确定参与乙脑病毒进入的病毒和宿主因素是阐明病毒进入的分子机制及开发新型治疗和预防性抗病毒药物的先决条件。近年来，在乙脑病毒进入各个步骤所需的病毒成分研究方面取得了巨大进展，但对参与这一重要过程的细胞成分知之甚少。

（一）病毒结构

使用冷冻电子显微镜和图像重建技术分析显示，在成熟的乙脑病毒表面 M 蛋白和 E 蛋白各有 180 个拷贝，组成 30 个扁平的、密集的筏。这些筏中的每一个筏都由 3 个平行的 E∶M∶M∶E 异源四聚体组成，E 蛋白形成光滑的蛋白质外壳，而 M 蛋白则埋在它下面。乙脑病毒 E 单体与其他黄病毒 E 蛋白一样，由 3 个不同的拓扑片段组成（图 4-1A、B、C）：①香蕉形胞外域，介导受体结合和膜融合；②一个"茎"区，包括 3 个几乎水平位于胞外域下方的病毒膜上的周膜螺旋；③一个"锚"区域，其中包含两个反向平行的膜嵌入螺旋。值得注意的是，E 胞外域采用三域架构，域Ⅰ（E-DⅠ）位于域Ⅱ（E-DⅡ）和域Ⅲ（E-DⅢ）之间的接口处（图 4-1D）。

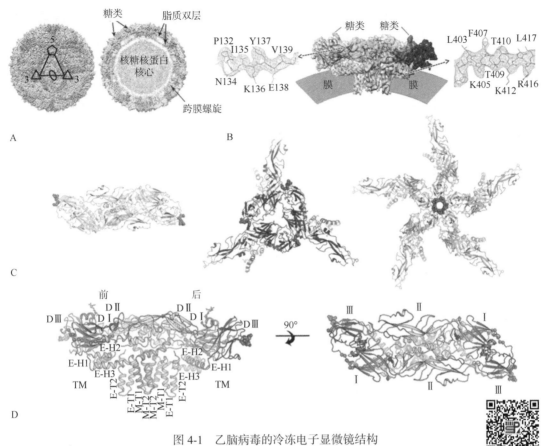

图 4-1　乙脑病毒的冷冻电子显微镜结构

A. 三维重建（左）和乙脑病毒中心切片（右）沿着二十面体双轴观察。E∶M 个相同颜色的异源二聚体通过二十面体对称联系在一起。不同颜色的异源二聚体是准等效的，青色的 E∶M 二聚体落在二十面体五重轴上，蓝色落在三重轴上，黄色落在二重轴上。B. 平均异源二聚体的侧视图。图示有代表性区域的电子密度图。C. RGD 图案的位置，分别表示为两倍视图（左）、三倍视图（中）和五倍视图（右）的红色球体。D. E∶M∶M∶E 异源四聚体原子模型的侧视图。E 和 M 的 Ⅰ、Ⅱ、Ⅲ域跨膜（TM）区分别用红色、黄色、蓝色、青色和橙色表示

（二）病毒成分

尽管对乙脑病毒的近原子分辨率冷冻电镜结构的研究取得了进展，但病毒粒子与其细胞受体结合的机制尚未完全了解。在乙脑病毒和其他蚊媒黄病毒中，N-连接的 E-DⅠ中的聚糖和 E-DⅢ 中的 RGD 基序，表明分别与细胞表面上的碳水化合物凝集素和 RGD 结合整联蛋白发生相对非特异性相互作用的机制。无论是 N-糖基化或 RGD 基序的阻断/改变，通常都不同程度地影响病毒进入，但不能消除此过程。此外，一串 6 个紧密分散的碱性残基（K279～K297）位于 E-DⅠ 的最后一条链 Ⅰ0 与 E-DⅠ 和 E-DⅢ 之间的接头处，在乙脑和登革热血清群的成员中保守，已被提议作为糖胺聚糖（GAG）的潜在结合位点。然而，乙脑病毒的冷冻电镜结构表明，在 6 个基本残基中，4 个中央残基被掩埋，这表明需要构象变化才能使这个潜在的 GAG 结合位点可接近 GAG。最有趣的是，乙脑病毒的冷冻电镜结构，结合来自 7 种不同黄病毒（乙脑病毒、西尼罗病毒、墨累谷脑炎病毒、寨卡病毒、登革病毒和黄热病毒等）的 E 蛋白的基于结构的氨基酸序列比对，揭示了一个不寻常的"病毒表面的孔洞"，其具有明显的静电特性，可能是乙脑病毒和其他乙脑血清群成员的潜在受体结

合位点。因此，与细胞表面结合后触发黄病毒内化所需的病毒成分及其相互作用的细胞对应物仍然难以确定。

　　病毒进入是感染过程的第一步，该过程涉及病毒与其靶细胞之间一系列高度协调的相互作用，在病毒研究中特别重要，因为病毒进入是所有人类和动物病毒产生、传播和维持生产性感染必不可少的共同特征。尽管参与乙脑病毒进入的病毒因子已明确定义（尤其是病毒糖蛋白 E，参与附着、内吞作用和膜融合），但对参与这一多步骤过程的宿主因子仍知之甚少。迄今为止，病毒 E 蛋白中的 3 种多宿主因子（GAG、C 型凝集素和整合素）及相互作用的对应物（分别是富含基本残基的区域、聚糖和 RGD 基序），已被相对较好地表征为一系列哺乳动物和（或）蚊虫细胞的附着因子，以促进乙脑病毒和其他黄病毒进入细胞，尽管它们通常以毒株特异性和细胞类型依赖性方式起作用。然而，一旦发生病毒附着，受体介导的内吞作用和低 pH 依赖性膜融合的宿主进入因子仍然难以捉摸。特别是，鉴定负责乙脑病毒内化的真正细胞表面受体一直是乙脑病毒生物学中的一个主要挑战，主要是因为缺乏不敏感细胞系，该细胞系在乙脑病毒进入中具有阻断作用，但可以完全支持后续的进入后步骤（翻译、RNA 复制、组装和释放）。因此，能够作为受体筛选和验证的平台细胞系。多年来，只有少数细胞系被描述为对乙脑病毒感染具有抗性，如人 B 淋巴母细胞和小鼠神经母细胞瘤 N18TG2。针对乙脑病毒进入细胞的能力，通过使用对乙脑病毒不敏感的细胞系，对这两个互补的全基因组进行遗传筛选，可以识别对乙脑病毒进入宿主至关重要的因素并进行剖析，确定在乙脑病毒进入细胞步骤中特定宿主因素所起到的作用。这项研究的结果不仅将为乙脑病毒及其他密切相关的脑炎黄病毒的细胞/组织趋向性和发病机制提供新的线索，而且还将为开发能够抑制乙脑病毒早期感染步骤的新型抗病毒干预措施提供新的靶点。

第三节　病毒翻译的启动及延伸和终止

一、病毒的翻译

　　乙脑病毒的开放阅读框编码的多聚蛋白被病毒和宿主蛋白酶加工成 3 种结构蛋白和 7 种非结构蛋白。然而，在某些情况下，通过核糖体移码可产生不同的蛋白质。乙脑病毒在 NS1 的 C 端延伸形式的移码表达产物称为 NS1′。

二、病毒翻译的启动

　　尽管有效的病毒翻译起始需要帽结合蛋白 eIF4E，它支持大多数细胞 mRNA 的帽依赖性翻译并强烈区分 m7Gppp 和 Gppp，但不需要有效的翻译。病毒翻译起始的主要模式是利用 eIF4E，但是当这种蛋白受到限制时，可以切换到另一种翻译模式。该模型基于总是 eIF4E 介导帽识别的假设，但这一假设已被重要的研究推翻，eIF3 蛋白复合物的一个亚基可以识别帽并介导帽依赖性翻译起始在一些具有结构化 5′UTR 的 mRNA 中。研究认为乙脑病毒采用非规范机制来介导依赖于 eIF4E 受限的翻译起始，可能是通过直接招募 eIF3 复合物实现的。3′UTR 中的结构可能会增强翻译的启动，这些结构招募了鲜为人知的所有宿主蛋白。例如，病毒 3′UTR 以不依赖于多聚腺苷酸的方式募集多聚腺苷酸结合蛋白，大概是为了支持病毒 mRNA 的环化以进行有效翻译。

三、病毒翻译的延伸和终止

一旦 40S 核糖体亚基和相关因子被招募到病毒 RNA 中，它就会扫描 5′UTR，直到到达 AUG 起始密码子。AUG 的选择受到二级结构元件的帮助，该元件位于起始密码子下游 14 个核苷酸处，并阻止 40S 核糖体亚基以确保正确的起始密码子选择。在 60S 核糖体亚基加入后，80S 核糖体准备延伸，但很可能类似于翻译起始——多功能受调控，并且对于不同类别的 mRNA 来说是不同的。事实上，对黄病毒的研究可能会揭示翻译延伸的非规范模式。例如，核糖体柄的酸性磷蛋白 RPLP1 和 RPLP2，被认为将延伸因子募集到核糖体，是病毒 RNA 翻译所必需的，但不是全局细胞蛋白质合成所必需的。事实上，prM-E 编码序列中一个区域的延伸对 RPLP1 和 RPLP2 消耗非常敏感。此外，病毒的开放阅读框也具有"光滑序列"，可导致核糖体改变其阅读框架，从而产生非经典蛋白质。对这些非经典延伸机制的详细研究可以揭示在特定类别的细胞 mRNA 中起作用的类似机制，这些 mRNA 可能与黄病毒基因组共享特性。

核糖体一旦遇到终止密码子，就会在释放因子 eRF1 和 eRF3 的帮助下发生翻译终止，它们催化多肽链的释放，导致核糖体解体和再循环。目前对于黄病毒翻译终止知之甚少，未来的研究应该确定细胞翻译终止的常规模型是否能够解释黄病毒翻译的这一步骤。

第四节　内质网翻译与多蛋白加工

一、内质网翻译

虽然翻译起始可能在细胞质，但当未成熟衣壳蛋白 C 端的跨膜结构域出现时，延长的核糖体可能会停止翻译。整个复合物从核糖体出口隧道出来，并被信号识别颗粒结合，传递到内质网膜中的转位子。另一种观点是黄病毒基因组被募集到内质网，并使用内质网相关核糖体启动翻译。笔者团队发现信号识别颗粒转位子通路的几个组成部分对通过 RNA 干扰（RNAi）和成簇的规律间隔的短回文重复序列（CRISPR）功能基因组规模筛选（信号识别颗粒 54、信号识别颗粒 9、信号识别颗粒 14、信号序列受体蛋白 1、信号序列受体蛋白 2、信号序列受体蛋白 3、分泌蛋白 61、分泌蛋白 63）进行的黄病毒繁殖很重要。然而，这个模型仍然需要经验测试，因为向内质网的易位也可以不依赖信号识别颗粒途径的方式发生。

无论黄病毒翻译是否在内质网相关核糖体上启动，黄病毒多蛋白合成均与内质网膜相关。对感染细胞进行分级分离后用放线菌素处理表明放射性标记亮氨酸的掺入主要发生在粗糙的内质网中，与该细胞器中的翻译一致。E 蛋白的免疫荧光标记确定了与内质网一致的细胞内膜系统上的蛋白质积累。放射性标记的 E 蛋白在洗涤剂可溶组分中的分离效率最高，表明病毒蛋白不易与膜组分分离。在实验中，被病毒感染的细胞被分成内质网和胞质部分，以表征这些不同隔室中的病毒和细胞翻译。这表明 RNA 在内质网组分中高度富集，并且在感染后期内质网成为 RNA 翻译的主要场所。

二、多蛋白加工

病毒基因组的单一开放阅读框被翻译成一个长的多聚蛋白后，其处理速度足够快，以至于无研究报道在感染过程中观察到全长多蛋白。在连续放射性标记至少 40min 后，使用靶向 C、prM 或 E 蛋白的特异性兔抗血清进行免疫沉淀，检测到对应于 C、prM 或 E 蛋白的特定条带，但没有明显的前体。使用 mRNA 翻译的无细胞模型，黄病毒 E 蛋白在含有分离的内质网部分的反应中被有效切割。这些数据表明，结构蛋白的加工需要内质网因子，并且当这些因子存在时，加工非常有效，或者未加工的融合蛋白很容易降解。

另外，在某些条件下可以观察到未加工的 NS 蛋白中间体。例如，在脉冲追踪实验中，一种具有较高分子量的 NS1 蛋白首先积累，随后消失，与成熟 NS1 的积累一致。这表明 NS1-NS2A 最初是作为亚稳态前体产生的，随后被加工成 NS1 和 NS2A。类似的分析证实了 NS2A 和 NS2B 之间及 NS2B 和 NS3 之间的有效处理。最后，观察到对应于 NS3-NS4A-NS4B-NS5 的大前体蛋白及许多加工中间体和成熟病毒蛋白，表明它们的生产有多种途径。

细胞和病毒蛋白酶协调黄病毒蛋白加工。胰蛋白酶样 NS3 蛋白酶与其辅因子 NS2B 复合物是病毒蛋白酶催化活性全酶。协调病毒敏感蛋白酶有两个共同的碱性残基（精氨酸是最常见的），侧接具有短侧链的氨基酸。C 和 prM 之间的双重裂解需要协调的两步裂解，其中病毒蛋白酶、NS3 和细胞信号酶分别从细胞溶质和内质网腔侧裂解 C 蛋白，将成熟的 C 蛋白释放到细胞质中，并在内质网膜中留下一小部分未成熟的 C 蛋白。prM-E 和 E-NS1 之间的加工由内源性信号酶介导，不需要病毒蛋白酶。NS1-NS2A 之间的不同切割需要未知的细胞蛋白酶。剩余的切割位点 NS2A-NS2B 和 NS2B-NS3 由 NS3 顺式介导，而 NS3-NS4A 和 NS4B-NS5 之间的加工由 NS2B 和 NS3 反式介导。成熟的 NS4A 和 NS4B 蛋白是由 NS2B/NS3 和细胞信号酶在两个位点切割产生的，这一过程中会产生一个名为 2K 肽的 2kDa 蛋白，它被插入到内质网膜中。在信号肽酶复合物亚基 1（SPCS1）敲除（KO）细胞中观察到 E 蛋白和一种与抗 E 抗体反应的高分子量蛋白，表明多蛋白加工受到影响。使用过表达构建体，观察到信号酶在 prM 信号序列中的作用对 SPCS1 敲除具有独特的敏感性，并且缺乏 SPCS1 会导致所有测试的病毒亚基减少。此外，NS4A 和 NS4B 之间的信号酶活性需要 SPCS1，但处理 NS1-NS2A 并未受到明显影响。令人惊讶的是，当构建体中存在 prM 时，E 和 NS1 之间的切割更依赖于 SPCS1。因此，将 NS1 放置在构建体上更内部的位置使其更依赖于 SPCS1 进行切割。信号酶活性可能是与上下游位置相关的，或者信号酶的组成可能会有所不同，导致病毒蛋白的切割有所不同。病毒蛋白成熟的一部分在添加翻译后修饰（如泛素化）。

第五节　病毒复制、复制复合物及复制复合物的病毒成分

一、病毒复制

新翻译的病毒蛋白与入侵的病毒基因组协同作用，并将其主要功能从翻译转变为复制。假设在翻译的病毒 RNA 附近局部高浓度的病毒 NS 蛋白及这些蛋白对细胞膜的影响可能推动了基因组从翻译到复制的第一个关键转换。这种转换可能在早期感染期间发生不止一次。正链病毒基因组被复制到负链病毒反基因组中，而负链病毒反基因组又作为新基因组的模板，但迄今为止其尚未显示出具有任何蛋白质编码能力。必须指出的是，一个感染单位可能需要多个基因组才能进入一个细胞，因此，基因组的特化可能比这个简约模型中描绘的更复杂。

病毒复制需要病毒 RNA 结构、病毒蛋白和细胞因子的组合。通过对各种黄病毒复制子的研究，在促进病毒复制的病毒和细胞因素研究方面取得了重大进展。Khromykh 和 Westaway 基于 Kunjin 病毒基因组设计了第一个黄病毒复制子，是一种自我复制、非感染性病毒样 RNA，包含 5′UTR 和 3′UTR。此外，其保留了来自 E 蛋白的 C 端跨膜结构域的编码序列，因为它已知作为 NS 蛋白的信号序列，并且复制子包含了所有 NS 蛋白的编码序列。

编码 C 蛋白前 20 个氨基酸的病毒 RNA 是维持复制所必需的，复制子可以通过添加外源编码序列来进行选择或筛选标记的修饰，病毒 NS5 蛋白的编码区被删除，只有当 NS5 反式表达时才观察到 RNA 复制，表明通过操纵合成的病毒样 RNA 可以帮助研究病毒复制。黄病毒复制取决于基因组内的保守 RNA 元件，5′和 3′端区域的序列及其长期相互作用对于 RNA 合成至关重要。

二、复制复合物

病毒 RNA 合成与复制复合物的膜重排有关。在黄病毒感染的组织和细胞中，观察到胞内膜重排和这些膜中间与病毒复制的累积，双链 RNA 和复制所需的病毒非结构蛋白相关联，表明病毒膜重排在病毒复制中具有重要作用。病毒 RNA 合成和病毒蛋白生物发生虽然都与内质网膜有关，但可能涉及具有不同特征的膜隔室。最近，使用电子断层扫描对人类和蚊子细胞系中病毒复制复合物的超微结构进行了可视化，显示病毒通过诱导膜内陷进入内质网腔，产生 80～120nm 的小球，这些小球通常通过单个小孔连接到细胞质。需要改变内质网膜的脂质成分来改变膜曲率和形成囊泡，这可能是由病毒 NS 蛋白介导的。复制复合物包含一个对细胞质开放的小孔，使得复制复合物的内部与细胞质相邻。在附近的膜上观察到与核糖体一致的电子致密结构，表明了内质网起源，尽管复制复合物可能通过重新分配内质网-高尔基体中间体（ERGIC）、高尔基体和反式高尔基体网络区室的成分而产生。内陷内未观察到核糖体，表明这些结构内未发生病毒翻译。此外，在内质网腔内观察到病毒粒子，但其从未在复制结构内或从复制结构中出芽，表明内陷不是病毒粒子的前体。复制复合物共同体的这些结构是重要的病毒基因组复制位点。

三、复制复合物的病毒成分

（一）NS1

病毒复制需要通过定义不明确的 NS1 机制进行。免疫荧光标记确定 NS1 与病毒双链 RNA（dsRNA）的分布相似，电子显微镜研究将免疫金标记的 NS1 和 dsRNA 定位到重新排列的细胞内膜。此外，病毒 dsRNA 也与 NS1 免疫共沉淀。已知 NS1 位于内质网腔内并且必须通过跨膜相互作用与复制复合物中的组件连接。Rice 实验室定义了 NS1 在病毒复制过程中的作用。温度敏感的 NS1 突变体可导致病毒负链 RNA 在允许温度下持续积累，但在转移到非允许温度后负链 RNA 积累减少。然而，这些实验中存在结构蛋白，考虑到实验的持续时间，不能排除 NS1 对病毒附着和进入的影响。NS1 定位于 RNA 合成位点，可以与其他复制成分一起纯化，是病毒复制所必需的。然而，阐明 NS1 支持病毒 RNA 合成的机制尚需要进一步研究。

（二）NS2A

NS2A 作为复制复合物的一个组件，目前对其功能尚缺乏了解。NS2A 是一种疏水性膜蛋白，缺乏任何已知的酶活性。与 NS1 类似，感染细胞的电子显微照片显示免疫金标记的 dsRNA 和 NS2A 在感染期间共定位到相同的重排细胞内膜。此外，多种非结构蛋白和病毒 3′UTR 显示结合谷胱甘肽巯基转移酶（GST）标记的 NS2A，表明在病毒复制过程中发挥作用。最后，Shi 及其同事证明了 NS2A 对 RNA 合成至关重要，但对病毒复制子的翻译无显著影响。鉴于这些数据，特别是复制组件和 NS2A 之间的许多相互作用，可以推断后者可能充当组织复制复合物的支架蛋白。

（三）NS4A 和 NS4B

NS4A 和 NS4B 是多面体膜蛋白通过宿主和病毒蛋白酶协调翻译后裂解产生的。两者的病毒蛋白复制复合物部件在 NS4A 复制期间起着重要的作用。删除 NS4A 或 NS4A 的第一个跨膜 α 螺旋处引入病毒复制子的突变会抑制病毒复制。目前，人们对 NS4A 功能的机制知之甚少。

NS4A 的过度表达诱导细胞内膜重排与病毒感染期间观察到的膜重排一致。随后，实验表明绿色荧光蛋白（GFP）标记的 NS4A 表达足以诱导类似的膜重排。一项遗传研究确定 NS4A 连接复制复合物的管腔和胞质组分，进一步研究发现了过表达的 NS4A 寡聚化，以及 NS4A 与 NS4B 的相互作用。这些数据表明，NS4A 是支持复制复合物的重要支架。此外，对 NS4A 使用替代试验进行评估，其中来自乙脑病毒 NS4A 的短氨基酸序列被交换到登革病毒 1 克隆的相应位置，嵌合登革病毒 1/乙脑病毒克隆的有效复制仅在登革病毒 1 NS4B 开放阅读框中存在突变时发生，表明这两种病毒蛋白存在相互作用。有研究证明 NS4A 的 36aa 区域和 NS4B 的 62aa 区域（每个区域都包含一个跨膜结构域）是相互作用所必需的，并且使用核磁共振鉴定了介导相互作用的氨基酸。基于上述实验，人们认为 NS4A

可能是内质网内陷的驱动因素，并且可能有助于组织中复制复合物进入管腔、跨膜和细胞质成分相互作用。

NS4B 是一种糖基化的膜相关病毒蛋白，对病毒复制至关重要。GFP 标记的 NS4B 的细胞内分布模式表明 NS4B 本身可以引起膜重排。此外，据报道 NS4B 与 NS3 相互作用，可能与复制复合物相互作用。最近的高通量化学筛选将 NS4B 确定为抗病毒药物发现的重要目标。以上研究表明，NS4B 和 NS4A 通过多种机制支持病毒复制，包括维持复制复合结构、组织复制酶和修改复制酶的酶组分的活性。

（四）NS3 和 NS5

NS3 是具有至少三种酶活性的模块蛋白：①可参与病毒蛋白的成熟；②NS3 内的腺苷三磷酸（ATP）酶驱动的解旋酶，被认为在病毒 RNA 合成过程中解开 dsRNA；③NS3 还有 5′RNA 三磷酸酶活性，这是 NS5 对 RNA 加帽所需的第一步。选择性作用于 NS3 解旋酶域内的保守氨基酸基序中的突变会阻断 ATP 酶活性和解旋酶活性，影响病毒生产。在病毒感染期间，NS3 和 NS5（具有依赖于 RNA 的 RNA 聚合酶活性的蛋白质）形成对有效复制很重要的复合物。NS3 始终与 NS5 免疫共沉淀，反之亦然。此外，乙脑病毒基因组的 3′端茎环与 NS3 和 NS5 形成复合物。最后，尽管 NS5 不具有 ATP 酶活性，但添加 NS5 可增强 NS3 的 ATP 酶活性。

如上所述，病毒 RNA 合成发生在复制复合物中。依赖于 RNA 的 RNA 聚合酶和 mRNA 加帽甲基转移酶活性由病毒 NS5 蛋白提供。当提供正链 RNA 作为模板时，纯化的重组 NS5 具有依赖于 RNA 的 RNA 聚合酶活性。甲基转移酶活性首先取决于重组 NS5 蛋白，随后的遗传研究证实了这一观察结果。

第六节　基因组扩增与病毒组装和出口

一、基因组扩增

负链合成的底物很可能在狭长构象中，其中基因组的 5′和 3′端非常接近。在这种构象中，与 5′端启动子样元件茎环 A 结构结合的 NS5 位于基因组 RNA 的 3′端附近，这是 RNA 合成的起始位点。聚合酶的正确定位可能受基因组 3′端 3′茎环结构的影响，该结构也显示与 NS5 存在相互作用。病毒结构和反向遗传研究表明 NS5 二聚化可能将 C 端 18 个残基定位在靠近拇指亚域的位置，这对于 RNA 合成的起始可能很重要。一旦负链合成开始，基因组狭长结构的形成不良。这导致在一个复制复合物中从传入的基因组到合成负链的单个副本阻止了负链 RNA 合成的重新启动，与复制复合物在感染期间数量增加但大小不增加的数据一致。另外，每个反基因组都可能作为模板在一个复制复合物内合成多个新生基因组。每个新生基因组都取代了前一个，并且每个启动子区域都可能与复制复合物中的 NS5 相关；然而，基因组一旦扩散到复制复合物的孔外并穿过细胞质，就会发生竞争，改变 NS5 和基因组的相对局部浓度以及相对稳定的翻译起始因子浓度会导致特定基因组 RNA 复制和翻译之间的反复，最终，随着 C 端 18 个残基浓度的升高，组装过程将变得更具竞争力。

二、病毒组装和出口

病毒生命周期的后期阶段包括将病毒成分组装成病毒粒子，这些粒子成熟为感染性粒子，并通过分泌从细胞中释放出来。病毒组装发生在内质网处，其中病毒基因组与 C、prM 和 E 蛋白组装，并在内质网腔内出芽，将内质网膜与发育中的病毒粒子一起带走。使用电子断层扫描病毒粒子观察到在哺乳动物和蚊虫细胞系中的内质网腔内出芽。prM 和 E 的共表达可以在没有其他病毒蛋白或基因组的情况下启动病毒出芽以形成病毒样颗粒。宿主和病毒蛋白酶对病毒结构蛋白 C-prM 连接处的两个切割的协调加工对于调节病毒的组装很重要。

非结构蛋白在病毒核糖核蛋白的包装中具有重要作用。Bartenschlager 及其同事使用系统的遗传方法确定 NS1 中的突变，这些突变减少了病毒的产生，而不会强烈抑制病毒 RNA 的复制。为丙氨酸扫描诱变选择的 46 个氨基酸中，大约有一半抑制基因组的复制，这与 NS1 在复制过程中的既定作用一致。在剩下的一半氨基酸中，有 5 个丙氨酸取代对复制的影响有限，但会显著减少病毒的产生。有研究者指出，这些突变相对于细胞外病毒增加了细胞内病毒的水平。尽管重组病毒样颗粒在不存在 NS1 的情况下形成，但 Bartenschlager 及其同事提供的证据表明 NS1 可调节完全组装和感染性病毒的输出。

非结构蛋白 NS2A 在病毒组装中起重要作用。突变型 NS2A 不影响病毒蛋白的表达或 RNA 合成，但强烈抑制感染性病毒的产生。对分泌病毒的分析表明，这种 NS2A 突变体导致产生缺乏衣壳和病毒 RNA 的病毒样颗粒。此外，在登革病毒和 Kunjin 病毒中也观察到 NS2A 在病毒组装中的作用。

研究表明，NS5 的聚合酶活性是组装的先决条件。用基于 DNA 的病毒复制子转染的细胞通过核转录产生 RNA 基因组，无论 NS5 依赖于 RNA 的 RNA 聚合酶是否活跃，这些基因组都可以被翻译。然而，基因组 RNA 是否包装到病毒粒子中取决于 NS5 的依赖于 RNA 的 RNA 聚合酶活性，因为在用病毒基因组 RNA 转染的细胞中没有产生感染性病毒粒子，该基因组 RNA 存在 NS5 基因 RNA 聚合酶基序 GDD 的缺失。这种缺陷可以反式补充，当复制子具有野生型 NS5 时不会观察到。这些数据表明 RNA 合成和包装之间存在耦合，提示这些过程之间存在迄今为止未知的联系。

病毒最初组装为未成熟的颗粒，在离开细胞期间成熟。未成熟的病毒颗粒的结构使用冷冻电子显微镜（电镜）解析，表明在病毒中，由 prM 蛋白形成的尖峰从表面突出并使病毒粒子的直径增加到约 60nm，这比成熟的病毒粒子（50nm）大。在未成熟颗粒中，E 蛋白在 prM 尖峰周围排列为三聚体。成熟的病毒在低 pH 条件下诱导 C6/36 细胞中的合胞体形成，然而，未成熟的病毒不会产生这种作用，这表明未成熟的 prM 尖峰阻止了病毒在出口过程中与内体膜过早融合。病毒的成熟开始于暴露于高尔基体和反式高尔基体网络的酸性环境。该 pH 触发 prM 和 E 的构象重排，使 prM 易于被细胞蛋白酶 furin 切割，产生 M 蛋白和 pr 肽，在酸性 pH 下仍与病毒包膜结合，并继续防止过早的病毒融合。病毒离开细胞外空间后，pH 从酸性变为中性会导致 pr 肽从病毒表面释放，从而导致感染性病毒成熟。

第五章 乙型脑炎病毒的基因表达调控

第一节 概 述

病毒基因表达的关键环节是病毒基因组的复制。病毒基因组各个成分协调的调控是病毒基因得以完整表达的基础。典型的情况是早期基因编码活化蛋白、早期基因编码调节蛋白、晚期基因编码结构蛋白。病毒利用宿主细胞合成其自身蛋白。在病毒 RNA 加工的研究过程中已获得许多基本信息，主要有加帽、加尾和剪接等，但是通过 RNA 的加工修饰调控病毒基因表达的机制还未完全清楚。基因表达的最终目的是产生执行所有生命活动不可缺少的蛋白质，而基因表达调控机制又是如此复杂、巧妙和神秘，包括显示了染色质的结构及其在基因调控中的作用；揭示了聚合酶、反式作用因子（如转录因子、共转录因子和调控蛋白）及顺式作用元件（如启动子、增强子和内含子）在结构和组成上的多样性，以及在转录的起始、延伸、加工等功能上的复杂性。事实上，要鉴定可能存在的组装相关信号序列具有很大的难度，如果该序列存在于 UTR 区域，那势必会与 UTR 调控病毒翻译和复制的相关序列重叠，在这些区域进行点突变筛选组装相关信号序列本身就会影响病毒的翻译和复制功能，从而间接影响后续的病毒组装，如此很难在功能上进行界定。

第二节 病毒基因组表达的转录与转录后调控

参与转录调控的基本序列元件有两类：一是启动子基本元件，又称为启动子核心元件；二是启动子调制元件。启动子基本元件对精确、有效的转录起始是必需的，但它只能维持低水平的基础转录，而启动子调制元件则可增强或减弱基础转录的效率。

启动子基本元件的作用：启动子位于转录起始上游，一般由两部分组成：一是位于转录起始位点远侧的启动子上游元件，如上游激活序列；二是位于转录起始位点近侧的启动子基本元件，也就是能与通用转录起始因子结合而启动特异性转录的必需序列。启动子调制元件包括多种调控序列：增强子、沉默子等。

RNA 修饰越来越被认为是细胞基因表达的重要调控因子。RNA 聚合酶 II 的转录物在合成过程中被修饰，通过 $5'$-$5'$ 连接将帽结构（m^7GpppN）添加到 RNA 的初始碱基上。多种酶参与这些反应：RNA 三磷酸酶、鸟苷酸转移酶和 N^7-鸟嘌呤转移酶。RNA 三磷酸酶去除 $5'\gamma$-磷酸，使其成为鸟苷酸转移酶加帽的底物。随后在 N^7 位点的鸟苷帽甲基化产生 "0 型" 帽结构。该 mRNA 还受到核糖转移酶的作用，该酶在倒数第二个核苷酸上添加 $2'$-O-甲基基团，称为 "I 型" 帽。帽结构是 mRNA 代谢的关键效应物，对多个过程都很重要，而 $2'$-O-甲基化则有助于区分 mRNA 与外来分子。

黄病毒具有在细胞质中给新合成的基因组加帽所需的所有酶。NS5 蛋白具有 RNA 聚合酶活性及鸟苷酸转移酶和甲基转移酶活性。NS3 是第二种关键的病毒酶，除了蛋白酶和解旋酶活性外，它还提供了加帽所需的 RNA 三磷酸酶活性。细胞 RNA 和病毒 RNA 加帽的途径是相似的。5′γ-磷酸被 NS3 去磷酸化，NS5 附加一个 Gp 帽。NS5 随后进行两次甲基化，首先产生 m^7GpppA "0 型" 帽，随后产生成熟的 m^7GpppAm "Ⅰ型" 帽。与细胞甲基转移酶相比，乙脑病毒甲基转移酶是独特的，因为它只优先甲基化病毒 RNA 的帽。生化分析已经确定，与 GpppA-RNA 相比，m^7GpppA-RNA 更适合作为 NS5 的 2′-O-甲基化底物。这种偏好决定了 NS5 进行的甲基化反应的顺序。

NS5 的突变分析揭示了对 N^7 鸟嘌呤甲基化、2′-O-甲基化或一般甲基转移酶活性重要的氨基酸残基。2′-O-甲基化活性可以被破坏，而不会影响病毒的生存能力。相反，N^7 鸟嘌呤甲基化是病毒感染所必需的。对于为什么黄病毒需要 m^7G-帽甲基化，有几种可能的解释。首先，帽状物很可能刺激病毒翻译的启动。启动可能是由非经典机制介导的。其次，帽结构保护 RNA 免受 Xrn1 等 5′—3′ 外切酶的影响，并可能减低病毒 RNA 衰变的程度。然而，对核酸外切酶活性的保护并不是绝对的，因为相当一部分病毒基因组被降解形成 sfRNA。最后，N^7-鸟嘌呤甲基化可以通过假定的细胞因子来阻止黄病毒基因组的检测，这些细胞因子将未甲基化的帽识别为外来 RNA。

病毒糖蛋白与细胞受体作用，经吸附、穿入、脱壳后在胞质中开始复制，以基因组正链 RNA 作为信使，在必要酶和有关生物大分子参与下，借助于宿主细胞的核糖体，首先翻译产生 RNA 聚合酶，该酶以亲代正链 RNA 为模板，在核周区合成高度耐 RNA 酶的双股 RNA，称为复制中间体，它含正链 RNA 和与它互补的负链 RNA，负链 RNA 从正链 RNA 解离后作为模板，复制成与亲代正链 RNA 完全一样的子代病毒基因组 RNA，新合成后正链 RNA 一部用来作为病毒基因组，另一部分则作为信使翻译产生病毒蛋白，其中结构蛋白经过组装成为成熟的病毒颗粒释放到细胞外，就这样周而复始地进行病毒增殖。

乙脑病毒翻译起始：如上所述，病毒基因组的 5′端有一个 "Ⅰ型" 帽（m^7GpppAm），这保护了病毒 mRNA 不被 Xrn1 降解。此外，病毒 RNA 的 2′-O-甲基化使基因组无法被干扰素诱导蛋白（Ifit）识别为外来 RNA。虽然帽是有效的病毒转译起始所必需的，eIF4E 支持大部分细胞 mRNA 的帽依赖性翻译，并强烈区分 m^7Gppp 和 Gppp。eIF3 蛋白复合物的亚基 eIF3D 可以识别帽并介导一些具有 5′UTR 的 mRNA 的帽依赖性翻译起始。翻译的启动可能会被 3′UTR 中的结构所增强，这些结构募集了一系列鲜为人知的宿主蛋白。例如，病毒 3′UTR 以不依赖于多聚体的方式募集多聚体 A 结合蛋白（PABP），可能是为了支持病毒 mRNA 的环化以实现有效翻译。

乙脑病毒翻译延伸和终止及多聚蛋白加工第四章第三节已具体描述 。

乙脑病毒基因组的 5′和 3′端区域由多个 RNA 序列和结构组成，这些序列和结构对病毒基因组的复制和翻译至关重要。3′非编码区（3′UTR）高度结构化，由茎环（SL）结构和哑铃（DB）结构组成。3′UTR 的长度虽因病毒不同而有异，但主要分为 3 个结构域。结构域Ⅰ：紧接终止密码子下游，包含 2 个 SL 结构（即 xrRNA1 和 xrRNA2），该结构域的核苷酸序列在黄病毒间变异性较大。结构域Ⅱ：包含 2 个 DB 结构（DB1 和 DB2），这 2 个结构中均包括保守序列（CS）、重复保守序列（RCS）CS2/RCS2 和 TL1/TL2 结构。结构域Ⅲ：包含保守序列 3′CS（或称 CS1）、小发夹结构（sHP）、3′UAR 和末端 3′SL 结构。

　　3′UTR 中的 SL 和 DB 结构通过假结（PK）实现进一步的构象稳定。2 个 DB 结构的顶环序列 TL1 和 TL2（5′-GCUGU-3′）与富含 A 的间隔序列互补配对形成 PK3 和 PK4，PK3 和 PK4 在病毒的翻译与 RNA 合成中发挥重要作用。同时缺失 TL1 和 TL2 会严重影响病毒的翻译效率，因此推测 TL1 和 TL2 在增强病毒翻译过程中发挥协同作用。引入突变破坏 PK3 和 PK4 的结构均阻碍病毒翻译，利用配对方法恢复 PK3 和 PK4 的结构后病毒的翻译功能也得到恢复。然而在基因组 RNA 合成中情况却不同，在 PK3 和 PK4 或 TL1 和 TL2 中引入突变体，从而破坏 PK3 和 PK4 的形成会进一步阻碍病毒 RNA 的复制，利用配对方法恢复 PK3 和 PK4 的结构也并不能恢复病毒的复制效率，表明 PK3 和 PK4 在病毒翻译和 RNA 合成中的作用是不同的。

　　DB 结构中的重复序列 RCS2/CS2 可促进病毒翻译，而 3′CS/3′SL 可抑制病毒翻译，表明病毒在调控自身翻译时存在一个动态平衡机制，以适应不同宿主。DB 结构在翻译中也发挥作用，将 2 个 DB 结构缺失后，病毒翻译效率下降 60%。

　　3′SL 在乙脑病毒间结构保守且发挥重要功能，该结构与宿主、病毒蛋白相互作用以调节病毒 RNA 合成与翻译。此外，在 3′SL 顶端环状结构中的 5′-CACAG-3′保守序列在乙脑病毒的 RNA 复制中也发挥重要作用。在 3′UTR 这些主要结构之间均有一段间隔序列，可能发挥促进这些结构域正确折叠并防止结构域间相互干扰的作用。

　　乙脑病毒基因组的 5′端区域可以分为两个结构域。这些结构域中的第一个结构域都位于 5′UTR 内，并包含分支茎环 A（SLA）结构，这一特征在整个黄病毒属中都是保守的。SLA 作为病毒复制的启动子，可能通过 RdRp（NS5）直接募集。5′端区域的第二个结构域包含折叠成第二个茎环结构（SLB）的 AUG 区上游 5′（5′UAR）、AUG 区下游（DAR）、C 编码区发夹（cHP）、5′CS 和 5′CS 假结下游（DCS-PK）。所有这些元素都已被证明在病毒 RNA 复制中发挥作用，其中一些是通过与 3′UTR（5′UAR、DAR 和 5′CS）中的相应元素直接相互作用。5′UTR 的帽结构在帽依赖性翻译和保护基因免受细胞 5′—3′核酸外切酶作用中发挥重要作用。然而，当帽依赖性翻译功能被抑制后，JEV 仍能通过非帽依赖性机制进行翻译，5′UTR 本身就具有内部核糖体进入位点的功能。位于开放阅读框内的 cHP有助于起始密码子的识别和病毒的翻译与复制，主要依赖于 RNA 的结构稳定性，也依赖于到起始密码子的相对距离，而不依赖于 cHP 的序列。但 cHP 调控病毒 RNA 合成的具体机制有待进一步阐释，有一种可能是 cHP 有助于基因环化中平锅柄结构的形成和（或）稳定性保持。

第六章 乙型脑炎病毒的装配、成熟和释放

乙脑病毒生命周期的晚期包括将病毒成分组装成病毒粒子，使其成熟为感染性粒子，并通过分泌的方式从细胞中释放。黄病毒组装发生在内质网，在那里病毒基因组与 C、prM 和 E 蛋白组装，并进入内质网腔，使内质网膜与发育中的病毒粒子结合。病毒粒子在内质网内腔中出芽。在没有其他病毒蛋白或基因组的情况下，prM 和 E 的共表达可以启动病毒出芽，形成病毒样颗粒（VLP）。

乙脑病毒粒子附着在宿主细胞表面，通过受体介导的内吞作用进入细胞。病毒粒子一旦被内化，就从受体中释放出来，它的膜与内体膜融合，将核蛋白衣壳释放到细胞质中，核衣壳被降解，病毒 RNA 脱壳，然后被核糖体翻译到粗面内质网上，这就产生了一种含有固定在内质网膜上的结构蛋白和非结构蛋白的病毒多蛋白。然后多蛋白被病毒蛋白酶 NS3 和宿主蛋白酶切割成其组成蛋白。非结构蛋白组装成复制复合体并驱动内陷膜产生复制细胞器。复制复合物通过负链 RNA 中间体复制病毒 RNA，产生正链 RNA，然后被包装到新的核衣壳和包膜中，产生不成熟的病毒粒子。这些未成熟的病毒粒子通过囊泡分泌进入高尔基体，在高尔基体中通过 pH 降低的腔室。furin 切割病毒的包膜蛋白，产生成熟的病毒粒子，然后进行胞吐作用。

乙脑病毒蛋白的合成和组装主要是在宿主细胞的多聚核糖体的内质网上进行的，病毒进入宿主细胞脱壳后，新合成的基因组 RNA 作为 mRNA，从靠近 5′端第 96 位的起始密码子 AUG 开始，翻译出早期蛋白，早期蛋白主要是依赖于 RNA 的 RNA 聚合酶，后者催化转录一股与亲代正链 RNA 互补的负链 RNA，从而形成双链 RNA 的复制中间型。其中正链 RNA 起 mRNA 的作用翻译出晚期蛋白，包括衣壳蛋白和其他结构蛋白，而负链 RNA 则起模板作用，转录与负链 RNA 互补的子代病毒 RNA。病毒基因组分为两个不同的区段，5′端 1/4 区段编码 3 个结构蛋白基因，主要包括 C、M 及 E 蛋白基因；近 3′端的 1/4 区段则编码 7 个非结构蛋白基因。乙脑病毒 RNA 只含有一个长的开放阅读框，能编码、翻译、加工成多种结构蛋白和非结构蛋白。其病毒的结构蛋白有 3 种：包膜糖蛋白 E、膜蛋白 M（由膜前体蛋白 prM 加工而来）及衣壳蛋白 C。非结构蛋白 7 种：NS1、NS2A、NS2B、NS3、NS4A、NS4B 和 NS5。非结构蛋白的功能是作为病毒的复制酶和转录酶，执行病毒的细胞内功能。

病毒基因组有一个单一的开放阅读框，可以翻译成一个长的多蛋白；然而，宿主和病毒蛋白酶的有效处理确保了成熟的病毒蛋白的产生。结构蛋白的加工需要内质网因子，并且当这些因子存在时，加工是非常有效的，或者未加工的融合蛋白容易降解。另一方面，在某些条件下可以观察到 NS 蛋白的未加工中间体。这表明 NS1-NS2A 最初是作为亚稳态前体产生的，随后被加工成 NS1 和 NS2A。类似的分析表明，NS2A 和 NS2B 之间及 NS2B 和 NS3 之间的处理是有效的。最后观察到对应于 NS3-NS4A-NS4BNS5 的大前体蛋白及许多加工的中间体和成熟的病毒蛋白，这意味着它们的产生存在多种途径。

细胞和病毒蛋白酶协同黄病毒多蛋白加工。病毒蛋白酶催化活性全酶是胰蛋白酶样 NS3 蛋白酶及其辅因子 NS2B 的复合体。C 和 prM 之间的双重切割需要协调的两步切割，其中病毒蛋白酶、NS3 和细胞信号酶分别从胞质和内质网腔侧切割 C 蛋白；将成熟的 C 蛋白释放到细胞质中，并在内质网膜中留下一小部分未成熟的 C 蛋白。prM-E 和 E-NS1 之间的加工由内源性信号酶介导，不需要病毒蛋白酶。NS1-NS2A 之间的独特切割需要一种未知的细胞蛋白酶。其余的切割位点 NS2A-NS2B 和 NS2B-NS3 由顺式 NS3 介导，而 NS3-NS4A 和 NS4B-NS5 之间的加工由反式 NS2B 和 NS3 介导。成熟的 NS4A 和 NS4B 蛋白是由 NS2B/NS3 和细胞信号酶在两个位点切割产生的，留下一个 2kDa 的蛋白质，命名为 2K 肽，插入内质网膜。

多蛋白生成后，插入邻近内质网的膜中，通过病毒蛋白酶 NS3 和宿主蛋白酶的协同作用被切割成其组成部分。非结构蛋白继续诱导内质网膜弯曲，在内质网腔内形成球形内陷，有一个孔将它们连接到细胞质。在这里，NS 蛋白与宿主蛋白和病毒 RNA 结合，组装成病毒复制复合体，除了这些明确界定的复合体外，还会诱导形成形态上不同且组织较差的膜结构，即弯曲膜。在一些研究中，NS4A 已被确定为这些膜改变的关键驱动因子，它将自身插入内质网膜中，并进行寡聚以构建一个复制复合体组装在上面的支架。对 NS4A 的膜拓扑研究显示，一个腔内螺旋平行于内质网膜并与内质网膜紧密相连，两侧是跨膜螺旋。这种拓扑结构可以作为一个楔子，当聚合时，会诱导复制复合体的质面弯曲。最近的一项研究发现，NS1 也具有重构内质网膜的能力，从而产生复制复合体样结构。Yali Ci 等发现，NS1 二聚体将 3 个疏水区域插入管腔表面的内质网膜中，从而附着在膜上。这种机制产生了一个负曲率，在内质网表面产生倾斜，进而形成球形凹陷。NS1 可以单独形成这些结构，这导致其结构比 NS4A 产生的结构更类似于复制复合体。使用电子显微镜和断层扫描进一步详细描述了它们的结构和排列，显示球形内陷到内质网腔内，由一层内质网衍生膜组成。层析分析突出了连接到细胞质的 10nm 通道状开口。该通道靠近粗面内质网的核糖体，新产生的 RNA 在这里被翻译成蛋白质。据推测，其为包括核苷酸在内的细胞质复制因子提供了一个入口。此外，它还为新合成的正链 RNA 提供了通道。

基于结构蛋白的排列，乙脑病毒颗粒表现出两种主要的成熟形态，即刺状和光滑，前者代表内质网腔内新组装的乙脑病毒颗粒。未成熟的病毒粒子表面有 60 个突出的、不规则的三聚体尖刺，使其外径为 600Å，略大于成熟病毒粒子。这种带刺的乙脑病毒是非传染性的。与此相反，感染成熟阶段则表现为光滑的乙脑病毒颗粒。这些颗粒在高尔基腔中由未成熟的颗粒通过两个过程生成，即宿主酶 furin 的蛋白水解活性将 prM 裂解为 pr 和 M，以及酸性 pH 引发了 pre-E 异源二聚体的径向三聚体构象变化为切向 E 同源二聚体，然后这些乙脑病毒颗粒被释放到细胞外。在不同的 pH 环境中，乙脑病毒蛋白的结构变化包括未成熟乙脑病毒颗粒中的径向 pre-E、pre-E 异源二聚体向成熟颗粒中的切向 E 同源二聚体和径向 E 同源三聚体的转变。这些大构象变化的 pH 依赖性意味着乙脑病毒蛋白中 pH 响应性残基如组氨酸、赖氨酸、精氨酸、天冬氨酸和谷氨酸的参与。例如，在 pre-E 异源二聚体中，E 蛋白界面主要是碱性的。同源二聚体的界面富含一个单体中的酸性残基，与第二个单体提供的碱性相互作用残基互补。在 E 同源三聚体中，观察到类似的互补静电相互作用趋势。一个单体的单体之间富含酸性残基，而相邻的单体提供了一个主要包含互补碱性残基的相互作用面。尽管 pre-E 异源二聚体、E 同源二聚体和 E 同源三聚体参与了病毒进入、分解和组装的不同阶段，但可质子化界面残基的存在表明，在病毒感染过程中，pH 传感机制对结构变化至关重要。

现已证实乙脑病毒共有 7 种非结构蛋白，它们是酶或调节蛋白，与病毒复制、生物合成和病毒粒子的组装及释放密切相关，这些切割位点分为以下三类。

（1）在起始的甲硫氨酸残基之后切割，C 蛋白的 N 端就是在切割甲硫氨酸后形成的。

（2）在丝氨酸残基、丙氨酸残基或其他侧短链的氨基酸残基之后切割，这个切割过程可能由宿主细胞内质网膜信号酶来完成，在多聚蛋白前体分子的翻译过程中，衣壳蛋白 C、prM、E 和 NS1 利用其一系列的疏水性片段识别并插入内质网膜，逐个完成切割过程。

（3）在两个碱性氨基酸残基之后进行切割，这可能由病毒编码的酶或宿主高尔基体的酶类来完成，这种切割方式可能涉及 NS3 和 NS5 蛋白及属于晚期加工过程的 M 蛋白的成熟。

其中，衣壳蛋白 C：分子质量 11.7kDa，在本质上是高度碱性的，预测的等电点为 12.1～12.8。衣壳蛋白在病毒基因组包装和核衣壳组装中起着重要作用。衣壳蛋白含有一个内在无序的 25 个残基的碱性 N 端，然后是 4 个 α 螺旋，分别为 α1、α2、α3 和 α4，它们由短环区连接。α1 螺旋提供与病毒包膜相互作用的疏水表面，而带正电的 α4 螺旋提供与带负电的乙脑病毒 RNA 基因组相互作用的表面。富含赖氨酸和精氨酸（23%～25%）所带的正电荷在装配形成衣壳时，可与基因组相互作用，从而中和核酸所带的负电荷。C 蛋白的作用是在合成部位由 C 端疏水性氨基酸将其暂时固定在宿主细胞的粗面内质网上，以便装配成核衣壳包裹基因组，保护基因组免受核酸酶或其他因素的破坏。

M 蛋白：是第二个被编码的蛋白，由 75 个氨基酸组成，分子质量约 8.5kDa，该蛋白存在于成熟的病毒粒子中，是在病毒粒子成熟的过程中由前体糖蛋白 prM 切割而来。M 蛋白（1~75aa）有一个 21 个残基的 N 端长环、一个被称为"M-H"或"茎区"的膜周围螺旋和两个被称为"M-T1"和"M-T2"的跨膜螺旋（或锚区，41～75aa）。MH 螺旋（21～40aa）部分埋在赖氨酸 27（K27）以外的膜脂头群中。M 和 E 亚基之间的联系主要通过疏水相互作用来稳定。prM 的 N 端 pr 肽（1～91aa）由三个二硫键（C34-C68、C45-C80 和 C53-C66）稳定成 7 条反平行 β 链。天冬酰胺（N）-X-苏氨酸（T）序列的糖基化位点暴露在病毒表面，可与宿主蛋白相互作用。该 N-糖基化位点已被证明对乙脑病毒 E 亚基的正确折叠至关重要。prM 的 C 端是 2 个精氨酸残基，可能被高尔基体中的细胞蛋白酶识别而催化，使 prM 裂解成无糖基的 M 蛋白。在成熟病毒粒子释放之前 prM 与 E 蛋白形成异源二聚体，prM 对 E 蛋白的正确折叠、定位于膜上和最后的装配是至关重要的，是与膜结合及装配所必需的，可认为 prM 蛋白是一种分子伴侣。M 蛋白还协同 E 蛋白诱导产生中和抗体和保护免疫反应。在病毒粒子释放同时或释放之前一瞬间，prM 切割形成 M 蛋白，该切割过程可能由细胞转运小泡内的蛋白酶完成。在带刺的未成熟乙脑病毒颗粒中，prM 与 E 蛋白形成二聚体复合体，通过 E 蛋白融合环与 prM 的紧密结合来保护新生病毒粒子不发生过早融合。在乙脑病毒成熟过程中，prM 在高尔基腔内被宿主酶 furin 水解裂解为 pr 和 M，随后发生 pH 依赖的构象变化。这一成熟过程为乙脑病毒颗粒随后在感染细胞的酸性核内体内融合做好准备。裂解的 pr 肽在酸性高尔基腔中与病毒包膜保持非共价的关系，直至释放到中性的细胞外环境。在新合成的病毒多蛋白中，prM 的外部结构域（残基 1～130）位于内质网腔内，而其两个跨膜螺旋结构域（残基 131～166）与内质网膜相关。

E 蛋白：是乙脑病毒的主要结构蛋白，其分子质量为 53kDa。E 蛋白由可溶性胞外结构域（残基 1～394）和跨膜螺旋结构域（残基 395～495）组成。E 胞外结构域进一步细分为三个较小的结构域，分别命名为 D I、D II、D III。这三个 E 亚结构域组成 β 桶，其中 D I 位于中心，两侧是 D II 和 D III。E 蛋白 C 端是疏水的，和脂质双层膜疏水基团相互作用而结合在囊膜上，然后插入并包埋在脂质双层膜内，成为通透屏障，使病毒外部糖蛋白和内部核心成分相互作用，并维持结构的稳定性，带有高甘露糖寡糖侧链的 N 端伸出囊膜外组成囊膜子粒的穗状物，使病毒具有形态特征。

E 蛋白是主要囊膜蛋白，也是病毒粒子表面的重要成分，由它形成抗原决定簇，并参与乙脑病毒的许多重要生物学过程，如病毒装配、结合受体及与膜结合，并且是体外中和作用的主要靶位点和乙脑病毒特异性抗体的作用位点。其具有血凝活性和中和活性，能和血凝抑制抗体结合，能刺激机体产生中和抗体，保护机体免受病毒攻击。与病毒的吸附、穿入、致病和诱导机体宿主的免疫应答作用密切相关。

在乙脑病毒组装、成熟和进入宿主细胞期间，E 蛋白经历了主要的结构变化。在组装过程中，E 蛋白单体与未成熟病毒颗粒中的 prM 形成异源二聚体。E 胞外结构域在病毒表面被组成 60 个放射状三聚体尖刺，成熟后 E 胞外结构域重组成 90 个位于切向的二聚体。三个相邻的 E 同源二聚体形成一个筏，其中 30 个覆盖在病毒表面，共构成 180 个 E 单体。在成熟的乙脑病毒颗粒中，90 个 E 二聚体彼此紧密结合，使病毒内部脂质膜难以进入。当乙脑病毒在感染过程中进入宿主细胞时，其 pH 较低的核内体腔有利于 E 胞外结构域二聚体的分离和重组，形成放射状的三聚体尖刺，与核内体膜相互作用。在二聚体到三聚体 E 的胞外结构域重排过程中，D III 相对于 D I 和 D II，经历了从线性构象到非线性构象的戏剧性转变，这涉及向 D II 折回约 30Å，然后是约 20°旋转。

NS1 蛋白：一种约 48kDa 的分泌型糖蛋白，以翻译后修饰的同源二聚体形式存在于内质网腔内。在分泌到细胞外间隙时，它以六聚体脂蛋白颗粒的形式存在。在哺乳动物细胞感染过程中 NS1 蛋白是以膜结合的微粒子形式从感染细胞释放的，同时还以可溶性蛋白的形式存在，在感染的细胞表面也存在 NS1 蛋白。NS1 以 NS1 和 NS1′两种形式存在，两者 N 端具有相同的序列，在细胞培养液中 NS1 的量大，可能因为 NS1 比 NS1′更有效地分泌到细胞外或 NS1′在释放过程中被降解为 NS1。NS1 是一种与膜功能相关的糖蛋白，参与病毒复制的早期阶段。NS1 还可能参与病毒组装和释放，是主要的抗原成分之一，由于 NS1 蛋白不组成毒粒，所以没有中和活性和血凝活性，但具有可溶性补体结合活性，它在感染细胞表面，成为杀伤感染的靶子，因此它可在不出现中和抗体的情况下诱生保护力，即诱生非中和性保护力，且不产生抗体依赖性增强，加之 NS1 的基因和表型具有高度同源性，因此它可作为具有广泛作用的亚单位疫苗研制的绝好材料。在感染细胞的内质网和高尔基体内，NS1 和 E 共同滞留一段时间，这就为 NS1 在毒粒形成中起一定作用提供了证据。

NS2 蛋白：由其基因组 NS2 区编码。NS2 蛋白还可被进一步加工成两个成熟的非结构蛋白 NS2A 和 NS2B。NS2A 是一个约 22kDa 的完整膜蛋白，在病毒复制和组装中起主要作用。NS2A 在病毒复制位点与 dsRNA 共定位，并与 NS3 和 NS5 相互作用，从而增强病毒的复制。JEV NS2A 在组装位点招募新生 RNA 和结构蛋白 C-prM-E 及 NS3，与 prM 及 E 蛋白相互作用，并通过其 3′UTR 调控 C-prM 和 RNA 的蛋白裂解，从而使新合成的病毒 RNA 基因组被包裹。

NS2B 是一个约 14kDa 的跨膜疏水蛋白，具有四个疏水跨膜结构域，由螺旋 α1（G4～L19）、α2（L25～M41）、α3（N90～G105）和 α4（P112～T125）组成，与 NS3 蛋白酶共同形成活性丝氨酸蛋白酶，用于多蛋白识别和蛋白水解。NS2B 亲水性区域的 N 端 49～67 残基形成一个 β 链，支持 NS3 蛋白酶的正确折叠。亲水结构域内剩余的 C 端残基形成一个 β 发夹，有助于产生底物结合结构域。膜结构域有助于将 NS3 锚定在复制位点，从而为复制复合体提供了框架。该区域的突变已被证明会破坏 NS3 的稳定性，影响蛋白酶的活性，并导致病毒复制的缺陷。NS2B 已被报道在病毒复制和组装中发挥重要作用。除了作为 NS3 的辅助因子，NS2B 还有助于将 NS3 锚定在内质网膜上。NS2B 也是复制复合体的一部分，与其他膜结合的 NS 蛋白有广泛的相互作用，在聚集复合体的其他成分中起着核心作用。Li 等的研究发现，NS2B α4 螺旋正确的拓扑结构对 NS2A-NS2B 相互作用至关重要，破坏这种相互作用会影响病毒粒子的组装。

NS3 蛋白：是乙脑病毒基因组中编码的第二大蛋白，约为 70kDa，其特征是高度序列保守性和在复制中的多功能作用具有高序列保守性和多功能复制作用。NS3 蛋白是一个具有三种酶活性的多功能蛋白：丝氨酸蛋白酶活性、核苷三磷酸酶活性、RNA 解旋酶活性。NS3 蛋白的丝氨酸蛋白酶及其核苷三磷酸酶/解旋酶活性分别位于其 N 端的 1/3 区和 C 端的 2/3 区，在 NS3 蛋白多肽上处于两个相对独立的功能区，其丝氨酸蛋白酶的关键催化残基丝氨酸的突变可致蛋白酶活性丧失，但仍具有 ATP 酶活性，前者主要负责病毒多聚蛋白的翻译后加工，产生成熟的病毒蛋白，这是病毒自我复制和组装的前提条件。而其核苷水解酶/解旋酶则主要参与病毒 RNA 的复制过程，在病毒增殖和复制过程中扮演重要的角色，NS3 的 N 端结构域对于病毒的成熟非常重要，因为它在 NS2A-NS2B、NS2B-NS3、NS3-NS4A 和 NS4B-NS5 及 C/prM 连接处进行病毒多蛋白的切割。NS3 的 C 端含有 DEAH-box 解旋酶结构域，该结构域含有核苷三磷酸酶、5′-三磷酸酶和 dsDNA 解旋酶活性。NS3 解旋酶结构域与依赖于 RNA 的 RNA 聚合酶 NS5 共同参与病毒 RNA 复制，并与之相互作用。NS3 的 N 端结构域和 NS3 解旋酶结构域之间的连接物赋予了整体结构域间的灵活性，并提出了两种构象状态之间的切换，伴随着多蛋白-蛋白水解和 RNA 复制之间的转变。同样，NS3 本身在病毒复制中的确切作用尚不明确：除了通过水解鸟苷三磷酸（GTP）的磷酸盐来合成帽状蛋白外，NS3 解旋酶结构域还可以通过解开 dsRNA 复制中间体参与病毒基因组的复制。NS3 与 NS2A 一起通过介导新合成的病毒 RNA 的包装促进病毒的组装。NS3 和 NS4B 之间的相互作用对于从单链 RNA 中分离解旋酶至关重要，NS3 蛋白调节病毒的复制。

NS4A 蛋白：是一种约 16kDa 的整合膜蛋白，与病毒膜蛋白 NS2A、NS2B 和 NS4B 一起构成了乙脑病毒复制复合体的框架。NS4A 是一个具有 3 个 N 端两亲性螺旋和 4 个 C 端跨膜螺旋的膜蛋白。最后一个跨膜螺旋，也被称为 2K 肽，作为 NS4B 进入内质网管腔的信号序列。2K 肽在 N 端被 NS2B-NS3 蛋白酶切割，而 C 端则在内质网腔内被宿主信号酶切割。NS4A 是乙脑病毒感染过程中内质网膜重构的核心，因此在复制复合体的形成中发挥关键作用。NS4A 与 dsRNA 在修饰的膜结构中共定位，从而增强病毒 RNA 的合成。

NS4A 的寡聚及其与 NS4B 的相互作用以及 NS4A N 端区域结合脂质膜的能力有助于膜重排，对复制复合体的产生至关重要，NS4A 与内质网管腔 NS1 相互作用，从而与复制复合体建立连接。NS4A 的 N 端细胞质残基与波形蛋白相互作用，有助于复制复合体的组装。

NS4B 是一种约 27kDa 的整合膜蛋白，是乙脑病毒中最大的非结构膜蛋白，也是病毒复制复合体的重要组成部分。病毒 NS2B-NS3 蛋白酶在 2K-NS4A 连接处连续切割，然后宿主细胞信号酶在 2K-NS4B 连接处切割，导致内质网腔内 N 端成熟的 NS4B 的产生。作为乙脑病毒复制复合体的主要组成部分，NS4B 与不同的病毒和宿主蛋白相互作用，驱动复制和病毒粒子的产生。NS4B 与 NS1 相互作用，从而将 NS1 连接到复制复合体。NS4B 通过提高 NS3 解旋酶的 RNA 解旋酶活性来增强其加工性。

NS5 蛋白：是乙脑病毒中最大的（约 103kDa 和约 900 个氨基酸）和最保守的蛋白，是复制复合体的主要组成部分，在修饰的宿主膜上与 dsRNA 共定位，NS5 的 N 端和 C 端分别编码正向单链 RNA（ssRNA）病毒基因组翻译和复制所必需的酶活性。NS5 蛋白携带两个酶结构域，一个是 N 端甲基转移酶结构域，一个是 C 端依赖于 RNA 的 RNA 聚合酶结构域。NS5 的聚合酶活性是组装的先决条件。在涉及 NS3 三磷酸酶的一系列反应中，NS5 的甲基转移酶结构域在新生病毒 RNA 的 5′端添加了一个 $m^7GppAmG$，从而提高了病毒基因组的稳定性和翻译效率，并提供了一种免疫逃逸机制。5′帽的病毒 RNA 模仿宿主 RNA，阻止其 5′—3′外核糖核酸酶活性，并使其免受免疫监视。C 端依赖于 RNA 的 RNA 聚合酶结构域约占 NS5 蛋白的 2/3，调节病毒 RNA 的从头合成。

第七章 乙型脑炎病毒感染的特点

乙型脑炎病毒（乙脑病毒）感染是指乙脑病毒侵入易感宿主，在宿主细胞中进行复制、基因表达并在体内进一步扩散的过程。乙脑病毒可以穿过血脑屏障，引起颅内急性炎症。在临床上，乙脑病毒引起的感染往往起病急、发病快，症状迅速加重然后又迅速减轻直至患者康复，或症状加重导致死亡，整个过程为数天至数周。乙脑病毒感染人体后，病死率为 25%～30%，约 50%的患者伴有永久性神经精神后遗症，如复发性癫痫发作、瘫痪和认知障碍等。在乙脑病毒感染个体中观察到疾病症状的不同临床表现，其中只有一小部分感染个体出现临床特征，这些特征可以从非特异性流感样疾病到严重致命的脑膜脑炎。感染的临床表现和结果取决于病毒决定簇的毒力和宿主免疫反应，因此，既可以是没有症状的隐性感染或仅轻微感染，也有可能是引起全身多种组织和器官受损甚至导致死亡的严重感染。

第一节 病毒感染的类型

病毒感染是病毒与机体相互作用的动态过程，这就决定了病毒感染分类的复杂性。

一、显性感染和隐性感染

根据乙脑病毒感染后是否出现临床症状，将其分为显性感染和隐性感染。

（一）显性感染

显性感染，又称临床感染，是指病原体侵入人体后，可通过病原体本身的作用，以及引起机体发生免疫应答导致组织损伤，引起病理改变和临床表现。当携带乙脑病毒的蚊虫叮咬动物或人后，唾液中的病毒进入皮下，病毒在机体大量复制，形成病毒血症，此时患者会出现发热、寒战等症状。感染后是否发病取决于入侵病毒的数量、病毒毒力及机体的免疫状况。当机体免疫力较弱，或入侵的病原菌毒力较强、数量较多时，病原微生物可在机体内生长繁殖，经过一定时间相互作用（潜伏期），少数感染者（尤其是免疫力低下的幼儿、老人等）体内的病毒会逃逸外周免疫应答，可通过血脑屏障进入脑组织内增殖，引起中枢神经系统的病变。病毒进入脑内，增殖达到一定数量时造成脑损伤，引起脑炎，称为显性感染。但仅有不到 1%的感染者会引起严重的脑炎。显性感染的过程在体可分为潜伏期、发病期及恢复期。这是机体与病原菌之间力量对比的变化所造成的，也反映了感染与免疫的发生和发展。

（二）隐性感染

隐性感染，又称亚临床感染，是指病原体侵入人体后，仅引起机体产生特异性免疫应答，不引起或只引起轻微的组织损伤，因而在临床上不显出任何症状、体征，甚至生化改变，只能通过免疫学检查才能发现。这类感染是人和动物天然自动获得抗病毒特异性免疫力的主要来源。当机体免疫力较强，病原菌数量较少、毒力较弱时，病毒即被消灭，大多数感染者到此阶段为止，病程不再继续发展，成为隐性感染，一段时间后会自愈。因此，隐性感染的发生，既取决于病毒的性质，更取决于机体的免疫状态。有研究表明，乙脑病毒可在小鼠脾脏 T 细胞中建立潜伏感染，可在妊娠或环磷酰胺治疗期间重新激活。

二、急性感染和持续性感染

根据病毒在机体的滞留时间将其分为急性感染和持续性感染。

（一）急性感染

急性感染，是指短期迅速发病，感染通常相对短暂且可在数天内消退。一般情况下，急性感染仅在病毒逃避宿主的先天免疫防御系统时发生。在天然宿主体内，急性感染发生时，病毒虽然可在数天内不受获得性免疫应答系统激活的影响而在体内完成复制，但最终机体获得性免疫系统的抗体和活化的细胞毒性 T 细胞会清除病毒粒子和受感染的细胞。

（二）持续性感染

持续性感染，通常发生在原发的初始感染未被获得性免疫系统有效清除时，病毒颗粒、蛋白或基因组可在较长时间内持续存在。大量研究表明，细胞和病毒因子在建立持续感染中起重要作用。有研究建立了乙脑病毒持续性感染的细胞系，其中包膜蛋白 E 和 NS1，在持续性感染方面起到决定性作用。研究表明，与乙脑病毒同属黄病毒的寨卡病毒在机体的持续性感染，可能是激活促进感染细胞存活的哺乳动物雷帕霉素靶蛋白（mTOR）通路、促炎和抗凋亡途径及从脑脊液中排出病毒特异性抗体的结果。非结构蛋白 NS1 和 NS5 对乙型脑炎病毒在外周组织中的传播起至关重要的作用。NS1 蛋白拮抗 IFN-I 和干扰素刺激基因（ISG）的产生，促进乙脑病毒的复制。NS5 抑制 I 型 IFN 的诱导和宿主细胞的抗病毒反应，从而有利于病毒逃避宿主固有免疫反应。因此，乙型脑炎病毒的非结构蛋白 NS1 和 NS5 有利于病毒在宿主机体中的复制和传播及在机体中较长时间持续存在。另外，有学者研究发现，乙型脑炎病毒 P3 在体外和体内均可感染树突状细胞，且感染后细胞成熟和 T 细胞活化能力受损，从而有利于病毒在宿主机体持续较长时间。

第二节　病毒在宿主体内的传播

病毒在宿主体内需要经历病毒的侵入、病毒在体内的播散、病毒的排出和传播几个过程。

一、病毒侵入机体的途径

（一）乙脑病毒通过蚊虫叮咬侵入机体

乙脑病毒感染机体的主要途径是蚊虫叮咬。当携带乙脑病毒的蚊虫叮咬人或动物时，病毒随蚊虫唾液进入皮下，真皮被认为是感染的主要部位，乙脑病毒可能在到达淋巴器官之前在真皮组织的细胞中繁殖，可能由朗格汉斯细胞运输，在外周血单核细胞和一些 T 细胞中繁殖。然后被感染的细胞携带到局部淋巴结，如果复制足够，可以发生病毒血症，然后进入中枢神经系统，引起脑炎。

（二）乙脑病毒可通过血液制品经输血入侵机体

Vincent C. C. Cheng 等学者报道了通过输血感染乙脑病毒的病例，该乙脑病毒的传播通过献血产品从一个无症状的病毒血症献血者到两例免疫缺陷的接受者。其中一名接受高剂量免疫抑制药物的患者在双肺移植后接受了乙脑病毒阳性的红细胞后出现严重的脑炎和不良的临床结果。在血清、脑脊液和支气管肺泡灌洗液标本中检测到乙脑病毒 RNA。另一名受者患有白血病，在接受化疗后接受了血小板的输注。该患者无症状，血清 IgM 检测证实了乙脑病毒感染。此研究表明，与其他致病性黄病毒一样，乙脑病毒可通过血液制品传播。因此，针对性的供体病原筛查和病原体减少技术可用于预防乙脑流行地区经输血传播的乙脑病毒感染。如果在脑脊液或血清标本中检测到乙脑特异性 IgM，或在血液或脑脊液标本中检测到乙脑病毒 RNA，则定义患者为乙脑病毒感染。如果患者符合上述乙脑病毒感染的实验室标准，并在发病前 3 周接受了来自患有乙脑病毒血症献血者的血液制品输血，则被定义为经输血传播的乙脑病毒感染。

（三）乙脑病毒可能通过结膜入侵宿主机体

动物实验中乙脑病毒抗原与中枢神经系统和眼睛神经元细胞中的神经病理学改变相关证据表明，结膜途径可能是病毒侵入大脑的有效替代途径。这一发现对研究人员、兽医和养猪户具有生物安全意义。

（四）乙脑病毒可能经口鼻入侵宿主机体

García-Nicolás 等研究发现，在没有节肢动物媒介的情况下，乙脑病毒可以通过接触在猪之间传播。此外，在口鼻分泌物和鼻上皮中发现病毒或病毒 RNA。利用鼻黏膜组织外植体、猪鼻上皮细胞三维培养物和巨噬细胞作为离体和体外模型，确定了鼻上皮可能是病毒的进入和排出途径。鼻上皮细胞感染导致顶端和基底外侧病毒脱落。研究结果有助于理解乙脑病毒的非媒介直接传播机制。Vielle 等使用一种基于在气液界面培养的原代人鼻上皮细胞的人类上呼吸道上皮的相关模型，评估了寨卡病毒、乙脑病毒和西尼罗病毒感染的细胞取向性和宿主反应。研究提示人类上呼吸道上皮是黄病毒的靶标，并可能在通过基底外侧病毒释放并传播到其他身体部位的过程中发挥作用。Katsuji Nagai 将乙脑病毒接种于棉鼠引起乙脑，脑组织病理变化与将病毒直接接种于脑的组织学变化一致。该研究还发现，给棉鼠口服乙脑病毒后，病毒在肠道上皮内增殖：一部分病毒进入肠系膜淋巴结和胸导管，最后进入血液循环；一部分病毒进入门静脉、肝脏、肝静脉，最后进入血液循环，发展成病毒血症。口服病毒后3～4天可在粪便中检测到乙脑病毒。另外，有学者报道，从2例乙脑患者咽拭子检测出乙脑病毒RNA。目前的研究结果只能说明在没有蚊媒的情况下，猪可能由口鼻分泌物直接接触感染乙脑病毒，而人类的感染途径目前确定的仅有经蚊虫叮咬传播和经血制品传播，其他感染途径需要进一步研究才能证实。有研究展示了感染小鼠和接触小鼠之间的乙脑病毒传播，并进一步证明乙脑病毒通过气溶胶在动物之间传播，因为在直接接触和接触气溶胶的动物中均检测到病毒RNA和传染性乙脑病毒。这项研究的结果改变了我们对人口稠密地区乙脑病毒传播的理解，并可能有助于解释乙脑在没有节肢动物媒介存在情况下的暴发。

二、病毒在机体内的播散

宿主被蚊虫叮咬后，乙脑病毒随蚊虫唾液被接种到宿主皮肤后，在皮肤细胞中复制，然后被携带到局部淋巴结，在淋巴结进一步复制，形成病毒血症后，病毒穿过血脑屏障进入中枢神经系统。因此，乙脑病毒在机体内的播散主要分为两个阶段：一是乙脑病毒从皮肤组织到血液的播散过程；二是乙脑病毒从血液到中枢神经系统的播散过程。下面将对以上问题进行阐述。一般情况下，病毒要感染宿主，首先要侵入机体与外界接触的细胞，然后进一步向其他组织扩散。

（一）乙脑病毒从皮肤组织到血液的播散

（1）乙脑病毒从皮肤组织到血液的播散过程：血源性播散，是乙脑病毒感染扩散的类型。携带乙脑病毒的蚊虫叮咬宿主后，病毒迅速在叮咬部位的皮肤真皮层，包括成纤维细胞、内皮细胞、周细胞、巨噬细胞和真皮树突状细胞和淋巴结等外周组织中复制扩增，然后通过淋巴液进入血流，形成第一次病毒血症，感染者出现发热等症状。而后病毒再随血液循环进入易感组织，接着病毒随血液扩散至外周器官及组织，包括结缔组织、骨骼肌、心肌、平滑肌、淋巴网状组织、内分泌腺和外分泌腺，特别是巨噬细胞和血管内皮细胞中大量繁殖，大量增殖后再次进入血流引起第二次病毒血症，或者通过迁移感染免疫细胞，包括树突状细胞和T细胞。乙脑病毒需要从皮肤感染部位早期传播到周围淋巴器官。有研究发现，皮肤驻留的树突状细胞能首先接触进入机体的乙脑病毒，乙脑病毒感染的树突状细胞迁移至引流淋巴结，树突状细胞-SIGN利用树突状细胞的抗原提呈和迁移能力将病毒转移到T细胞，即介导乙脑病毒从树突状细胞向T细胞的传播。在那里发生有效的病毒复制，导致病毒进入循环和内部器官。乙脑病毒利用树突状细胞的迁移和抗原提呈能力进入淋巴结，以便在宿主中传播和持久存在。其机制类似于人类免疫缺陷病毒（HIV），其中树突状细胞捕获病毒并促进表达CD4和共受体的靶细胞的交叉感染。之后病毒被运送到区域淋巴结，通过淋巴管传播到胸导管，然后进入血液。此时，患者会出现发热、寒战等症状。有学者在外周血中观察到了6～10天的强病毒复制。研究者已经从感染患者的脾和淋巴结中检测到并分离出乙脑病毒。乙脑病毒在人淋巴细胞中的复制速度可能取决于病毒株的种类。研究发现，乙脑病毒在人类和小鼠的单核细胞和树突状细胞系中复制良好，尽管在人类神经元细胞系中复制效率更高。大多数感染者到此阶段为止，病情不再继续发展，成为隐性感染，一段时间后会自愈。

（2）乙脑病毒可诱导外周免疫反应的功能障碍：乙脑病毒通过多种途径诱导外周免疫反应的功能障碍，促进病毒在体内的存活和传播。在潜伏期，乙脑病毒主要在单核细胞或巨噬细胞和树突状细胞中复制。受感染的细胞随后从外周转移到中枢神经系统，导致脑炎，在此过程中乙脑病毒必须在外围逃避免疫监视。早在 2015～2019 年已报道几个逃逸机制，包括通过主要组织相容性复合体（MHC）对病毒抗原肽提呈的干扰和对干扰素途径的干扰。最近的一项研究表明，在乙脑病毒感染期间，髓系来源的抑制细胞群体增强。这些细胞在乙脑病毒感染期间抑制滤泡辅助细胞介导的免疫反应，随后削弱体液免疫，这促进了小鼠模型中疾病的进展。树突状细胞是抗原提呈细胞，在病毒感染期间连接先天免疫和获得性免疫反应。CD11b$^+$ Ly-6Chi 单核细胞显著抑制免疫特权系统——中枢神经系统。最近发表的一项关于小鼠模型的研究表明，CD11Chi 树突状细胞促进中枢神经系统中 IL-17$^+$ Th17 向 Foxp3$^+$ 调节性 T 细胞（Treg 细胞）和 Ly-6Chi 向 Ly-6Clo 单核细胞浸润的不平衡，并促进乙脑发生和发展。T 细胞在乙脑小鼠模型中的矛盾作用显而易见。有学者通过动物实验发现，NS1 蛋白增强了病毒的神经侵袭性；并且发现，与亲本病毒相比，NS1 缺陷病毒导致宿主血液、脾脏和大脑中的病毒载量降低，NS1 蛋白拮抗 Ⅰ 型干扰素和干扰素刺激基因的产生，促进乙脑病毒的复制。这些发现表明，NS1 蛋白在病毒外周组织的传播中起着至关重要的作用，这可能促进乙脑病毒进入中枢神经系统。另有学者研究发现，乙脑病毒 NS5 在介导病毒逃避宿主先天免疫反应方面也发挥重要作用。其证明了乙脑病毒 NS5 通过竞争性抑制干扰素调节因子 3（IRF3）和核因子 κB（NF-κB）与核运输蛋白互作，干扰 dsRNA 诱导干扰素调节因子 3 和 NF-κB 的核转位。通过这种机制，乙脑病毒 NS5 抑制 Ⅰ 型干扰素的诱导和宿主细胞的抗病毒反应，从而有利于病毒逃避宿主先天免疫反应。周登源等研究表明，乙脑病毒 NS1′ 是一种较大的 NS1 相关蛋白，已知通过增加转录因子（反应元件结合蛋白和核因子 C）与微 RNA（microRNA）22 启动子的结合来抑制线粒体抗病毒信号介导的干扰素 β 产生。然而，李秋艳等发现乙脑病毒 NS1′ 蛋白与宿主细胞周期蛋白依赖性激酶 1（CDK1）存在相互作用。从机制上讲，NS1′ 阻断 CDC25C 磷酸酶介导的 CDK1 去磷酸化，从而延长 CDK1 的磷酸化状态，并抑制线粒体抗病毒信号介导的干扰素 β 产生，从而促使病毒逃避宿主的免疫反应，得以在宿主细胞中复制。

（二）乙脑病毒从血液到中枢神经系统的播散

乙脑病毒从血液中渗透到中枢神经系统，导致脑炎。乙脑病毒可以感染多种生物及多种不同组织类型的细胞，对人类而言其最主要的威胁还在于感染中枢神经系统，引发脑炎。乙脑病毒侵入神经细胞是乙脑发病的前提，乙脑病毒主要利用宿主细胞成分和内吞机制侵入神经细胞，这种入侵方式一方面帮助病毒跨过细胞膜及拥挤的细胞质等多道屏障到达病毒复制位点，另一方面以这种类似运输货物的方式侵入有助于病毒逃避宿主细胞免疫系统的监视。下面将乙脑病毒从血液入侵中枢神经系统的过程进行详细介绍。

（1）乙脑病毒从血液到中枢神经系统的过程：携带乙脑病毒的蚊虫叮咬人类后引起感染，随后病毒在真皮层免疫细胞如朗格汉斯细胞中繁殖并进入血液，乙脑病毒可以由单核细胞携带，穿过血脑屏障到达中枢神经系统，感染神经元。而血脑屏障由支持细胞类型维持，包括星形胶质细胞、周细胞、小胶质细胞和肥大细胞，这些细胞共同形成神经血管单位，沿脑血管微血管形成屏障，以促进免疫特权和中枢神经系统稳态。乙脑的特征是血脑屏障的破坏和中枢神经系统中广泛的炎症。

基于其他黄病毒的研究进展，推测乙脑病毒入侵中枢神经系统可能有以下五种机制：①通过内皮细胞或者周细胞的内吞作用进入中枢神经系统。②通过血脑屏障相邻内皮细胞之间的间隙渗透进入。③经外周白细胞（T细胞、巨噬细胞或者树突状细胞）携带进入脑部即"特洛伊木马"途径。④通过内皮细胞缺乏血脑屏障功能的部位进入脑脊液。⑤通过外周神经系统逆轴突传播或者嗅神经传播进入中枢神经系统。

然而，作为一种嗜神经病毒，乙脑病毒发挥致病作用的关键步骤和重要前提是突破血脑屏障。但是目前对于乙脑病毒突破血脑屏障的途径及机制仍然知之甚少。据文献报道，针对几种常见的神经侵袭性蚊媒病毒，目前主要存在三种穿越血脑屏障机制的假说：①外周感染诱导循环中细胞因子水平升高或脑微血管内皮细胞的感染导致血脑屏障通透性增加，病毒经细胞旁途径跨越血脑屏障；②病毒通过感染脑微血管内皮细胞在其中复制或通过转胞吞作用直接穿越血脑屏障；③病毒感染并激活脑微血管内皮细胞使其表达白细胞黏附或趋化因子或使其细胞间紧密连接损伤导致渗透性增加，促进循环中感染的白细胞穿越血脑屏障，通过"特洛伊木马"机制将病毒运输至中枢神经系统。对感染小鼠大脑的电镜分析表明，乙脑病毒通过脑微血管内皮细胞中的小窝样内吞作用穿过血脑屏障。Liu等使用高通量siRNA筛选分析结合验证实验，发现了关键宿主因子ezrin在乙脑病毒通过小窝蛋白（caveolin）介导的内吞途径进入原代人脑微血管内皮细胞中的作用。乙脑病毒进入人脑微血管内皮细胞需要Src-ezrin-caveolin-1信号轴的激活。ezrin作为Src-caveolin-1相互作用的一个关键因子，该相互作用促进Src介导的caveolin-1磷酸化。此外，ezrin还具有组织受体蛋白和细胞内蛋白的功能，从而协调其信号转导。激活后，开放构象的ezrin能够通过与筏跨膜蛋白相互作用，将蛋白激酶A靶向脂筏的下游底物。在蛋白激酶A激活后，ezrin将蛋白激酶A导向分子复合物，并作为其反应的支架。因此，在乙脑病毒感染中，有可能在Src激活后，ezrin将Src引导并锚定到富含caveolin-1的脂筏区域，ezrin作为Src-caveolin-1相互作用的锚，促进Src激活caveolin-1，导致乙脑病毒内化。

乙脑病毒进入中枢神经系统后，可通过感染血管内皮细胞引起神经细胞感染。有研究提出乙脑病毒通过新产生的病毒粒子或通过迁移的受感染免疫细胞（包括树突状细胞和T细胞）传播到大脑，这些细胞在目标位置释放感染性病毒粒子，可以将乙脑病毒转移到脑内皮细胞。内皮细胞不被乙脑病毒损伤，将乙脑病毒传递给周细胞，甚至与毛细血管接触的小胶质细胞或星形胶质细胞。被感染的周细胞、小胶质细胞和星形胶质细胞将其传递给其他脑细胞，包括神经元、星形胶质细胞和小胶质细胞。中枢神经系统小胶质细胞通过CX3C趋化因子受体1（CX3CR1）-CX3C趋化因子配体1（CX3CL1）相互作用，将病毒从乙脑病毒处理的小胶质细胞传播到靶细胞。在中枢神经系统中，小胶质细胞表达 CX3CR1，而神经元表达 CX3CL1，CX3CR1-CX3CL1 轴是小胶质细胞与神经元间趋化和交叉通信的主要调节因子。乙脑病毒处理的小胶质细胞瞬时上调 CX3CR1 的表面表达，提示细胞接触介导的病毒传播可能在感染早期显著促进了神经元细胞的感染。因此，CX3CR1-CX3CL1 轴可能是乙脑病毒感染患者潜在的治疗靶点。然而，对于乙脑病毒感染脑微血管内皮细胞是否会直接导致血脑屏障通透性增加，目前仍存在较多争议。多数研究认为，乙脑病毒感染脑微血管内皮细胞不会影响其屏障完整性，而需要通过感染血脑屏障的其他细胞来间接作用于脑微血管内皮细胞，从而使其通透性改变。大鼠来源的脑微血管内皮细胞在乙脑病毒感染后跨内皮电阻基本不变，而当乙脑病毒感染周细胞或胶质细胞后，将培养基作用于脑微血管内皮细胞才会导致其通透性显著增加。研究发现，乙脑病毒感染周细胞和星形胶质细胞会诱导其释放多种可溶性因子如白细胞介素 6、基质金属蛋白酶和血管内皮生长因子，这些因子作用于脑微血管内皮细胞后可以降解其紧密连接蛋白如闭锁小带蛋白 1 和闭合蛋白（occludin）5，提高屏障的通透性。在脑微血管内皮细胞和星形胶质细胞共培养的血脑屏障模型中，也证明这两种细胞都对乙脑病毒易感，而且内皮细胞与星形胶质细胞的相互作用对于乙脑病毒诱导的血脑屏障通透性增加是必需的，并且与炎症细胞因子的分泌增加也有关。在体外，乙脑病毒感染小胶质细胞后也会使其活化并产生诱导型一氧化氮合酶、白细胞介素 1β 和白细胞介素 6 等可能破坏血脑屏障的细胞因子。然而，另外的研究显示，乙脑病毒感染单层脑微血管内皮细胞会直接导致其通透性增加，而不影响细胞活力，甚至会通过抑制其凋亡来促进病毒的感染。当用乙脑病毒的衣壳而不是感染性颗粒处理细胞时，也观察到了这种作用，这表明即使没有有效的病毒复制，也可能导致内皮细胞通透性的变化。

乙脑病毒穿越血脑屏障的机制受到广泛关注，然而，有学者提出尽管血脑屏障的破坏有助于乙脑的发生，但并不是病毒进入中枢神经系统的绝对必要条件。有研究数据表明乙脑病毒进入中枢神经系统，在神经元中传播，并诱导炎性细胞因子和趋化因子的产生，从而导致血脑屏障的破坏。也就是说，这似乎是乙脑感染的结果而不是原因。此外，最近的研究提出，细胞间感染性物质的交换可能会在某些组织（如大脑）中传播乙脑病毒。传播的一种可能机制是通过缝隙连接转移感染物质，缝隙连接在连接神经元的神经组织中分布广泛。乙脑病毒基因组 RNA 可通过缝隙连接（直径<2nm）进行交换。这种乙脑病毒扩散机制可以解释乙脑病毒诱发的脑部病灶的出现，以及乙脑病毒潜伏感染的血清阳性儿童脑炎的重新激活。类似的研究表明感染性物质也可以通过隧道效应或纳米管或通过细胞外小泡在细胞间转移。从以上的研究结果看，细胞间乙脑病毒传递可能是乙脑病毒 RNA 的传递，而不形成完整的病毒体。这一新概念可以很好地解释在没有再感染的情况下，乙脑病毒在受感染和免疫个体中的重新出现。这也可以解释乙脑病毒感染在某些大脑区域的局部扩散。

（2）中枢神经系统对乙脑病毒感染的先天免疫反应：Toll 样受体（TLR）是一种跨膜膜蛋白，TLR 在针对微生物病原体的先天免疫反应中至关重要，在这种反应中，TLR 识别并响应病原体相关分子模式，这导致细胞内信号通路的激活和基因表达的改变。在哺乳动物中，TLR 作为中间体，与感染因子的产物相互作用，然后将信号传递给促炎性细胞因子发生级联反应。这些细胞因子激活先天免疫细胞（如巨噬细胞、树突状细胞、自然杀伤细胞和中性粒细胞），进而导致获得性免疫系统的激活。细胞内和细胞外 TLR 可以识别多种病毒，导致各种细胞因子的产生。其中，针对病毒的主防御机制中最关键的包括 I 型干扰素、干扰素 α 和干扰素 β。一旦病毒进入中枢神经系统，乙脑病毒就会大量感染神经元，而受到病毒感染的神经元又可分泌大量的促炎因子和趋化因子，这些细胞因子可直接活化小胶质细胞。在反应过程中，小胶质细胞可相继产生大量的促炎因子和抗炎因子，这些炎症因子又可诱导神经元凋亡。研究表明乙脑病毒可直接感染小胶质细胞，继而产生大量的促炎因子，这些炎症因子也可诱导神经细胞凋亡。此外，中枢神经系统中的炎症因子和趋化因子可募集外周免疫细胞进入中枢神经系统，而这些免疫细胞又会进一步分泌大量的细胞因子，从而使机体发生炎症因子风暴。

小胶质细胞和星形胶质细胞是中枢神经系统的两种重要细胞，在乙脑病毒感染过程中对宿主先天免疫起到重要的作用。据报道，这些细胞在乙脑病毒感染的小鼠和人类组织中都被激活，随后一系列趋化因子表达上调，包括趋化因子配体 2，也称为单核细胞趋化蛋白 1（CCL2）、趋化因子配体 5（CCL5）、CXCL10（干扰素诱导蛋白 10）。虽然这些趋化因子中的一些可能本质上不是神经病理性的，但它们能够以自分泌的方式刺激大脑中的其他白细胞，如巨噬细胞和小胶质细胞。这导致细胞迁移，增强其他介质的分泌，这些介质可能具有神经毒性。在最近的一项研究中发现 CXCL10 可增强乙脑病毒感染和神经元损伤的严重程度。作为先天免疫的一部分，干扰素 α 是一种糖蛋白细胞因子，是对病毒感染的反应产物。它不是直接抗病毒，而是诱导细胞中效应蛋白的产生，从而抑制病毒复制、组装或释放的各个阶段。

乙脑病毒引起中枢神经系统感染，破坏血脑屏障是非常关键的一步。有研究发现，乙脑病毒感染脑微血管内皮细胞模型中，表皮生长因子受体与乙脑病毒从其诱导的干扰素相关宿主先天免疫中逃逸有关。乙脑病毒感染脑微血管内皮细胞过程的早期阶段，乙脑病毒诱导了表皮生长因子受体的磷酸化，激活下游级联细胞外信号调节激酶通路，从而抑制干扰素信号转导和促进病毒复制。有学者研究了乙脑病毒在引起神经元感染过程中影响病毒复制的分子 Axl，其属于受体酪氨酸激酶的 TAM 家族（Tyro3、Axl、Mer），这是一组参与病毒进入的酪氨酸激酶受体，被称为凋亡小体和先天免疫的调节器。他们发现乙脑病毒感染后 Axl 在神经元中表达上调。Axl 缺陷（Axl$^{-/-}$）小鼠更容易受到神经元病毒载量增加的乙脑病毒感染。与野生型神经元相比，Axl$^{-/-}$ 神经元中许多干扰素刺激的基因表达下调，其先天免疫明显减弱。研究表明，Axl 可能通过调节神经元先天免疫在神经元内的乙脑病毒复制中发挥抗病毒作用。总之，乙脑病毒进入中枢神经系统并引起脑炎的机制复杂，仍然有很大的探索空间。

三、乙型脑炎病毒的组织亲嗜性

组织亲嗜性，是指一类病毒只能在特定的细胞中增殖。决定病毒组织亲嗜性的因素：①病毒入侵所需受体的分布（易感性）。也就是说，病毒只能入侵它能结合的细胞，因此，细胞是否表达病毒的受体至关重要。②细胞须能够为病毒的增殖提供必要的条件。乙脑病毒属于嗜神经性病毒，能够突破血脑屏障侵入中枢神经系统引起脑炎，造成严重的中枢神经系统感染及并发症。目前在感染乙脑病毒的患者体液标本及较多动物水平的研究发现，除中枢神经系统外，乙脑病毒可感染周围组织。

关于乙脑病毒的组织亲嗜性，研究发现除中枢神经系统，乙脑病毒还可侵袭实验小鼠的多个器官。有学者检测了小鼠在感染乙脑病毒后 2 天外周组织器官内病毒核酸的分布，结果发现病毒在脑、脾、肝、肺、肾、胃和胰腺中均有分布，病毒零星分布于嗅球、海马及大脑皮层，且病毒核酸的阳性信号远低于外周的肝、肾、脾等器官，说明感染初期病毒主要分布于外周组织器官。有学者将乙脑病毒注入小鼠体内，发现乙脑病毒可在小鼠的心、肝、脾、肾和胸腺组织中增殖。该研究将基因 I 型乙脑病毒 SCYA201201 株与疫苗株 SA14-14-2 株进行比较，发现 SCYA201201 组小鼠脑、心脏和肾组织中的病毒载量高于 SA14-14-2 组。在注射后第 5 天大多数组织中病毒增殖达到高峰，在注射后第 1 天在 SCYA201201 组小鼠的胸腺中达到高峰，然后逐渐减少。两组小鼠的肺部均未检测到病毒载量。该研究将脑、心、肝、脾、肾和胸腺组织进行病理切片观察，显示不同程度的损伤。也有研究证实了乙脑病毒可以在小鼠的肠道、脾、肝、肾和其他腹部器官中复制。该研究以乙脑病毒为模型，构建了稳定表达肾素萤光素酶的重组报告病毒，利用体内生物发光成像技术，解剖了乙脑病毒感染在不同接种途径小鼠体内的复制和传播动力学，发现除了在小鼠大脑中复制，肾素萤光素酶-乙脑病毒主要侵入小鼠的腹部器官的内脏嗜性。尤其对缺乏干扰素受体的小鼠进行的进一步检测表明，肠道、脾、肝、肾和其他腹部器官中的病毒复制强劲且持续时间长。

如前所述，有学者报道了 2 例乙脑患者的脑脊液和血清样本均为乙脑病毒实时荧光定量聚合酶链反应（RT-qPCR）阴性，但在咽拭子中检测到乙脑病毒 RNA。该研究发现乙脑病毒可在人类咽部存留，为人类乙脑病毒感染提供了新的视角，可能为改进乙脑病毒检测提供信息。

Emmanuel A. Burdmann 的研究显示，登革病毒、黄热病毒、寨卡病毒和西尼罗病毒这四种黄病毒具有嗜肾性，并已在人类和受感染动物的尿液及肾组织中反复鉴定证实，可导致急性肾脏疾病、慢性肾脏疾病和肾脏结构病变。有学者报道，在 2 例乙脑患者的尿液中检测到乙脑病毒 RNA。乙脑病毒 RNA 可能会在尿液中以低水平间歇排泄。有学者报道，1 例乙脑患者在症状出现后的第 26 天和第 28 天，分别在尿液和全血中检测到病毒 RNA。从第 14 天的尿液样本中分离出活病毒。关于乙脑病毒感染患者尿液检测出乙脑病毒 RNA 仅是通过尿液排泄病毒，还是病毒本身也存在嗜肾性，还需要进一步研究和探索。

四、病毒的排出和传播

病毒必须离开一个宿主才能感染另一个宿主，然而病毒从一个宿主有效传播给另一个宿主取决于病毒的浓度和病毒的释放机制。下面就目前有关病毒从宿主体内排出和传播的研究与进展进行简要讨论。

（一）乙脑病毒从宿主体内排出

1. 血液 蚊虫叮咬感染了乙脑病毒的宿主后，可以吸食宿主的血液并获得病毒粒子，在叮咬下一个健康的宿主时，蚊虫会将病毒传播给宿主。这也是乙脑病毒传播最常见的方式之一。人类不会导致乙脑病毒的传播，因为人类是偶然的宿主，虽然可能会被感染，但病毒在人体内浓度相对低及持续时间短，故无法传播病毒。乙脑病毒通过节肢动物媒介（蚊虫）、扩增宿主（猪）和维持宿主（水鸟）之间的人兽共患循环传播。

2. 口鼻分泌物 如前所述，Tehmina Bharucha 等报道了 2 例乙脑患者咽拭子中检测到乙脑病毒 RNA，但需要进行更大规模的研究，以更好地了解咽喉样本在 RT-qPCR 检测乙脑病毒 RNA 中的作用。研究结果还提出了感染患者中活乙脑病毒可能通过咽喉排泄的问题。这与动物研究一致，Chiou 等发现了家猪中乙脑病毒的无载体传播，病毒从感染的扩增宿主口鼻脱落。

3. 尿液 经尿液检测乙脑病毒的病例报道不多。报道的在乙脑患者尿液中检测乙脑病毒 RNA，主要以 NS3 和 NS5 区域内的基因座为研究目标。如前所述，从第 14 天乙脑患者的尿液样本中分离出活病毒，提示乙脑病毒 RNA 可能以低水平通过尿液间歇排泄。

4. 粪便 嗜肠道和肝脏病毒进入肠道后常通过粪便途径排出体外。乙脑病毒经粪便排出的报道极少。有研究报道称，口服病毒后 3～4 天可在粪便中检测到乙脑病毒。经粪便途径排泄乙脑病毒需要进一步的研究证实。

（二）乙脑病毒的传播

决定乙脑病毒传播的因素包括宿主因素和环境因素。

1. 宿主因素 乙脑是人兽共患病，依靠动物物种而不是人类来维持在自然界中的生存。乙脑病毒导致东南亚和环太平洋地区每年约 67 900 例的乙脑病例，被认为是全球病毒性脑炎的最重要原因。

乙脑病毒主要通过受感染蚊虫的叮咬在多个脊椎动物宿主之间传播。蚊媒主要来自库蚊属，其流行病学复杂且动态。库蚊属中已知的最具感受态的媒介：三带喙库蚊、环纹库蚊、褐头库蚊、凝胶库蚊、斯提斯库蚊和杂鳞库蚊物种复合体。在大多数亚洲国家，三带喙库蚊被称为乙脑病毒传播的主要蚊媒；而在澳大利亚，环纹库蚊被确定为乙脑病毒引入和传播的主要媒介。在其他野生捕获的库蚊，如环纹库蚊、褐头库蚊、白雪库蚊、海滨库蚊或杂鳞库蚊等中也分离或检测到了乙脑病毒（尽管频率不同），这表明它们可能在本地乙脑病毒传播中发挥作用。同样，最近对欧洲蚊虫媒介能力的实验研究表明，尖音库蚊和三种伊蚊（白纹伊蚊、金沙弓背蚊和日本伊蚊）在实验室环境中易受乙脑病毒感染。

乙脑病毒有两种主要的传播模式：一种是由鸟类维持的野生循环，特别是鹭科鸟类，如白鹭和苍鹭；另一种是与猪有关的家养循环。乙脑病毒维持在蚊虫和森林鸟类水库之间的地方性传播循环中，主要是大型鹭水鸟（鹭科），如牛背鹭和池鹭（灰鹭）。家猪和野猪充当扩增宿主。其他家养动物（鸡、牛、山羊、马和犬）和野生物种，如飞狐、鸭、蛇和青蛙，已被确定为乙脑病毒的宿主物种，因为它们都是蚊虫传播媒介的潜在宿主。有报道犬猫成为乙脑病毒传播给人类的重要宿主之一，给人类带来了感染乙脑的压力，因此不能忽视宠物犬猫这一重要的传播宿主。猪和鸟类是乙脑病毒的主要宿主，蚊虫是主要的传播媒介。蚊虫通过叮咬携带乙脑病毒的动物感染病毒。蚊虫叮咬宿主动物后，病毒进入蚊体内进一步繁殖，经过一个外潜伏期，当病毒量在蚊内达到一定的载量时，蚊虫再叮咬易感动物导致病毒的传播。猪是乙脑病毒的主要储存和扩增宿主，感染乙脑病毒的蚊虫叮咬猪后，猪出现病毒血症，病毒血症能持续 2～5 天，足以感染蚊虫。据报道，猪与猪之间通过呼吸道分泌物传播乙脑病毒，但需要更多证据来证明其为自然循环。有趣的是，有研究证实乙脑病毒感染的猪可通过口鼻分泌物传播病毒，并在没有蚊虫的情况下传播给合养的猪，这表明在没有蚊虫的季节存在一种病毒传播模式。

除猪以外，在鸟类（如苍鹭、白鹭）、家禽和牛等多种动物体内也可检测到乙脑病毒或乙脑病毒抗体。而人感染乙脑病毒后病毒载量少、病毒血症持续时间短，因此人类是乙脑病毒传播中的终结宿主，不起传染源和储存宿主作用。家犬也是不容忽视的乙脑病毒的储存和传播宿主。有一项横断面研究探讨了越南河内市将家犬作为乙脑病毒传播哨兵的可行性，以更好地了解河内市蚊媒疾病的风险。该研究报道，基于交叉反应，通过竞争性酶联免疫吸附试验（ELISA）分析了来自河内市六个区的 221 个家庭的 475 份犬血清样本，以检测西尼罗病毒的 pr-E 蛋白和其他黄病毒的抗体。犬群中的总黄病毒血清阳性率为 70.7%（95%CI 为 66.4%～74.8%）。在动物层面，该研究确定了血清阳性犬与地区位置、年龄、品种和饲养方式之间的显著关联。通过使用杀幼虫剂或电子诱捕器来控制蚊虫可以降低血清阳性率，但其他措施无助于显著降低犬接触黄病毒的风险。这些结果将支持河内市更好地控制蚊媒疾病。

2. 环境因素 环境、生态和免疫因素对乙脑的地方性循环动态起着至关重要的作用。乙脑为经媒介库蚊传播的自然疫源性疾病，人感染乙脑病毒的概率与库蚊密度和周边存在的宿主动物相关，乙脑的流行和地区分布与地域、自然环境、气候等影响蚊媒密度的因素相关。近年甘肃、陕西、宁夏、辽宁等地成人乙脑高发，与全球气候变化，尤其是北方地区增温明显、降水增多导致蚊媒密度和活动频率增加有关，加之既往北方地区乙脑流行强度较南方低，人群因自然感染而获得保护性抗体水平的比例较低。随着乙脑疫苗的广泛应用，特别是 2008 年中国将乙脑疫苗纳入国家免疫规划后，儿童得到了较好的保护。而北方地区此前未通过接种疫苗或自然感染获得保护性抗体的成人处于易感状态。随着当地气温、降水、生猪饲养等环境因素变化，形成了有利于乙脑传播的条件，导致北方部分地区农村成人发病率升高。此前，北方地区也有成人乙脑高发，如 2006 年山西运城成人乙脑暴发，2013 年山东和河北高发。北京市 2018 年乙脑发病率较往年明显上升，病例主要分布在城市周边地区，韩国首尔市也出现类似情况，与传统认为猪作为主要传染源和乙脑病毒储存扩增宿主不同，乙脑病毒循环传播链有待进一步研究，考虑宿主动物可能与鸟类有关。2019 年宁夏北部乙脑暴发流行。此外，乙脑病毒传播媒介的变化、蚊虫物种的时空多样性和动态多样性、杀虫剂耐药性和全球变暖，均有可能促进乙脑病毒向人类传播。

第八章　乙型脑炎病毒的感染机制

乙脑是由乙脑病毒引起的一种节肢动物源性人兽共患疾病。据统计，全球每年乙脑新发病例数 6 万余例，主要分布于亚洲，以中国及东南亚地区流行最为严重，病死率为 25%～30%，约半数患者遗留永久性神经精神症状，如复发性癫痫发作、瘫痪、认知障碍、行为紊乱等。Wang 等报道 2018 年宁夏地区暴发流行的 161 例乙脑患者中 47 例发生了吉兰-巴雷综合征，其中 30%的吉兰-巴雷综合征患者神经节苷脂抗体阳性，证明了吉兰-巴雷综合征与乙脑病毒感染有关。既往研究表明其他黄病毒属的寨卡病毒、西尼罗病毒、登革病毒等感染也可诱发吉兰-巴雷综合征。乙脑病毒损害神经系统的机制尚未完全阐明，下文将总结归纳相关文献，以期阐述乙脑病毒感染与神经系统损害的相关性及损害机制。

第一节　在中枢神经系统感染的机制

突破血脑屏障是乙脑病毒侵入中枢神经系统的关键步骤和重要前提，乙脑病毒穿越血脑屏障后，直接激活小胶质细胞和导致神经元变性而致病，也可以间接通过炎症及免疫反应引起机体损伤。炎症细胞浸润、血管周围套囊形成、神经胶质增生和坏死是乙脑的病理学标志。

一、侵入中枢神经系统

血脑屏障是由脑微血管内皮细胞、星形胶质细胞、周细胞、神经元和细胞外基质组成的保护中枢神经系统的物理和生理屏障。脑微血管内皮细胞是血脑屏障的主要成分，决定了血脑屏障结构和功能的完整性。目前乙脑病毒穿越血脑屏障主要有三种假说。①细胞旁路途径：乙脑病毒感染血脑屏障相关细胞并导致其通透性损害，或者释放感染性颗粒穿越而不破坏血脑屏障相关细胞进入中枢神经系统。虽然一些包膜病毒能够在细胞表面融合，但大多数通过内吞作用进入细胞。电镜捕捉到，乙脑病毒可以通过脑微血管内皮细胞和周细胞内吞囊泡运输，小窝蛋白（caveolin）依赖的内吞途径而非网格途径是乙脑病毒入侵脑微血管内皮细胞的方式，乙脑病毒激活 Src/ezrin/caveolin-1 通路入侵脑微血管内皮细胞，ezrin 是 Src 介导 caveolin-1 活化进而促进乙脑病毒通过小窝途径入侵脑微血管内皮细胞的关键因素。②"特洛伊木马"途径：乙脑病毒感染外周免疫细胞，如肥大细胞、巨噬细胞并在细胞内复制，激活基质金属蛋白酶 2、基质金属蛋白酶 9，活化的基质金属蛋白酶可以下调紧密连接的表达，增加内皮细胞通透性并促进血脑屏障分解，促进携带病毒的细胞穿越血脑屏障进入中枢神经系统。③跨细胞途径：乙脑病毒可以通过内皮细胞间隙入侵中枢神经系统。在生理情况下，脑微血管内皮细胞之间具有广泛的紧密连接，通常不允许外周免疫细胞及病原体通过，因此越来越多的学者认为跨细胞途径和"特洛伊木马"途径需要建立在乙脑病毒感染血脑屏障相关细胞后导致血脑屏障通透性增加的基础上，乙脑病毒感染入侵脑微血管内皮细胞被广泛接受为乙脑病毒穿越血脑屏障的初始事件。

有研究表明并非乙脑病毒本身而是乙脑病毒感染脑组织后诱导的炎症因子介导血脑屏障破坏。静脉注射乙脑病毒感染的小鼠模型，早期在脑组织中能检测到病毒时未观察到血脑屏障通透性增强，表明病毒进入神经中枢系统可以发生在血脑屏障损伤之前，体外实验证明直接感染乙脑病毒不会引起脑微血管内皮细胞单层渗透性的变化，而乙脑病毒感染小鼠的脑提取物下调闭合蛋白（occludin）、密封蛋白（claudin）-5 和闭锁小带蛋白 1 的表达，增加血脑屏障通透性；通过阻断体内 IFN-γ 的产生，可以逆转乙脑病毒感染后血脑屏障通透性，乙脑病毒感染脑微血管内皮细胞但并不引起其通透性增强。乙脑病毒通过血脑屏障进入中枢神经系统感染神经元细胞及胶质细胞，释放促炎因子和趋化因子，增加血脑屏障的通透性，并且募集外周的免疫细胞进入中枢神经系统，再次分泌大量炎性细胞因子和趋化因子，如此循环反复可导致中枢神经系统"炎症风暴"的发生。

二、病毒复制与炎症反应

乙脑病毒可以感染体外多种细胞模型，神经元是中枢神经系统中的主要靶标，小胶质细胞、星形胶质细胞、血管内皮细胞、血源性的巨噬细胞也可被感染。乙脑病毒可以直接感染神经元和神经胶质细胞，介导细胞损伤。在神经元中，乙脑病毒感染导致其超微结构变化，内质网和高尔基体肥大、扩张，退化为囊状结构并消失可导致细胞广泛功能障碍。来自乙脑患者及动物模型的脑活检发现，感染了乙脑病毒或未感染病毒的神经元均可发生细胞凋亡，乙脑病毒感染中枢神经系统后促进炎症因子的释放，激活星形胶质细胞及小胶质细胞，导致脑水肿、出血、血管周围炎症细胞浸润、轴突运输受损及非细胞性的坏死性病灶。乙脑病毒感染的大鼠星形胶质细胞中检测到活性氧的高表达，星形胶质细胞烟酰胺腺嘌呤二核苷酸磷酸氧化酶/活性氧及丝裂原活化蛋白激酶活化进一步激活 NF-κB 信号通路，诱导基质金属蛋白酶 9（MMP9）的高表达，引起血脑屏障破坏和神经损伤。

三、免 疫 损 伤

免疫应答在降低病毒血症和病毒清除中很重要，由神经胶质细胞引发的免疫反应是中枢神经系统的重要保护机制，但不受约束的炎症反应可能会导致不可修复的脑损伤。乙脑病毒不仅可以通过感染神经元本身诱导其发生凋亡，也可以通过感染或激活的神经胶质细胞产生大量炎性细胞因子介导神经元损伤。炎症因子还可以将外周的免疫细胞

（包括单核细胞和乙脑病毒特异性 T 细胞）募集到感染部位，靶向杀死局部感染细胞的同时也对神经元造成损伤。目前多数研究认为，乙脑病毒主要通过触发细胞介导的免疫反应（如激活细胞毒性 T 细胞和巨噬细胞）来间接介导对脑组织的损害，而不是发挥直接作用。

中枢神经系统以外，巨噬细胞、树突状细胞及触发宿主先天和获得性免疫应答的抗原提呈细胞被认为是黄病毒感染的潜在早期靶细胞。一些学者认为，巨噬细胞在黄病毒感染中具有保护作用，通过从循环中吞噬并清除病毒，没有被感染的细胞则发生凋亡。然而，另一些研究表明巨噬细胞还可以充当储存库，将病毒从外周带到中枢神经系统。Aleyas 发现乙脑病毒可以通过髓样分化因子 88 依赖性和非依赖性途径诱导树突状细胞的功能损伤并导致 CD4$^+$ 和 CD8$^+$ T 细胞反应不佳，从而促进病毒在体内的存活和传播。

乙脑病毒感染后可以激活神经胶质细胞释放各种可溶性介质，包括炎性细胞因子、趋化因子和其他生物活性分子，这些炎症因子除了增加血脑屏障通透性，也刺激外周的白细胞向大脑迁移，加重炎症反应。Kai 等发现乙脑病毒在小鼠神经元中复制时，大脑会产生多种促炎因子，包括干扰素 γ、白细胞介素 6、白细胞介素 12p40、CCL2 及 CCL5 等炎症因子，参与募集外周炎症细胞到中枢神经系统；且肿瘤坏死因子 α、干扰素 γ、白细胞介素 3、白细胞介素 8、CCL2 及 CCL5 水平升高与不良预后相关。在西尼罗病毒和乙脑病毒等虫媒病毒中，干扰素 α 没有直接抗病毒作用，但可诱导细胞中产生效应蛋白，抑制病毒复制、组装或释放，然而在一项双盲安慰剂研究中，用干扰素-α2a 治疗乙脑患者并未得到理想的结果。

体液免疫应答在控制乙脑病毒感染及其传播中的作用已得到充分证明。病毒血症阶段是病毒穿过血脑屏障到达中枢神经系统之前的阶段，抗体可能通过限制病毒血症阶段的乙脑病毒复制来保护宿主。乙脑病毒感染患者早期，血清和脑脊液可以产生快速有效的 IgM，而 IgM 的生成缺陷导致病毒在体内迅速繁殖，是死亡和严重残疾的独立危险因素。抗体识别位点主要在病毒包膜糖蛋白（E 蛋白）中，针对 E 蛋白的单克隆抗体的被动免疫可以保护小鼠免受乙脑病毒脑炎的损害，NS1 和 prM 蛋白抗体在体液免疫介导的对乙脑病毒感染的防治作用中也很重要。

体液免疫应答在抗黄病毒感染中是一把双刃剑。黄病毒可以通过抗原原罪和抗体依赖性增强效应加重病毒感染。通常情况下，抗病毒抗体结合细胞外病毒，导致宿主内病毒的中和及清除。登革病毒感染机体后产生的某些交叉反应抗体可以与寨卡病毒反应，这些抗体也可以与寨卡病毒结合但没有中和病毒的能力，理论上这些非中和抗体的产生是以中和抗体产生的减少为代价的，导致病毒的清除力减弱。一部分非中和抗体结合了病毒，抗体-病毒复合物可以通过 Fc 段与某些表面表达 Fc 受体的细胞（如单核细胞、巨噬细胞）结合而进入这些细胞，并在细胞内复制而不是清除病毒。然而，Wilfried 发现虽然乙脑病毒的特异性抗体可以增加登革病毒的复制，但乙脑病毒可以通过激活树突状细胞和效应记忆 T 细胞协助继发性登革病毒感染后淋巴结中滤泡辅助性 T 细胞表型形成，促进高亲和力抗体的快速增加，因此认为黄病毒交叉反应性记忆 CD4$^+$ T 细胞的形成有助于防止同属异种黄病毒间的二次感染。

第二节　在周围神经系统感染的机制

一、乙脑病毒感染与吉兰-巴雷综合征相关性研究

2018 年 8 月宁夏平罗、贺兰、永宁、灵武和青铜峡等市县发现 289 例疑似乙脑患者，并呈现乙脑暴发流行趋势，经宁夏医科大学总医院医学实验中心、宁夏疾病预防控制中心通过血液或脑脊液乙脑病毒 IgM 检测、中国疾病预防控制中心复审确定暴发流行 161 例患者为乙脑病毒感染，按照国家卫生部乙脑诊断标准（WS 214—2008）的临床分型，47 例为重型或极重型乙脑患者，全部收治在宁夏医科大学总医院神经重症监护病房和急诊重症监护病房。结合文献报道，以往乙脑患者临床症状轻型较多，此次区域性发病以重型和极重型乙脑患者居多，大多数为老年患者。临床表现除头痛、高热、意识障碍、呼吸衰竭等外，还主要表现为四肢瘫痪，并影响肋间肌，需要气管插管接呼吸机辅助通气，呈现出感染后以吉兰-巴雷综合征症状和体征为首发症状的新特点。结合本次发病临床特点，神经电生理检查提示周围神经和（或）神经根受损，多数患者运动神经轴索变性明显。究其原因，是合并其他病毒感染如西尼罗病毒、寨卡病毒，还是乙脑本身继发免疫复合物沉积或病毒变异所致，需开展进一步的研究。

针对上述科学问题，以重型和极重型乙脑合并吉兰-巴雷综合征患者为研究对象，针对黄病毒科乙脑病毒、西尼罗病毒、寨卡病毒，通过酶联免疫吸附试验和 TaqMan 荧光定量聚合酶链反应对血清和（或）脑脊液 IgM 抗体、RNA 进行检测，采用病毒培养、分离及基因测序相结合，进一步明确感染病原体及其基因型；通过检测周围神经自身抗体谱系和腓肠神经活检，结合乙脑流行病学、临床症状与体征、影像学、神经电生理学、脑脊液学等特征，以及对疾病的诊断、治疗和随访观察，分析和探索其流行病学特征、乙脑病毒系统发生学，初步阐述乙脑病毒感染与吉兰-巴雷综合征发生之间的关系。研究结果如下。

（1）流行病学调查分析表明吉兰-巴雷综合征暴发流行时间在 2018 年第 28～35 周，流行地区在宁夏北部地区，与文献报道宁夏三带喙库蚊地理分布一致。上述地区蚊虫中 70% 为三带喙库蚊，开展灭蚊和接种乙脑病毒减毒活疫苗后，截至 2019 年 12 月宁夏仅有 3 例轻型乙脑患者，治疗 1 周后全部恢复，未见合并周围神经损害病例及其类似暴发流行。

（2）47 例吉兰-巴雷综合征患者血液和（或）脑脊液免疫测定证实存在乙脑病毒感染，且在吉兰-巴雷综合征发病前症状与乙脑病毒感染一致。从其中 1 例急性重症患者脑脊液分离得到病毒株 1 株，经全基因组测序和鉴定为乙脑病毒基因 I -b 型（G I -b），与宁夏蚊虫分离的乙脑病毒属于同一进化支。与 GenBank100 株基因组序列进行 BLAST 对比分析，提示与江苏连云港分离株系 KX357114.1 在进化树位置最近，同源性 99.38%，与广东分离株系 MH184574.1、MH184576.1、MH184575.1 同源性分别为 99.17%、99.16%、99.03%，暗示此地区乙脑病毒可能起源于乙脑病毒多发的南方城市。

（3）47 例患者中存在发热、头痛，或恶心、呕吐及不同程度的意识障碍、呼吸困难和

四肢弛缓性瘫痪等。23 例颅脑磁共振成像显示双侧丘脑和（或）中脑多发、新发病灶。38 例脑脊液存在蛋白细胞分离现象（表 8-1）。

表 8-1 乙脑合并吉兰-巴雷综合征患者 47 例临床特征

年龄（岁），M（IQR）	59（24～63）
男性，n（%）	26（55）
乙脑疫苗接种史，n（%）	2（4）
发热，n（%）	47（100）
头痛，n（%）	47（100）
弛缓性瘫痪，n（%）	36（76）
腱反射减弱，n（%）	32（68）
四肢感觉异常，n（%）	21（44）
呼吸困难，n（%）	44（94）
意识障碍，n（%）	39（83）
病毒感染症状到吉兰-巴雷综合征出现的时间（天），M（IQR）	5（3～9）
脑脊液检查结果	
蛋白（g/L），M（IQR）	0.82（0.45～1.82）
脑脊液蛋白增高（正常值：0.55g/L），n（%）	38（81）
脑脊液白细胞中位数（/mm^3），M（IQR）	5（2～13）
吉兰-巴雷综合征诊断，n（%）	47（100）
布莱顿吉兰-巴雷综合征工作组发表的标准 1 级	35（74）
布莱顿吉兰-巴雷综合征工作组发表的标准 2 级	8（17）
布莱顿吉兰-巴雷综合征工作组发表的标准 3 级	4（9）
根据肌电图分类，n（%）	47（100）
急性炎性脱髓鞘性多发性神经病	4（9）
急性运动感觉轴突性神经病	18（38）
急性运动轴突性神经病	22（47）
急性感觉神经病	3（6）
治疗，n（%）	
糖皮质激素	47（100）
静脉注射免疫球蛋白	28（60）
转入重症监护病房患者人数，n（%）	44（94）
需要呼吸机辅助通气患者人数，n（%）	44（94）
从入院到转入重症监护病的患者的住院时间（天），M（IQR）	3（2～8）
患者总住院时间（天），M（IQR）	39（20～58）

注：M（IQR），中位数（四分位数间距）。

（4）47 例患者肌电图提示周围神经及神经根损害。按照吉兰-巴雷综合征经典和变异分型分为 4 例急性炎性脱髓鞘性多发性神经病，22 例急性运动轴突性神经病，18 例急性运动感觉轴突性神经病和 3 例急性感觉神经病（图 8-1，表 8-2）。

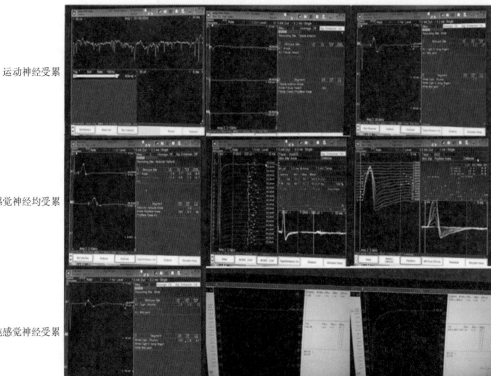

运动神经受累

运动及感觉神经均受累

单纯感觉神经受累

图 8-1　吉兰-巴雷综合征患者发病 1 周内肌电图特征

表 8-2　47 例吉兰-巴雷综合征患者的运动神经和感觉神经传导速度

		运动神经传导			感觉神经传导		
		参考值	（n_x=36～47）	（n_1 = 40）	参考值	（n_y = 34～39）	（n_2 = 21）
正中神经	DML（ms）$N<3.3$	5.9	6.5	DSL（ms）$N<3.5$	6.1	10.0	
	Ampli（mV）$N>17$	7.8	5.2	Ampli（mV）$N>19$	18.5	10.1	
	MCV（m/s）$N>62$	56	54	SCV（m/s）$N>58$	57	43	
尺神经	DML（ms）$N<3.0$	4.2	4.5	DSL（ms）$N<3.1$	3.0	4.1	
	Ampli（mV）$N>15$	12.9	11.7	Ampli（mV）$N>16$	25.4	28.7	
	MCV（m/s）$N>50$	48	46	SCV（m/s）$N>51$	55	48	
腓神经	DML（ms）$N<4.1$	7.8	8.5	DSL（ms）$N<3.0$	3.2	4.6	
	Ampli（mV）$N>10$	5.6	4.4	Ampli（mV）$N>12$	18.4	11.5	
	MCV（m/s）$N>51$	46	44	SCV（m/s）$N>57$	64	46	
胫神经	DML（ms）$N<4.3$	9.0	9.9				
	Ampli（mV）$N>11$	9.2	8.9				
	MCV（m/s）$N>52$	49	48				

注：n_x 表示入院 1 周内所有吉兰-巴雷综合征患者的运动神经传导，包括正中神经 47 例，尺神经 40 例，腓神经 46 例，胫神经 36 例。

n_1 表示入院 1 周内共有 40 例患者存在运动神经传导异常。

n_y 表示入院 1 周内所有吉兰-巴雷综合征患者的感觉神经传导，其中正中神经 39 例，尺神经 39 例，腓神经 34 例。

n_2 表示入院 1 周内共有 21 例患者存在感觉神经传导异常。

DML，末端运动潜伏期；Ampli，远端复合肌肉动作电位的振幅；MCV，运动传导速度；SCV，感觉传导速度。

（5）2 例急性运动感觉轴突性神经病患者腓肠神经活检可见部分有髓神经纤维髓鞘增厚、分层，大部分轴索内高度水肿、线粒体空泡化，部分轴索萎缩变性（图 8-2～图 8-5）。

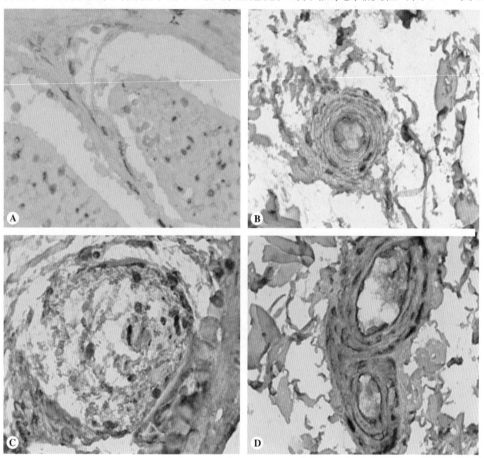

图 8-2　腓肠神经活检标本免疫组化
A. CD8；B. CD20；C. CD68；D. CD303

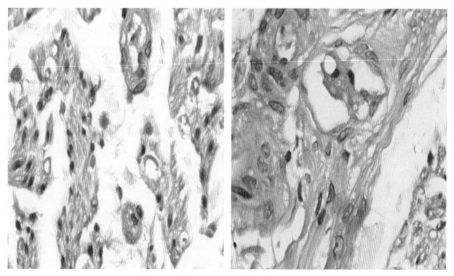

图 8-3　腓肠神经活检标本 HE 染色

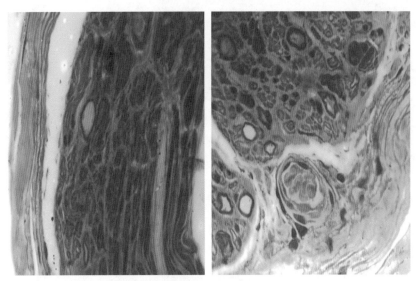

图 8-4　腓肠神经活检标本甲苯胺蓝染色

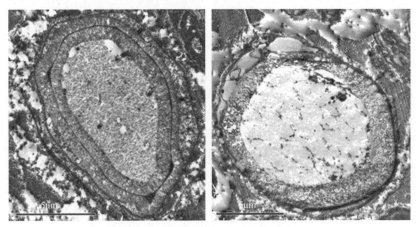

图 8-5　电镜下观察腓肠神经活检标本

（6）44 例吉兰-巴雷综合征患者血液和（或）脑脊液周围神经自身抗体谱系检测显示，约 30%患者抗 GM1、GM2、GD1a 和 GD1b 抗体阳性。

（7）对呼吸肌力和四肢肌力恢复程度的评估，提示激素联合丙种球蛋白组明显优于单独使用激素组（$P<0.01$；表 8-3，表 8-4，图 8-6～图 8-8）。

表 8-3　吉兰-巴雷综合征患者使用丙种球蛋白治疗 1 周后对比分析[n（%）]

分组	四肢肌力>3 级	成功脱机
A 组（28 例）	17（60.7）	15（53.6）
B 组（11 例）	1（0.9）	0
χ^2	8.469	9.576
P 值	0.004	0.002

注：A 组为激素联合使用丙种球蛋白 1 周后（1 个疗程）吉兰-巴雷综合征患者；B 组为单独使用激素 1 周后（1 个疗程）吉兰-巴雷综合征患者。

表 8-4　17 例吉兰-巴雷综合征随访（8 个月）患者的运动神经和感觉神经传导速度

	运动神经传导		感觉神经传导	
	测量值（n_z=17）	参考值	测量值（n_z=17）	参考值
正中神经	4.0	DML（ms）$N<3.3$	4.0	DSL（ms）$N<3.5$
	11.5	Ampli（mV）$N>17$	22.9	Ampli（mV）$N>19$
	62	MCV（m/s）$N>62$	67	SCV（m/s）$N>58$
尺神经	2.8	DML（ms）$N<3.0$	2.5	DSL（ms）$N<3.1$
	15.2	Ampli（mV）$N>15$	28.1	Ampli（mV）$N>16$
	58	MCV（m/s）$N>50$	59	SCV（m/s）$N>51$
腓神经	5.7	DML（ms）$N<4.1$	2.5	DSL（ms）$N<3.0$
	9.3	Ampli（mV）$N>10$	30.7	Ampli（mV）$N>12$
	50	MCV（m/s）$N>51$	76	SCV（m/s）$N>57$
胫神经	5.6	DML（ms）$N<4.3$		
	12.3	Ampli（mV）$N>11$		
	56	MCV（m/s）$N>52$		

注：n_z 代表 17 例患者出院后 8 个月运动神经和感觉神经传导。

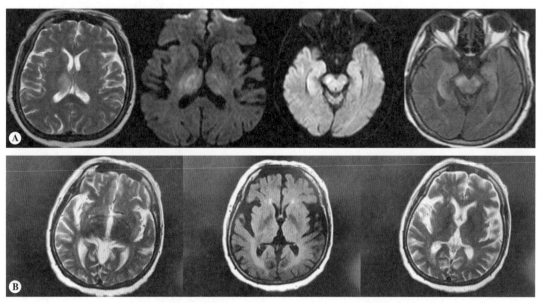

图 8-6　吉兰-巴雷综合征患者发病（A）与随访（B）颅脑磁共振成像表现

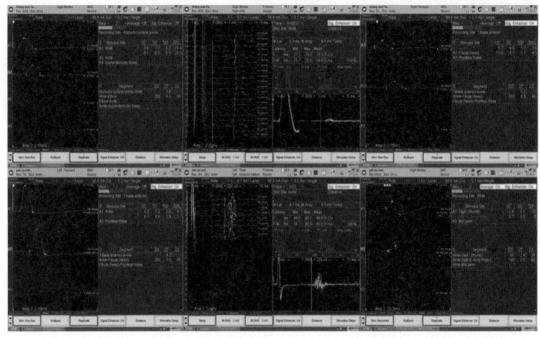

图 8-7　吉兰-巴雷综合征患者出院 8 个月后肌电图

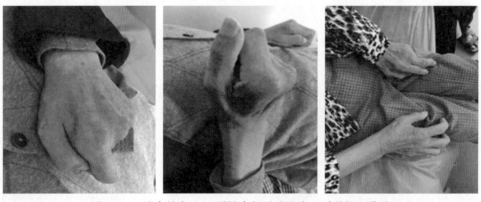

图 8-8　乙脑合并吉兰-巴雷综合征随访患者双手骨间肌萎缩

　　综上所述，宁夏地区本次吉兰-巴雷综合征的暴发流行与乙脑病毒感染相关，本次病毒为 GⅠ-b，不同于既往 GⅢ，在国内属于首次报告。乙脑合并吉兰-巴雷综合征患者周围神经以轴索变性为主，主要为急性运动轴突性神经病和急性运动感觉轴突性神经病亚型，血液和脑脊液存在不同类型的抗神经节苷脂抗体（主要是 GM1、GM2、GD1a 和 GD1b）。乙脑病毒感染相关吉兰-巴雷综合征与其他病原体感染吉兰-巴雷综合征相比，其瘫痪程度重、预后差、病死率高，传统的糖皮质激素与免疫球蛋白治疗效果欠佳，可能与乙脑病毒感染导致吉兰-巴雷综合征出现新的发病机制有关。因此，亟待进一步研究乙脑病毒诱导周围神经损害的发病机制，为乙脑病毒感染相关吉兰-巴雷综合征的治疗提供科学依据。

二、乙脑病毒 GⅠ型免疫学诊断方法的建立及应用

近年来，一些曾经得到控制的人兽共患传染病卷土重来，使传染病谱发生改变。宁夏局部地区暴发流行的乙脑合并吉兰-巴雷综合征，使得重新审视病原学图谱具有必要性。因此，制备高效价的单克隆抗体、建立高效快速的乙脑病毒 GⅠ-b 诊断方法并探索新的治疗手段对乙脑的防治具有重大的临床价值。基于上述背景，笔者团队采用全基因测序获得了乙脑病毒 GⅠ-b 的基因测序，通过 VaxiJen v2.0 软件预测乙脑病毒 E 蛋白的抗原性；利用在线 Expasy 蛋白分析软件 ProtParam 程序和 ProtScale 程序预测乙脑病毒 E 蛋白的理化性质；NetNGlyc 1.0 Server、NetPhos 3.1 Server 联合 NetAcet 1.0 Server 软件在线预测 E 蛋白的糖基化、磷酸化和乙酰化位点。构建乙脑病毒 GⅠ-b E 蛋白质粒并转化到 BL21 感受态细胞中表达，采用镍柱纯化 E 蛋白，免疫接种 BALB/c 小鼠，取其脾细胞与骨髓瘤细胞融合，通过反复筛选，获得稳定表达 E 蛋白抗体的融合细胞株；将融合细胞导入小鼠腹腔扩大培养，最终获得了大剂量高效价的乙脑病毒 GⅠ-b E 蛋白单克隆抗体，为乙脑病毒 GⅠ-b 双抗体夹心 ELISA 诊断试剂盒及乙脑病毒 E 蛋白单抗药物的制备提供了物质基础。具体研究结果如下。

（一）预测乙脑病毒 E 蛋白抗原表位

（1）乙脑病毒 E 蛋白的抗原性、理化性质及蛋白跨膜区的预测：VaxiJen v2.0 软件在线预测 E 蛋白抗原性为 0.6641（＞抗原值阈值 0.500）；利用 Expasy 软件中的 ProtParam 程序测得 E 蛋白相对分子量为 53 518.83，等电点为 7.00，有 500 个氨基酸。其中有 44 个带负电荷的氨基酸残基（天冬氨酸+谷氨酸），43 个带正电荷的氨基酸残基（精氨酸+赖氨酸）。分子式为 $C_{2367}H_{3698}N_{650}O_{716}S_{25}$，原子总数 7456，摩尔吸光系数为 280nm，不稳定性指数为 27.13（＜40），属于稳定蛋白。半衰期、亲水性平均系数为–0.023，为亲水性蛋白。以上结果表明 E 蛋白是一个稳定的亲水性蛋白。此外，E 蛋白有 2 个跨膜螺旋区，分别位于第 451～473 位和第 480～499 位（图 8-9）。

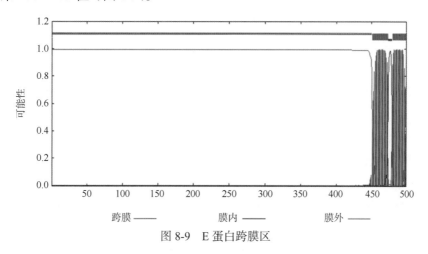

图 8-9　E 蛋白跨膜区

（2）E蛋白的翻译后修饰位点的预测：E蛋白有1个潜在的糖基化修饰位点，位于第154位氨基酸（图8-10）；有44个丝氨酸磷酸化修饰位点、11个酪氨酸磷酸化修饰位点、40个苏氨酸磷酸化修饰位点，如图8-11所示，没有乙酰化修饰位点。

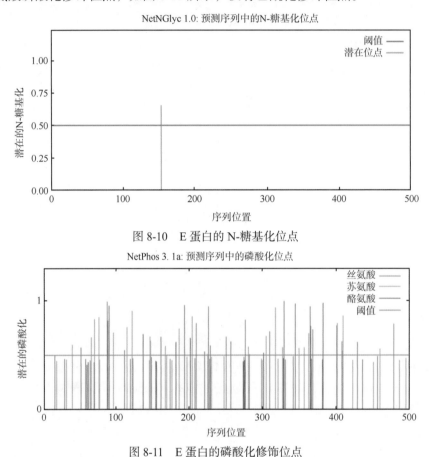

图 8-10　E 蛋白的 N-糖基化位点

图 8-11　E 蛋白的磷酸化修饰位点

（3）E蛋白的二级结构、亲水性和疏水性、可变区和可能的表面区、抗原性指数预测：采用不同算法预测蛋白质的二级结构结果不尽相同，Garnier-Robson 算法从氨基酸残基的晶体结构预测 E 蛋白共有 29 个 α 螺旋区、38 个 β 折叠区、27 个转角区、31 个无规则区；Chou-Fasman 算法从计算特定氨基酸残基在特定结构内部的可能性预测 E 蛋白共有 16 个 α 螺旋区、16 个 β 折叠区、41 个转角区，见图 8-12。E 蛋白的亲水性区域较多且分布较分散，其较高可能的亲水性区域分别位于第 35～41、74～103、127～137、146～159、185～198、226～240、243～250、282～297、308～318、328～335 和 386～402 位氨基酸残基，其较高疏水性区域分别位于第 14～34、138～145、199～210、263～276、319～327、336～347、351～364、427～438、447～457、459～472 和 479～499 位氨基酸残基，主要以结构域Ⅲ为主。这些区域暴露在蛋白质表面的概率较高，成为抗原表位的可能性较大。E 蛋白的可变区分布均匀并且较多，主要位于第 66～70、75～89、93～104、109～115、121～125、132～136、145～153、170～176、179～185、191～198、207～210、226～237、256～261、275～284、296～300、312～320、328～336、347～352、362～369、375～380、386～391、399～

405 和 407～415 位氨基酸残基。E 蛋白可能的表面区域主要集中在第 36～41、77～87、133～136、146～156、231～236、245～249、311～316、364～367、387～392、475～478 位氨基酸残基，其他区域展示在表面的可能性较小或呈现出负值。Jameson-Wolf 法将亲水性、表面特性、柔韧性及二级结构 4 种参数联合，以 $A=0.3H+0.15S+0.15F+0.2CF+0.2GR$ 综合预测，结果显示，E 蛋白的第 7～19、26～30、34～42、47、52、54～58、60、70、72～105、108～117、121～127、130～137、146～155、160～163、169～174、178～198、207～211、217～219、227～249、256～262、274～283、285～300、303～319、328～335、345～352、362～372、374～382、385～394、396～405、411～415、419、429、436～438 和 474～480 位氨基酸区段的抗原性指数较高。

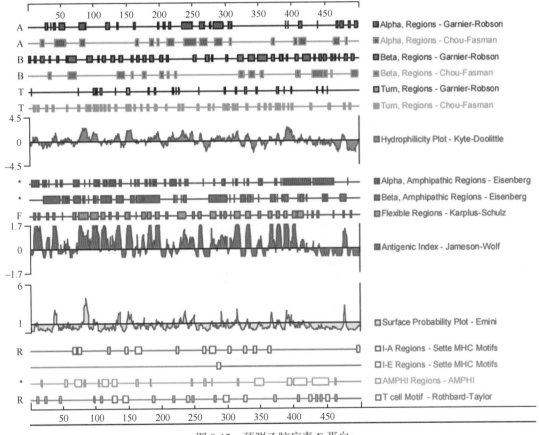

图 8-12 预测乙脑病毒 E 蛋白

（4）E 蛋白三级结构模型建立及评估：同源建模是按未知结构蛋白氨基酸序列在蛋白质结构数据库中查找出已有的相似蛋白质结构，然后将此蛋白结构进行优化，进而建立出未知结构蛋白的模型。利用 SWISS-MODEL 对 E 蛋白建立模型，结果显示 E 蛋白的同源蛋白模型中 7kv9.1 与 E 蛋白同源性最高，高达 78.20%（>30%），全球性模型质量评估（GMQE）评分：0.84。以 7kv9.1 为模板对 E 蛋白完成同源建模，模型显示如图 8-13 所示。利用 UCLA-DOE LAB-SAVES v6.0 对建立出来的 E 蛋白模型进行稳定性分析，Errat 得分 93.4183（>85），通过；Verify3D：90.80%的残基平均 3D/1D 分数≥0.2，通过；PROVE：4.4%，警告；WHATCHECK：24 绿色（51%），PROCHECK 结果见图 8-13。

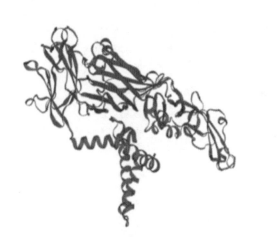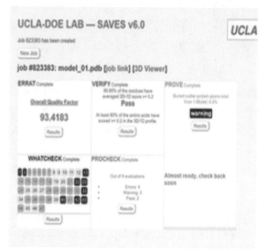

图 8-13　E 蛋白三级结构模型建立及评估

利用 Phyre 2 预测 E 蛋白三级结构得到预测模型 c5wsnC，该预测模型的蛋白覆盖率为100%，可信度为 100%。利用 UCLA-DOE LAB-SAVES v6.0 对建立出来的 E 蛋白模型进行稳定性分析，Errat 得分 63.8211（＜85）；Verify3D：80.20%的残基平均 3D/1D 分数≥0.2，通过；PROVE：4.4%，警告；WHATCHECK：25 绿色；PROCHECK 结果见图 8-14。

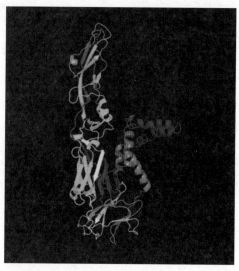

图 8-14　E 蛋白三级结构模型建立及评估：蓝色（α 螺旋）、红色（延伸链）、绿色（β 转角）及黄色（无规律卷曲）

综上所述，通过 UCLA-DOE、LAB-SAVES v6.0 分别对 2 种预测模型进行评估可以看出 SWISS-MODEL 建立的 E 蛋白三维模型优于 Phyre 2 建立的 E 蛋白三维结构模型。

（5）E 蛋白抗原表位预测：利用 DNAStar Lasergene 软件中的 Protean 程序预测 E 蛋白潜在 B 细胞抗原表位可能分布在第 7～19、34～42、72～105、108～117、130～137、146～155、178～198、227～249、274～283、303～319、328～335、345～352、362～372、374～

382、385～394 和 396～405 位氨基酸残基或其附近区域。T 细胞潜在的抗原表位可能位于第 10～13、22～26、44～47、95～98、106～109、124～131、140～149、185～189、216～219、237～241、246～249、279～282、293～302、325～329、369～373、405～408、422～426、432～435、439～442、447～454 和 462～465 位氨基酸残基或其附近。预测 E 蛋白能否与小鼠的 MHC Ⅱ型单体蛋白相互作用的多肽抗原位点可能位于第 65～70、72～77、117～122、143～148、159～170、221～226、262～267、272～283、300～305、324～329、339～345、361～366 和 495～500 位氨基酸残基及其附近区域。

1）E 蛋白 B 细胞线性抗原表位预测：利用 SVMTriP 软件及 IEBD 数据库在线预测 E 蛋白上可能存在的线性抗原表位，结果见表 8-5。

表 8-5　E 蛋白 B 细胞线性抗原表位预测

IEBD（Bepipred 线性表位预测 2.0 结果）			SVMTriP		
位点	序列	长度	位点	序列	长度
48～54	IEASQLA	7	21～34	VDLVLEGDSCLTIM	14
146～163	TTTSENHGNYSAQVGASQ	18	206～223	VGSKSFLVHREWFHDLSL	18
172～175	NAPS	4	289～298	LKMDKLALKG	10
218～237	FHDLSLPWTSPSSTAWRNRE	20	340～349	VSVASLNDMT	10
271～275	VVEYS	5	376～395	PPFGDSYIVVGRGDKQINHH	20
305～319	TEKFSFAKNPADTGH	15	422～441	DTAWDFGSIGGVFNSIGKAV	20
391～402	QINHHWHKAGST	12	478～487	RSIALAFLAT	10
425～432	WDFGSIGG	8			

2）E 蛋白 B 细胞结构抗原表位预测：IEBD 表位数据库中的 ElliPro 法预测 E 蛋白 B 细胞结构表位及其对应的 3D 模型，结果见表 8-6 及图 8-15。

表 8-6　E 蛋白 B 细胞结构抗原表位预测

序号	氨基酸残基	残基数	分值
1	A：Y61，A：H62，A：A63，A：S64，A：V65，A：T66，A：D67，A：I68，A：S69，A：T70，A：V71，A：A72，A：R73，A：C74，A：P75，A：T76，A：T77，A：G78，A：E79，A：A80，A：H81，A：N82，A：E83，A：K84，A：R85，A：A86，A：D87，A：S88，A：S89，A：Y90，A：V91，A：C92，A：K93，A：Q94，A：G95，A：F96，A：T97，A：D98，A：R99，A：G100，A：W101，A：G102，A：N103，A：G104，A：C105，A：G106，A：L107，A：F108，A：G109，A：K110，A：G111，A：S112，A：I113，A：D114，A：T115，A：C116，A：A117，A：K118，A：F119，A：S120，A：T122，A：S123，A：M240，A：E241，A：F242，A：E243，A：E244，A：A245，A：H246，A：A247，A：T248，A：K249，A：Q250，A：S251，A：V252，A：V253，A：A254，A：L255，A：G256，A：S257，A：Q258	81	0.799
2	A：G447，A：A448，A：T451，A：L452，A：F453，A：M456，A：S457，A：I459，A：T460，A：G462，A：L463，A：M464，A：G465，A：A466，A：L467，A：L468，A：L469，A：M471，A：G472，A：V473，A：N474，A：A475，A：R476，A：D477，A：S479，A：I480，A：A481，A：L482，A：A483，A：F484，A：L485，A：A486，A：T487，A：G488，A：G489，A：V490，A：L491，A：V492	38	0.783

序号	氨基酸残基	残基数	分值
3	A：A15，A：S16，A：G17，A：A18，A：T19，A：T148，A：S149，A：E150，A：N151，A：N154，A：S156，A：A157，A：V159，A：G160，A：A161，A：S162，A：Q163，A：T177，A：K179，A：L180，A：G181，A：D182，A：Y183，A：G184，A：E185，A：D292，A：K293，A：L296，A：K297，A：G298，A：T299，A：T300，A：Y301，A：G302，A：M303，A：C304，A：T305，A：E306，A：K307，A：F308，A：S309，A：F310，A：A311，A：K312，A：N313，A：P314，A：A315，A：E325，A：L326，A：T327，A：Y328，A：S329，A：G330，A：S331，A：D332，A：G333，A：P334，A：C335，A：K336，A：I337，A：P338，A：V342，A：A343，A：S344，A：L345，A：N346，A：D347，A：M348，A：T349，A：P350，A：V351，A：G352，A：N358，A：F360，A：V361，A：A362，A：T363，A：S364，A：S365，A：S366，A：N367，A：S368，A：K369，A：P376，A：P377，A：F378，A：G379，A：D380，A：S381，A：Y382，A：I383，A：V384，A：V385，A：G386，A：R387，A：G388，A：D389，A：K390，A：Q391，A：I392，A：N393，A：H394，A：H395，A：H397，A：A399，A：G400，A：S401，A：T402，A：L403，A：G404，A：F407	111	0.669
4	A：S429，A：I430，A：G431，A：G432，A：V433，A：F434，A：N435，A：S436，A：I437，A：G438，A：A440，A：V441，A：Q443，A：V444，A：F445	15	0.665
5	A：P228，A：S229，A：S230，A：T231，A：A232，A：W233	6	0.571
6	A：P171，A：N172，A：A173，A：P174，A：S175	5	0.56

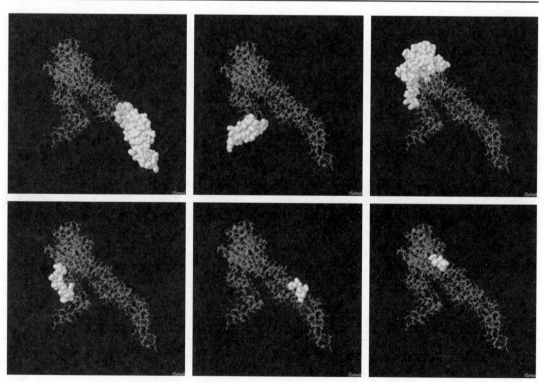

图 8-15　E 蛋白 B 细胞结构抗原表位预测

　　3）E 蛋白细胞毒性 T 细胞及辅助性 T 细胞（Th 细胞）抗原表位预测：利用 SYFPEITHI 数据库及 IEBD 数据库（NetMHCpan-4.1）预测 E 蛋白细胞毒性 T 细胞及辅助性 T 细胞抗

原表位，结果见表 8-7 及表 8-8。

表 8-7 预测 E 蛋白细胞毒性 T 细胞抗原表位

SYFPEITHI 数据库				IEBD 数据库（NetMHCpan-4.1）			
等位基因	位点	肽段	分值	等位基因	位点	肽段	分值
HLA-A*03	293	KLALKGTTY	30	HLA-B*07：02	170～178	TPNAPSITL	0.987693
HLA-A*03	158	QVGASQAAK	28	HLA-B*15：01	51～59	SQLAEVRSY	0.977306
HLA-A*02：01	484	FLATGGVLV	27	HLA-B*15：01	293～301	KLALKGTTY	0.954302
HLA-A*03	271	VVEYSSSVK	27	HLA-A*02：03	484～492	FLATGGVLV	0.891636
HLA-B*15：16	63	ASVTDISTV	27	HLA-B*44：03	12～20	IEGASGATW	0.889187
HLA-B*15：16	362	ATSSSNSKV	26	HLA-B*07：02	337～345	IPIVSVASL	0.88349
HLA-A*02：01	33	IMANDKPTL	25	HLA-B*44：02	12～20	IEGASGATW	0.874562
HLA-A*02：01	436	SIGKAVHQV	25	HLA-A*02：01	484～492	FLATGGVLV	0.86018
HLA-B*15：16	161	ASQAAKFTV	25	HLA-A*02：01	195～203	GLNTEAFYV	0.848554
HLA-A*02：01	486	ATGGVLVFL	24	HLA-A*24：02	300～308	TYGMCTEKF	0.844917

表 8-8 预测 E 蛋白辅助性 T 细胞抗原表位

HLA-DRB1*0701					
SYFPEITHI 数据库			IEBD（IEDB recommended 2.22）		
位点	序列	分值	位点	序列	调整后等级
269	AIVVEYSSSVKLTSG	30	267	AGAIVVEYSSSVKL	0.84
400	GSTLGKAFSTTLKGA	30	268	GAIVVEYSSSVKLT	0.84
357	VNPFVATSSSNSKVL	26	269	AIVVEYSSSVKLTS	0.88
481	ALAFLATGGVLVFLA	26	270	IVVEYSSSVKLTSG	0.96
58	SYCYHASVTDISTVA	24	268	GAIVVEYSSSVKL	0.97
140	GIFVHGTTTSENHGN	24	269	AIVVEYSSSVKLT	1.01
164	AAKFTVTPNAPSITL	24	270	IVVEYSSSVKLTS	1.01
214	HREWFHDLSLPWTSP	24	267	AGAIVVEYSSSVKLT	1.10
222	SLPWTSPSSTAWRNR	24	268	GAIVVEYSSSVKLTS	1.10
267	AGAIVVEYSSSVKLT	24	266	LAGAIVVEYSSSVKL	1.10

（二）乙脑病毒 E 蛋白原核表达及包涵体的纯化

（1）pET32a-E1-450 质粒合成：选取 E 蛋白非跨膜区，即第 1～450 位氨基酸，进行基因合成。由生物公司合成 pET32a-E1-450 质粒。

（2）重组蛋白的诱导表达与包涵体粗提纯及验证：将 pET32a-E1-450 质粒转化 BL21 感受态细胞后，次日在阳性（含目的基因）的 LB 琼脂平板上见多个菌落，空白对照组未见菌落。挑取菌落经诱导表达后进行 12%十二烷基硫酸钠-聚丙烯酰胺凝胶电泳（SDS-PAGE）鉴定，结果如图 8-16 所示，从条带 2（未诱导组）和条带 3（诱导组）可以看出目标分子质量处诱导表达组表达大量蛋白，未诱导组表达蛋白较少。重组 E 蛋白超声破碎后，经 12%SDS-PAGE 鉴定（图 8-16），从条带 4～7 中可见超声破碎后上清中有少量 E 蛋白，而沉淀中含有大量 E 蛋白，说明重组 E 蛋白在 BL21 中以包涵体形式存在。从条带 8 可以看出包涵体经洗涤后可得到较纯的包涵体。

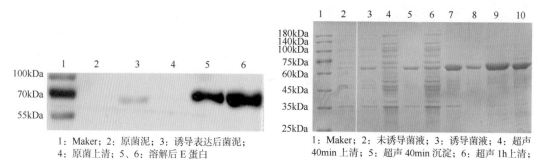

1：Maker；2：原菌泥；3：诱导表达后菌泥；
4：原菌上清；5、6：溶解后 E 蛋白

1：Maker；2：未诱导菌液；3：诱导菌液；4：超声 40min 上清；5：超声 40min 沉淀；6：超声 1h 上清；7：超声 1h 沉淀；8：洗涤后沉淀；9：8mol/L 尿素溶解后上清；10：8mol/L 尿素溶解后沉淀

图 8-16　重组蛋白的诱导表达及包涵体粗提纯、验证

（3）梯度透析法复性 E 蛋白：8mol/L 尿素溶解后的 E 蛋白使用梯度透析法复性，当尿素浓度降到 2mol/L 时可见大量沉淀（图 8-17），继续梯度透析到磷酸盐缓冲液（PBS）并浓缩后经 12%SDS-PAGE 纯度分析，可得到 E 蛋白纯度>90%，BCA 定量测得 E 蛋白浓度为 1.177μg/μl。

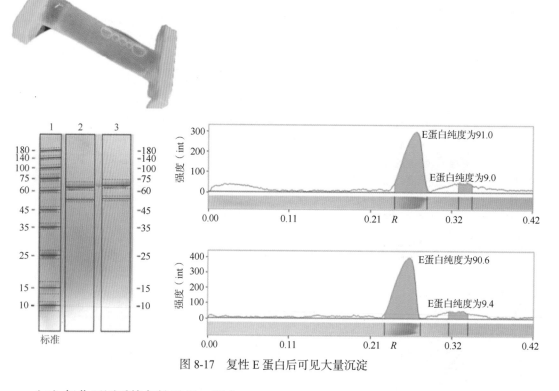

图 8-17　复性 E 蛋白后可见大量沉淀

（4）氧化还原系统复性重组 E 蛋白

1）GSSG/GSH 最佳比例：BCA 定量后结果见表 8-9，可见当氧化型谷胱甘肽（GSSG）

与还原型谷胱甘肽（GSH）比例为 1∶10 时，复性率最高。

表 8-9　GSSG/GSH 最佳比例

GSSG/GSH	10∶1	4∶1	3∶2	2∶3	1∶4	1∶10	PBS
OD 值	0.626	0.623	0.671	0.680	0.690	0.711	0.426

2）重组 E 蛋白免疫活性鉴定：加入 20μl、15μl、10μl 和 5μl 纯化后的重组 E 蛋白，用 His 标签鼠单克隆抗体为一抗，羊抗鼠 IgG-辣根过氧化物酶（HRP）作二抗对纯化后 E 蛋白进行分析验证，在目标分子量处可见特异性条带，说明纯化后 E 蛋白有免疫活性（图 8-18）。

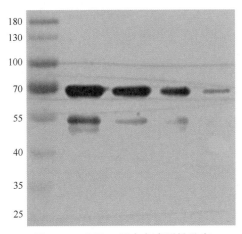

图 8-18　重组 E 蛋白免疫活性鉴定

（三）乙脑病毒 E 蛋白在 CHO 细胞中的表达及蛋白纯化

（1）真核表达质粒 pcDNA3.1/Neo（＋）-E1-450 的构建：经过生物公司测序结果与目的基因一致。

（2）pcDNA3.1/Neo（＋）-E1-450 质粒提取及琼脂糖电泳鉴定：测得 pcDNA3.1/Neo（＋）-E1-450 质粒浓度为 304.3ng/μl（1 号条带）、274.9ng/μl（2 号条带），其琼脂糖电泳结果见图 8-19，pcDNA3.1 载体大小为 5427bp，pcDNA3.1/Neo（＋）-E1-450 大小与图 8-19 相符合。

（3）G418 对 CHO 细胞、293T 细胞最低致死量：当细胞培养至第 4 天时，3mg/ml 给药组基本无活细胞；第 5 天时，1mg/ml G418 组少量存活；培养 1 周后，可见未给药空白对照组 CHO 细胞正常生长，给药 200μg/ml 组细胞几乎未受影响；400μg/ml 组部分死亡；600μg/ml 组部分死亡；

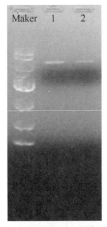

图 8-19　琼脂糖电泳对质粒的鉴定

800μg/ml 组少量存活；1mg/ml 组、2mg/ml 组及 3mg/ml 组细胞全部死亡；培养 2 周后可见除空白对照组及浓度为 200μg/ml 组外，其他组都无细胞存活。

（4）pcDNA3.1/Neo（＋）-E1-450 质粒转染 CHO 细胞：第 9 天 600μg/ml CHO、CHO-pcDNA3.1、CHO-pcDNA3.1-E1-450 组见图 8-20。

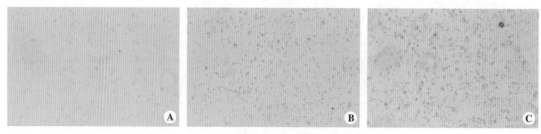

图 8-20　第 9 天质粒转染的不同处理组的 CHO 细胞
A. CHO；B. CHO-pcDNA 3.1；C. CHO-pcDNA 3.1-E1-450

此外，取 CHO-E 细胞在 48 孔板细胞培养板中上清 100μl 点样 60μl，结果见图 8-21，选取灰度值最高的前 12 株细胞进行扩大培养。

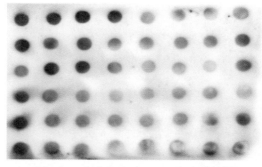

图 8-21　斑点印迹（dot blot）实验结果

进一步扩大培养数代后，取 6 孔板细胞培养上清 15μl 进行印迹实验，结果如图 8-22 所示，E 蛋白在 CHO 细胞中稳定表达，但是在各株细胞之间 E 蛋白的表达量不同，取灰度值最高的 2 株细胞进行扩大培养并悬浮驯化。

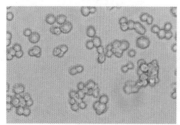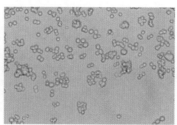

图 8-22　悬浮细胞驯化结果

（5）蛋白质印迹法（Western blot）测定重组 E 蛋白：Western blot 检测蛋白具有敏感性（仅需 1～5ng 目的蛋白）和抗原抗体反应特异性的特点，因此已成为分析研究蛋白质的常规方法。Western blot 测定重组 E 蛋白的表达含量见图 8-23。

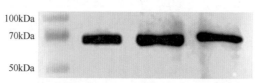

图 8-23　Western blot 测定重组 E 蛋白的表达含量

（四）单克隆抗体的制备

（1）免疫后测定小鼠的效价：经第二次加强免疫后第 10 天经眼眶取小鼠血，室温静置 2h 后，3000r/min 离心 15min，取上清。使用 ELISA 检测小鼠多抗效价，可见 4 只阳性小鼠效价在 40 万以上，符合制备单克隆抗体条件，结果见表 8-10。

表 8-10　小鼠多抗效价的测定

	200	400	800	1600	3200	6400	12 800	25 600	51 200	102 400	204 800	409 600
鼠 1	2.663	2.73	2.751	2.57	2.494	2.213	2.001	1.447	1.199	0.775	0.495	0.291
	10.87	16.96	27.79	34.73	37.22	33.53	30.32	18.79	17.90	13.14	8.25	4.932
鼠 2	2.599	2.456	2.474	2.432	2.359	2.152	1.958	1.664	1.182	0.918	0.593	0.377
	10.61	15.25	24.99	32.86	35.21	32.61	29.67	21.61	17.64	15.56	9.883	6.39
鼠 3	2.579	2.573	2.577	2.368	2.407	2.185	1.932	1.547	1.121	0.812	0.494	0.331
	10.53	15.98	26.03	32	35.93	33.11	29.27	20.09	16.73	13.76	8.23	5.61
鼠 4	2.549	2.582	2.435	2.41	2.208	2.191	1.814	1.432	1.063	0.702	0.463	0.295
	10.40	16.04	24.60	32.57	32.96	33.20	27.48	18.60	15.87	11.90	7.72	5
阴性鼠	0.245	0.161	0.099	0.074	0.067	0.066	0.066	0.077	0.067	0.059	0.06	0.059
空白	0.06	0.063	0.071	0.073								

（2）骨髓瘤细胞的准备：正常 SP2/0 细胞，经过 8-氮鸟嘌呤（8-AG）筛选后，在 HAT 培养基中培养第 1 天细胞开始死亡，到第 5~6 天可见细胞绝大部分死亡，结果见图 8-24。

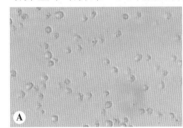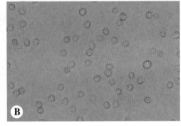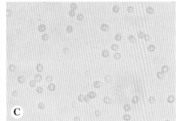

图 8-24　骨髓瘤细胞

A. 第 1 天骨髓瘤细胞，可见细胞开始死亡。B. 第 5 天骨髓瘤细胞，可见细胞大量死亡。C. 第 6 天骨髓瘤细胞，可见细胞已绝大部分死亡

（3）融合成功形成的杂交瘤细胞团：细胞融合后第 3 天可见数个细胞组成的杂交瘤细胞团，第 7 天可见明显的杂交瘤细胞团，如图 8-25 所示。

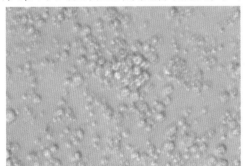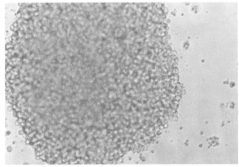

图 8-25　融合的杂交瘤细胞团

（4）鉴定单克隆抗体亚型：取有限稀释法进行亚克隆至少3次形成的阳性杂交瘤细胞培养上清,按照IsoStrip™小鼠单克隆抗体分型试剂盒说明检测不同杂交瘤细胞培养上清,结果见表8-11。

表 8-11　单克隆抗体亚型的鉴定

抗体	亚型	轻链 κ 和 λ
1D8	IgG1＞M	κ
9E8.e3	IgM	κ
1D1.腹水取细胞培养上清	IgG1	κ

（5）动物体内诱生法制备腹水：腹腔注射液体石蜡 1～2 周后，腹腔注射阳性杂交瘤细胞，每天观察小鼠生命状态及腹部情况。腹腔注射 7 天后可见小鼠腹部开始膨隆，第 9 天可见小鼠腹部膨隆明显，如图 8-26 所示，左图小鼠腹部未见明显膨隆，右图小鼠腹部膨隆明显。

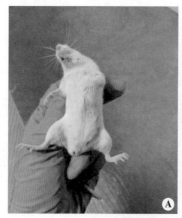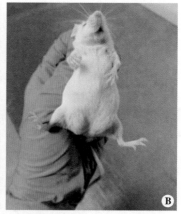

图 8-26　诱导小鼠腹部腹水的产生

A. 注射第 7 天；B. 注射第 9 天

（6）SDS-PAGE 测定纯化的单克隆抗体：纯化后的 1D1 单克隆抗体进行 SDS-PAGE 分析，结果提示其纯度大于 90%，如图 8-27 所示。

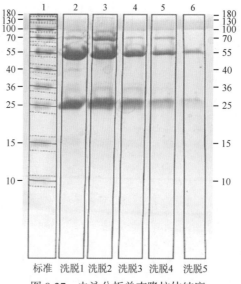

图 8-27　电泳分析单克隆抗体纯度

（7）单克隆抗体效价及活性鉴定：本实验用纯化后的 1D1 单克隆抗体进行分析验证，如图 8-28 可见特异性的条带，说明纯化后的 1D1 单克隆抗体具有免疫活性。

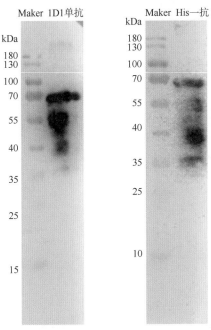

图 8-28　Western blot 测定纯化 1D1 单克隆抗体的表达含量

综上所述，本研究利用计算机生物信息学方法成功预测出乙脑病毒 E 蛋白的一、二级结构，亲水性和疏水性、三级结构及其抗原表位，进一步利用纯化的 E 蛋白免疫接种小鼠，取其脾细胞与骨髓瘤细胞融合获得杂交瘤细胞团，将融合细胞导入小鼠腹腔扩大培养，最终获得大剂量高效价的乙脑病毒 GⅠ-b E 蛋白单克隆抗体，可为乙脑病毒 GⅠ的致病机制研究、靶向药物、疫苗的制备及辅助诊断提供参考。

三、乙脑病毒诱导小鼠周围神经损伤的关键蛋白筛选及机制研究

目前针对乙脑病毒的疫苗已广泛运用于全球乙脑的预防，这大幅降低了其发病率及死亡率。但是传统的疫苗是基于 GⅢ毒株的，病毒基因型的变迁、发病人群结构的改变及临床表现的变化，引起了人们对疫苗持续有效性的担忧。因此，明确乙脑病毒诱导周围神经损伤的机制及开发更加有效的抗病毒药物是目前亟待解决的关键问题。

本研究利用乙脑病毒感染小鼠，观察动物行为确定小鼠发病；通过双侧坐骨神经肌电图，明确周围神经病变情况；采用坐骨神经免疫荧光、透射电镜及 HE 染色证实坐骨神经的病理改变；采用 Western blot 测定乙脑病毒 E 蛋白、髓鞘碱性蛋白及神经丝蛋白 H 的蛋白表达量，进一步证实动物模型的成功构建；在模型动物基础上，通过 Label-free 蛋白质组学筛选感染组与对照组小鼠坐骨神经的差异表达蛋白，以 RT-qPCR 及 Western blot 验证质谱鉴定的可靠性，利用生物信息学方法分析差异表达蛋白的功能，以 Western blot 检测炎

性细胞因子的表达，并研究其补体介导的免疫发病机制，为进一步研究药物靶点及开发抗病毒治疗提供可参考的实验室依据。具体研究结果如下。

（一）动物模型的构建

（1）接种病毒后，小鼠表现出神经系统疾病的特征：在 C57BL/6 雄性小鼠接种不同滴度的乙脑病毒（$10^2 \sim 10^6$ PFU）后，结合各组小鼠行为学的改变，确定了 10^5 PFU 为最易感的病毒滴度。接种病毒后小鼠出现了一系列神经系统疾病的特征，如精神萎靡、活动减少、弓背状态、身体震颤、体重下降、肢体不同程度瘫痪等。这些表现在 4 天时并不明显，而在 8～12 天时最为显著，在 15 天时又有所好转。因此，我们认为小鼠在 4 天时已经存在不典型的病变，8～12 天为发病的高峰时期，如图 8-29 所示。

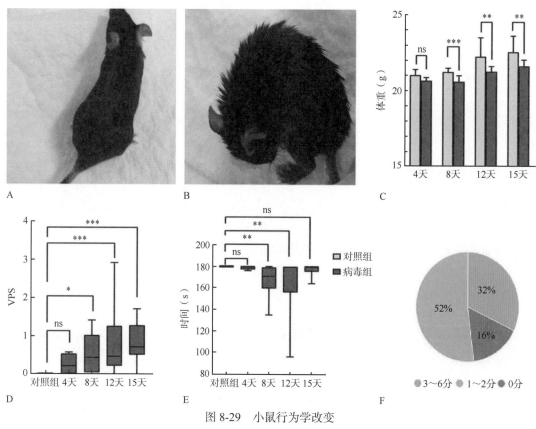

图 8-29　小鼠行为学改变

A. 正常小鼠；B. 疾病状态下小鼠；C. 不同时间小鼠体重；D. 不同时间 VPS 评分；E. 不同时间吊线实验；F. 病毒组不同 VPS 评分占比。VPS：病毒瘫痪量表。*$P<0.05$，**$P<0.01$，***$P<0.001$，ns 代表无显著性差异

（2）肌电图获取小鼠双侧坐骨神经复合肌肉动作电位，提示周围神经损伤。

肌电图示双侧坐骨神经传导速度在发病 4 天即显著降低，而波幅明显降低仅出现在第 15 天，潜伏时间没有显著延长（图 8-30）。

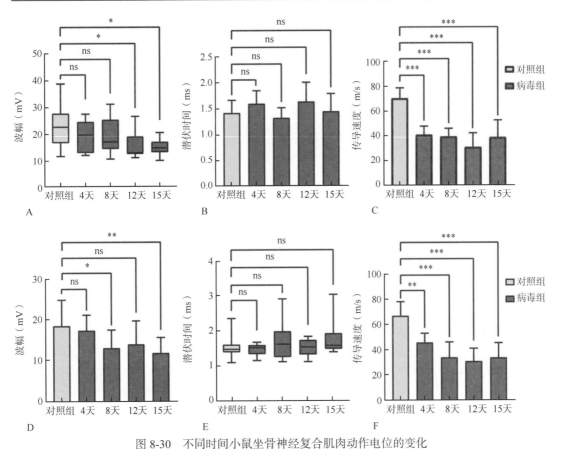

图 8-30　不同时间小鼠坐骨神经复合肌肉动作电位的变化

A. 右侧坐骨神经波幅；B. 右侧坐骨神经潜伏时间；C. 右侧坐骨神经传导速度；D. 左侧坐骨神经波幅；E. 左侧坐骨神经潜伏时间；F. 左侧坐骨神经传导速度。*$P<0.05$，**$P<0.01$，***$P<0.001$，ns 代表无显著性差异

（3）坐骨神经结构蛋白免疫荧光强度降低：免疫荧光示髓鞘碱性蛋白（MBP）荧光强度在第 4 天即明显下降，而神经丝蛋白 H（NF-H）荧光强度在 15 天时呈现出显著降低（图 8-31）。

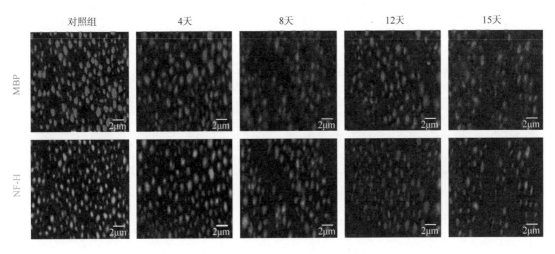

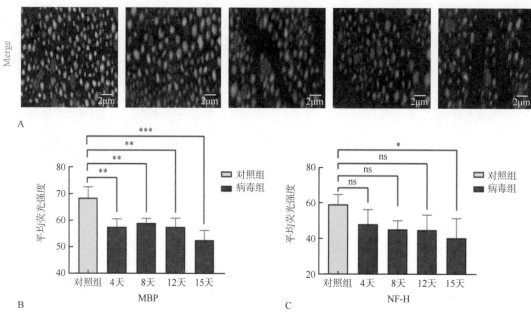

图 8-31　小鼠坐骨神经免疫荧光

A. 坐骨神经髓鞘及轴突免疫荧光染色：MBP 标记为红色，NF-H 标记为绿色；DAPI 标记细胞核呈现蓝色。B. 不同时间 MBP 平均荧光强度；C. 不同时间 NF-H 平均荧光强度。*$P<0.05$，**$P<0.01$，***$P<0.001$，ns 代表无显著性差异

（4）透射电镜观察坐骨神经髓鞘及轴突超微结构的变化：如图 8-32 所示，透射电镜见坐骨神经早期即存在典型的脱髓鞘改变，之后合并轴突的萎缩变性。

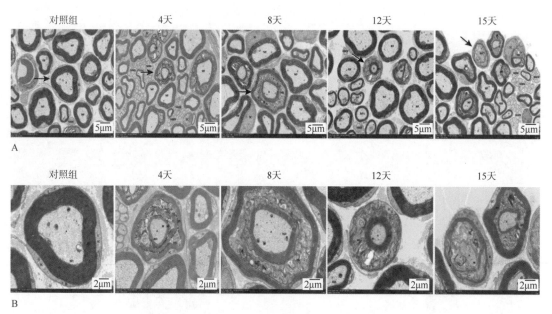

图 8-32　小鼠坐骨神经透射电镜

A. 2000×倍镜，不同时间坐骨神经超微结构。箭头所指部分在 B 图中被放大。B. 5000×倍镜

（5）HE染色坐骨神经观察炎症细胞浸润情况：对照组坐骨神经纵切面显示有髓神经纤维排列整齐紧密，轴突形状更均匀、规则，施万细胞丰富，无炎症细胞浸润，未见充血、水肿。5天时，神经纤维形态较完整，排列整齐，可见肿胀，充血明显。8天和12天时，神经纤维明显肿胀，有髓神经纤维排列松散，间质疏松水肿，大量炎症细胞浸润，并有充血。16天时，神经纤维仍肿胀，排列松散，炎症细胞浸润，充血。20天时，神经纤维肿胀逐渐减轻，间质水肿较前减轻，炎症细胞浸润减少，充血减少，施万细胞增生（图8-33）。

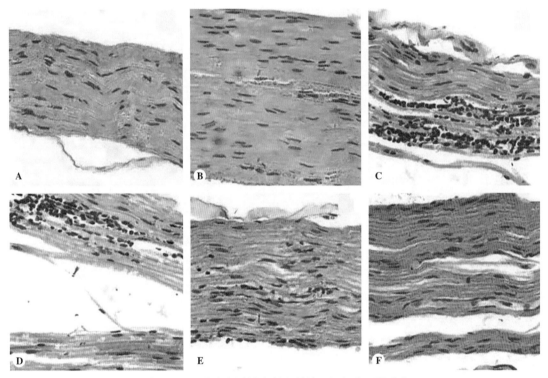

图8-33　乙脑病毒诱导小鼠坐骨神经组织病理学改变

不同时间坐骨神经病理切片（HE，40×）。A. 对照组；B. 5天；C. 8天；D. 12天；E. 16天；F. 20天

（6）Western blot测定坐骨神经结构蛋白及病毒包膜蛋白的表达水平：如图8-34所示，Western blot示乙脑病毒E蛋白（JEV-E）在坐骨神经中表达升高；髓鞘碱性蛋白（MBP）初期表达即升高，持续至15天时略有降低，而神经丝蛋白H（NF-H）表达仅在15天时显著降低。

（二）label-free蛋白质组学分析蛋白表达谱

（1）质谱鉴定及筛选坐骨神经差异表达蛋白：如图8-35、表8-12所示，质谱鉴定到坐骨神经中4303个蛋白，筛选出差异表达蛋白187个，其中表达上调的105个，下调的82个。

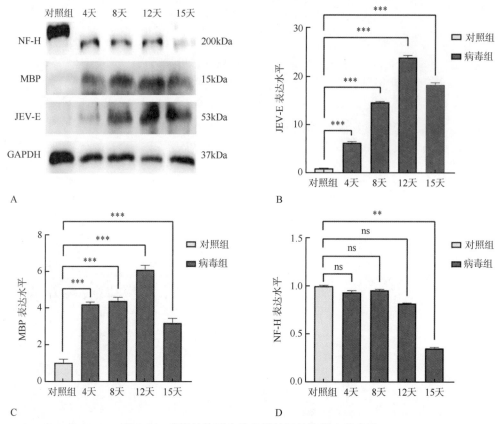

图 8-34　病毒结构蛋白及坐骨神经结构蛋白的表达

A. Western blot 检测病毒感染后不同时间 JEV-E、MBP、NF-H 的表达水平；B. 不同时间 JEV-E 蛋白相对定量分析；C. 不同时间 MBP 蛋白相对定量分析；D. 不同时间 NF-H 蛋白相对定量分析。$**P < 0.01$，$***P < 0.001$，ns 代表无显著性差异

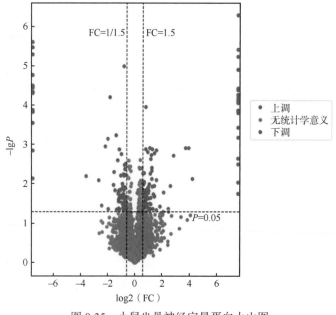

图 8-35　小鼠坐骨神经定量蛋白火山图

FC. 倍数变化

表 8-12　小鼠坐骨神经组织差异表达蛋白前 30

蛋白 ID	基因名称	蛋白质的描述	调节方式	P 值
Q922H2	Pdk3	丙酮酸脱氢酶（乙酰转移）激酶同工酶	上调	5.24262E-07
Q80ZM8	Crls1	心磷脂合成酶	下调	2.53495E-06
Q3TBD2	Arhgap45	45Rho GTP 酶激活蛋白	下调	3.47724E-06
Q9CY97	Ssu72	NA 聚合酶 II 亚基 AC 端结构域磷酸酶 SSU72	上调	4.02245E-06
Q9Z0H7	Bcl10	B 细胞淋巴瘤/白血病 10	下调	5.19996E-06
Q8R527	Rhoq	Rho 相关 GTP 结合蛋白 RhoQ	上调	5.92956E-06
P62242	Rps8	40S 核糖体蛋白 S8	下调	1.0383E-05
Q9Z2H2	Rgs6	G 蛋白信号的调节因子	上调	1.28767E-05
Q61488	Dhh	沙漠刺猬蛋白	下调	1.76572E-05
A6H5Z3	Exoc6b	外囊复合组件 6B	下调	3.21756E-05
Q9Z2A5	Ate1	Arginyl-tRNA-蛋白质转移酶	下调	3.62217E-05
Q8VCB3	Gys2	糖原[淀粉]合成酶	下调	3.75316E-05
Q9QZI8	Serinc1	丝氨酸融合器 1	上调	3.82249E-05
P30677	Gna14	鸟嘌呤核苷酸结合蛋白亚基 α-14	上调	4.18093E-05
P97496	Smarcc1	SWI/SNF 复合亚基 SMARCC1	下调	4.62254E-05
Q60949	Tbc1d1	TBC1 域家族成员 1	下调	4.97467E-05
Q6QD59	Bnip1	囊泡转运蛋白 SEC20	上调	5.64525E-05
Q8BWJ3	Phka2	磷酸化酶 B 激酶调节亚单位	下调	6.43213E-05
P01638	Ig kappa chain V～V region L6	Ig κ 链 V～V 区 L6（片段）	上调	6.59917E-05
Q8BGZ7	Krt75	角蛋白，II 型细胞骨架	上调	7.60814E-05
P61953	Gng11	鸟嘌呤核苷酸结合蛋白 G（I）/G（S）/G（O）亚单位 γ-11	上调	7.88727E-05
P57722	Pcbp3	聚（rC）结合蛋白 3	上调	8.4139E-05
P01657	Ig kappa chain V～III region PC 2413	Ig κ 链 V～III 区 PC 2413	上调	8.93734E-05
Q8R0A7	Kiaa0513	未特征蛋白 KIAA0513	上调	0.000 114 832
Q8CIF4	Btd	生物素酰胺酶	下调	0.000 133 783
Q9DCD2	Xab2	前 mRNA 剪接因子 SYF1	上调	0.000 138 777
Q80VA5	Sh3tc2	SH3 结构域和含四肽重复蛋白 2	上调	0.000 140 54
Q8VDV3	Rab3il1	Rab-3A 的鸟嘌呤核苷酸交换因子	下调	0.000 149 047
Q9CQX0	Otub2	泛素硫酯酶 OTUB2	上调	0.000 152 355
Q91VF2	Hnmt	组胺甲基转移酶	下调	0.000 153 004

（2）差异表达蛋白聚类分析：如图 8-36 聚类热图所示，按照蛋白表达量对差异表达蛋白进行聚类分析，发现病毒组与对照组相比，蛋白表达的差异明显，图中横轴代表各样本信息，两组各有三个生物学重复，其中 S1～S3 为病毒组，C1～C3 为对照组，纵轴代表显著性差异表达蛋白，每行表示各个蛋白在不同组中的表达量情况。红色表示高表达蛋白，紫色表示低表达蛋白。

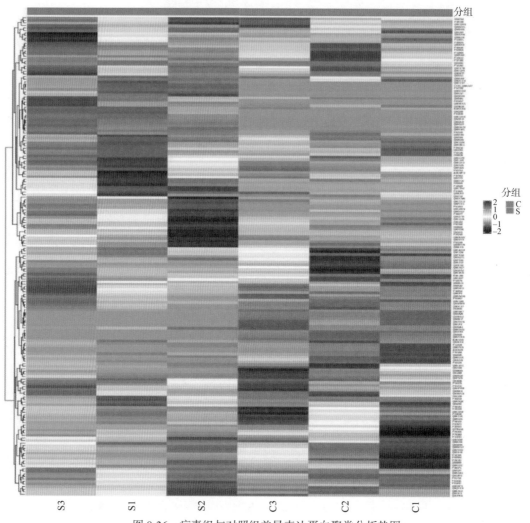

图 8-36　病毒组与对照组差异表达蛋白聚类分析热图

（3）质谱结果的验证

1）RT-qPCR 验证：选取差异表达蛋白中 8 个蛋白基因，用 RT-qPCR 的方法检测其 mRNA 的表达情况。图 8-37 中显示出 8 个蛋白基因其 mRNA 的表达量。其中，*Ifit1*、*Stat1*、*Ddx58* 及 *mTOR* 为上调的基因，其 mRNA 的表达较对照组是升高的；*Mapkapk2*、*Bcl10*、*Rps6* 及 *Aox1* 为下调的基因，其 mRNA 的表达较对照组是降低的。与质谱结果一致。

2）Western blot 验证：选取差异表达蛋白中表达下调的 Bcl10、Mapkapk2、Mfn2 及表达上调的 Ifit1、RIG1、Stat1、JIP4 进行蛋白水平表达的检测，如图 8-38 所示，与质谱结果一致，与对照组相比，病毒组 Bcl10、Mapkapk2、Mfn2 表达下调，Ifit1、RIG1、Stat1、JIP4 表达上调。

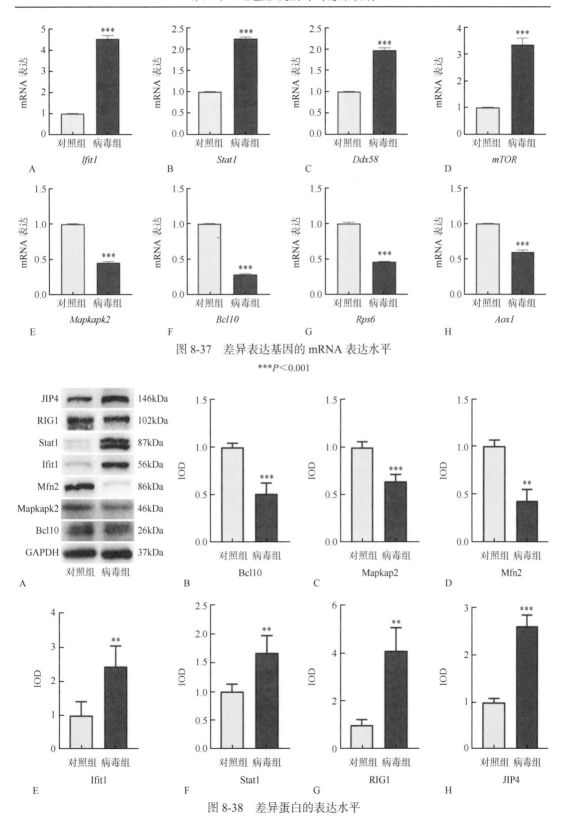

图 8-37 差异表达基因的 mRNA 表达水平

***$P<0.001$

图 8-38 差异蛋白的表达水平

A. Western blot 检测差异表达蛋白在两组间的表达水平；B、C、D 分别为表达下调蛋白 Bcl10、Mapkapk2、Mfn2；E、F、G、H 分别为表达上调蛋白 Ifit1、Stat1、RIG1、JIP4。纵坐标 IOD 代表蛋白表达积分光密度。**$P<0.01$，***$P<0.001$

（4）生物信息学分析：生物信息学分析发现下调蛋白集中表现在翻译等生物学过程，而上调的蛋白主要作用于免疫应答反应（图 8-39～图 8-41）。

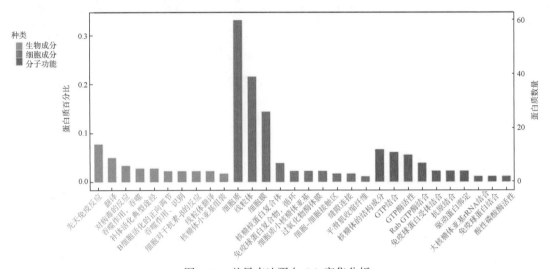

图 8-39　差异表达蛋白 GO 富集分析

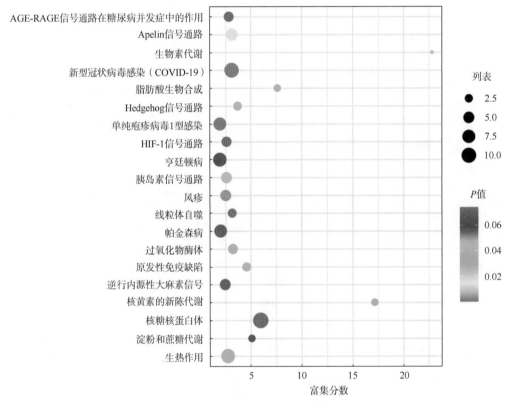

图 8-40　差异表达蛋白 KEGG 富集通路

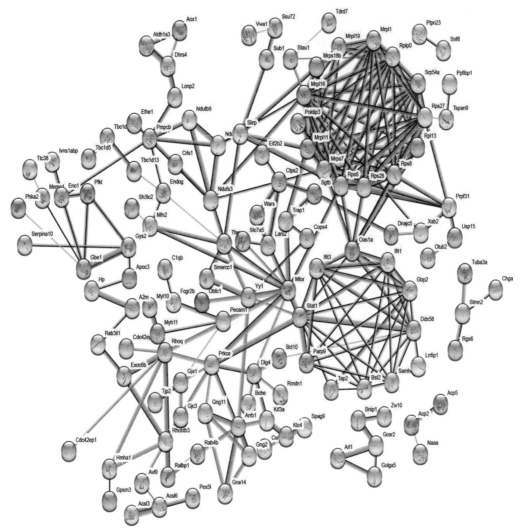

图 8-41　差异表达蛋白互作网络

（5）Western blot 检测炎性细胞因子的表达升高：通过 Western blot 来检测坐骨神经中炎性细胞因子白细胞介素 1β（IL-1β）、白细胞介素 6（IL-6）及肿瘤坏死因子 α（TNF-α）的表达情况。如图 8-42 所示，与未感染的对照组相比，乙脑病毒感染后小鼠坐骨神经中 3 种炎性细胞因子的水平均显著升高。

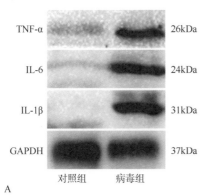

A

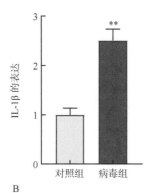

B

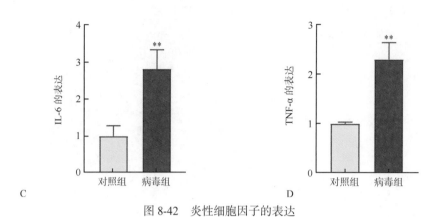

图 8-42　炎性细胞因子的表达

A. Western blot 检测 3 种细胞因子在两组间的表达水平；B. IL-1β 的表达；C. IL-6 的表达；D. TNF-α 的表达。**$P<0.01$

（三）乙脑病毒引起周围神经损害的补体介导的免疫机制的研究

（1）乙脑病毒感染小鼠后血清中抗神经节苷脂抗体的表达：ELISA 检测小鼠血清抗神经节苷脂抗体的表达水平。如图 8-43 所示，其结果表明，病毒组在第 5、8、12 及16 天时与对照组相比，抗神经节苷脂抗体 GM1、GD1a 表达水平明显升高，且差异存在统计学意义。病毒组第 5 天与第 8 天和第 12 天差异存在明显统计学意义，第 12 天与 16 天差异有统计学意义，且在第 12 天时抗神经节苷脂抗体 GM1、GD1a 水平升高最显著。

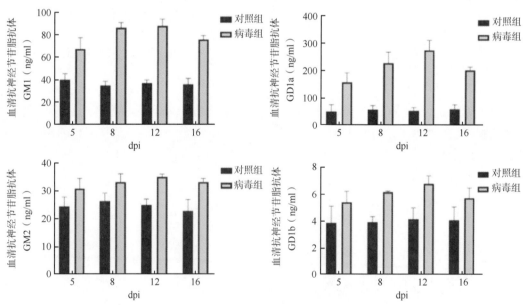

图 8-43　小鼠血清中各个抗神经节苷脂抗体亚型的测定

dpi：感染后天数

病毒组在第 8、12 和 16 天时与对照组相比，抗神经节苷脂抗体 GM2 表达水平明显升高，且差异存在统计学意义。病毒组在第 12 天时抗神经节苷脂抗体 GM2 水平升高最显著，但在第 5、8、12 及 16 天差异无统计学意义。

病毒组与对照组相比，抗神经节苷脂抗体 GD1b 表达水平升高，病毒组在第 8 天和第 12 天时表达水平明显升高，且与对照组相比，差异存在统计学意义。病毒组在第 12 天时抗神经节苷脂抗体 GM2 水平升高最显著，但在第 5、8、12 及 16 天差异无统计学意义。

（2）乙脑病毒感染小鼠后坐骨神经中抗神经节苷脂抗体的表达：ELISA 检测坐骨神经抗神经节苷脂抗体的表达水平，结果如图 8-44 所示，与对照组相比，病毒组坐骨神经在第 5、8、12 和 16 天时抗神经节苷脂抗体 GM1、GD1a 表达水平明显升高，且差异存在统计学意义。病毒组第 5 天和第 12 天、第 8 天和第 12 天、第 16 天和第 12 天之间均存在显著性差异，且在第 12 天时坐骨神经抗神经节苷脂抗体 GM1、GD1a 水平升高最显著。

病毒组坐骨神经在第 5、8、12 和 16 天时与对照组相比，抗神经节苷脂抗体 GM2、GD1b 表达水平明显升高，且差异存在统计学意义。病毒组第 5 天与第 12 天差异存在明显统计学意义，且在第 12 天时坐骨神经抗神经节苷脂抗体 GM2 水平升高最显著（图 8-44）。

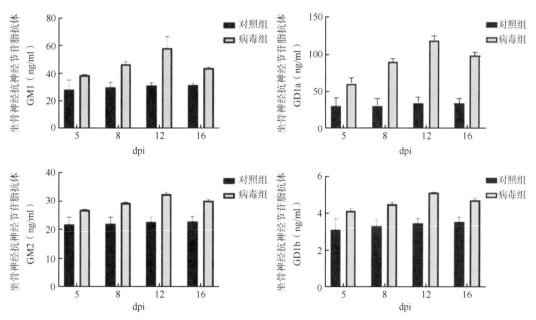

图 8-44　小鼠坐骨神经中抗神经节苷脂抗体的测定

dpi：感染后天数

（3）乙脑病毒感染后小鼠血清中补体成分的表达：ELISA 检测血清补体成分的表达水平。其结果如图 8-45 所示，与对照组相比，病毒组在第 5、8、12 和 16 天时，补体 3（C3）表达水平明显升高，在第 8、12 和 16 天时差异存在统计学意义。病毒组第 5 天与第 12 天差异存在统计学意义，且第 12 天时 C3 水平升高最显著。

与对照组相比，病毒组膜攻击复合体（MAC）在第5、8、12及16天明显升高且差异存在统计学意义。病毒组第5天与第12天、16天差异均存在统计学意义，且12天时MAC水平升高最显著。

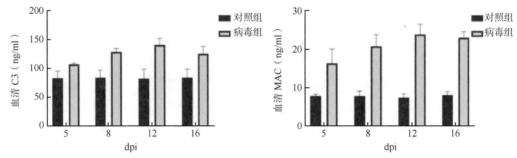

图 8-45　小鼠血清中补体成分的测定
dpi: 感染后天数

（4）乙脑病毒感染后小鼠坐骨神经中补体成分的表达：ELISA检测坐骨神经中补体成分的表达水平。其结果如图8-46所示，与对照组相比，病毒组在第8、12及16天时坐骨神经中C3表达水平明显升高，且差异存在统计学意义。病毒组第5天与第12天差异存在明显统计学意义，且在第12天时C3水平升高最显著。

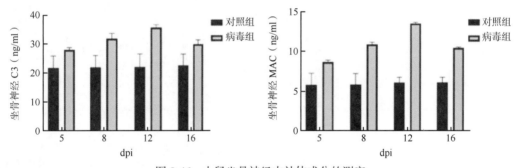

图 8-46　小鼠坐骨神经中补体成分的测定
dpi: 感染后天数

与对照组相比，病毒组坐骨神经中MAC水平明显升高，且在第5、8、12及16天时差异存在统计学意义。病毒组第5天与第8、12天、第8天与第12天及第16天与第12天差异存在明显统计学意义，且第12天时膜攻击复合体水平升高最显著。

（5）乙脑病毒感染后小鼠坐骨神经郎飞结形态结构改变：对照组透射电镜见小鼠坐骨神经组织无明显水肿，有髓神经数量丰富，神经纤维无肿胀；郎飞结两端髓鞘稍松散，无髓神经膜结构存在，两端粗细均匀，神经微丝、微管丰富；施万细胞结构尚可，细胞器结构正常。髓鞘数量较多，局部板层结构稍离散。轴索未见萎缩，线粒体无肿胀，内质网结构尚可（图8-47）。

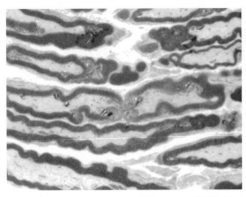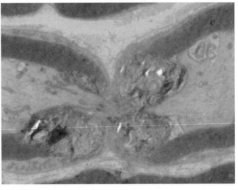

图 8-47　对照组的坐骨神经及郎飞结形态

给予病毒第 5 天，透射电镜见小鼠坐骨神经组织轻度水肿，有髓神经数量丰富，轴索未见明显萎缩，少量神经纤维呈节段性破坏；郎飞结两端髓鞘松散，稍延长，无髓神经膜结构存在，两端等宽，神经微丝、微管丰富；施万细胞结构尚可，细胞器结构正常。髓鞘数量较多，大多厚薄均一，个别区域板层结构松散，少量髓鞘中部分已经脱髓。轴索未见明显萎缩，局部膜下水肿，神经微丝及微管丰富。线粒体肿胀，膜内基质变淡，局部隆起。内质网结构尚可（图 8-48 ）。

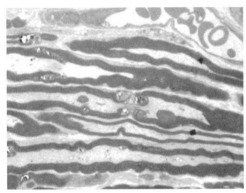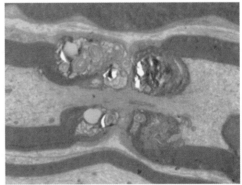

图 8-48　病毒组第 5 天的坐骨神经及郎飞结形态

给予病毒第 8 天，透射电镜见小鼠坐骨神经组织中度水肿，有髓神经数量丰富，个别轴索萎缩，神经纤维呈节段性破坏；郎飞结两端髓鞘松散，延长，无髓神经膜结构存在，两端粗细不一，一端明显变窄，神经微丝、微管丰富；施万细胞结构尚可，细胞器结构正常。髓鞘数量较多，局部板层结构离散，厚薄不均一，较多髓鞘中部分已经脱髓。轴索个别轻微萎缩，局部膜下水肿，神经微丝及神经微管丰富。线粒体肿胀，变大、变圆，膜内基质变淡。内质网肿胀（图 8-49 ）。

给予病毒第 12 天，透射电镜见小鼠坐骨神经组织重度损伤，有髓神经数量减少，间质内可见较多游离红细胞，轴索明显萎缩，部分有髓神经沃勒变性；郎飞结两端髓鞘崩解，变性髓鞘呈同心圆结构改变，郎飞结明显延长，无髓神经膜塌陷，明显萎缩，神经微丝、微管丰富；施万细胞水肿，细胞膜破损。髓鞘数量较多，大多厚薄不一，结构模糊、断裂，

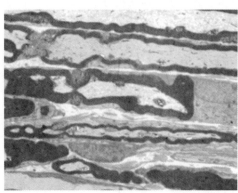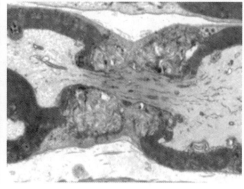

图 8-49　病毒组第 8 天的坐骨神经及郎飞结形态

板层结构松散，变性髓鞘呈同心圆结构改变。轴索明显萎缩，膜下水肿，神经微丝及微管丰富。线粒体明显肿胀，膜破损、溶解。内质网膜破损、溶解（图 8-50）。

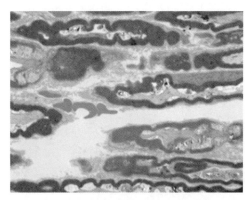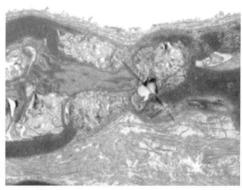

图 8-50　病毒组第 12 天的坐骨神经及郎飞结形态

给予病毒第 16 天，透射电镜见小鼠坐骨神经组织中度水肿，有髓神经数量丰富，轴索可见萎缩，神经纤维呈节段性破坏；郎飞结两端髓鞘松散，延长，无髓神经膜结构存在，神经微丝、微管丰富；施万细胞水肿。髓鞘数量较多，局部板层结构离散，呈节段性破坏，部分已经脱髓鞘。轴索可见明显萎缩，基质均匀，神经微丝及微管丰富。线粒体肿胀，膜内基质变淡。内质网肿胀（图 8-51）。

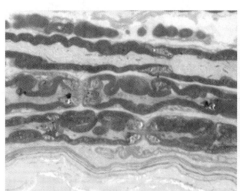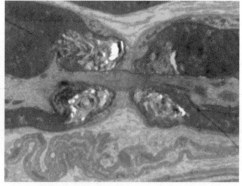

图 8-51　病毒组第 16 天的坐骨神经及郎飞结形态

（6）郎飞结钠通道簇及其周围相关分子的表达：乙脑病毒感染小鼠后坐骨神经郎飞结及其周围相关分子的表达水平发生了明显改变。结果表明，与对照组相比，钠通道蛋白Nav1.6的表达水平在第5天时开始下降，于第12天降低最明显，而在第16天时则较第12天有所升高。为了进一步阐明自身免疫攻击是如何破坏Nav通道簇的，进一步研究了郎飞结轴突的分子组织。细胞骨架蛋白βⅣspectrin将Nav通道和神经丝蛋白186连接到以肌动蛋白为基础的细胞骨架上。在对照组，钠通道、Ⅳspectrin、神经丝蛋白186在节点均能明显检测到。当病毒感染后神经丝蛋白186和βⅣspectrin的表达均较对照组明显下降，12天时下降最明显，且与钠通道蛋白Nav1.6下降趋势保持一致，表明郎飞结的Nav通道被破坏。结合坐骨神经中抗神经节苷脂抗体及补体水平在乙脑病毒感染后明显升高，升高趋势与钠通道蛋白及其相关蛋白下降趋势保持一致，表明抗神经节苷脂抗体介导的自身免疫攻击破坏了郎飞结钠通道及轴突的相关分子结构。

在周围神经系统中，施万细胞形成髓鞘，并向郎飞结间隙延伸微绒毛的环。Nav通道的聚集需要来自施万细胞微绒毛的接触，其中一种称为胶质蛋白的细胞黏附分子与神经丝蛋白186结合并开始形成郎飞结。这些微绒毛可能在稳定郎飞结膜结构域方面发挥重要作用。在人类急性运动轴突性神经病中，施万细胞微绒毛在延长的郎飞结处移位。为了研究施万细胞微绒毛的改变是否可能导致郎飞结的破坏，分析了另一种富含微绒毛的蛋白膜突蛋白（moesin）的免疫反应性。用Western blot检测膜突蛋白的表达水平，结果显示与钠通道蛋白的表达趋势保持一致。这些发现表明，自身免疫攻击也会破坏施万细胞微绒毛，但尚不清楚这是原发性的还是继发于郎飞结轴膜的破坏。

结间和近结间连接的破坏可能会成为离子通道定位的扩散障碍。考虑到副结连接的破坏可能导致节点Nav通道的改变，为了验证这一点，用Western blot检测Caspr的表达水平。Caspr是一种位于副结轴索膜的细胞黏附分子，对轴索胶质连接的形成至关重要。乙脑病毒感染后坐骨神经中Caspr的表达水平与钠通道蛋白和膜突蛋白的表达趋势一致。这些结果显示轴胶质连接也被自身免疫攻击破坏，提示副结连接的破坏可能导致Nav通道簇的改变（图8-52）。

综上所述，乙脑病毒诱导C57BL/6小鼠坐骨神经先出现以脱髓鞘为主，之后伴有轴突变性的损伤。病毒通过下调宿主线粒体功能，导致ROS过度产生引起氧化应激及DNA损伤，上调宿主自身免疫应答反应，使免疫反应失衡，导致炎症因子的过度表达，介导周围神经炎性损伤及细胞凋亡。另外，在乙脑病毒感染小鼠的模型中，抗神经节苷脂抗体通过补体途径破坏了外周运动神经纤维中的郎飞结，郎飞结病变可能是乙脑病毒感染急性期神经传导失败和随后肢体无力的主要原因。

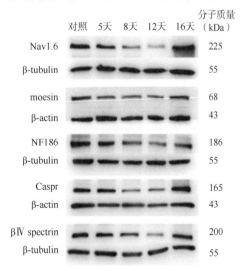

图8-52　郎飞结钠通道簇及其周围相关分子的表达

四、基于酸性鞘磷脂酶/神经酰胺通路介导乙脑病毒感染后周围神经损害研究

鉴于上述研究已经发现乙脑病毒感染周围神经损伤和神经免疫发病机制的新证据，笔者团队基于酸性鞘磷脂酶激活细胞免疫反应介导的周围神经损害，进一步揭示乙脑病毒引起周围神经损害的免疫机制。

研究利用乙脑病毒感染 Wistar 大鼠，观察动物行为，以确定大鼠发病；通过双侧坐骨神经肌电图，明确周围神经病变情况；采用 HE 染色坐骨神经检测炎症细胞浸润情况；通过坐骨神经免疫荧光及透射电镜证实坐骨神经的病理改变；采用 Western blot 测定乙脑病毒 E 蛋白的表达量，进一步证实大鼠动物模型的成功构建；在模型动物基础上，用免疫组化、Western blot 检测坐骨神经上 CD4$^+$T 细胞的浸润、紧密连接蛋白及血神经屏障损害的标志物表达；用免疫荧光评估神经酰胺和基质金属蛋白酶 9 的表达和定位；采用流式细胞术分选脾脏中的免疫细胞并用 ELISA 检测细胞因子的变化；通过 Western blot 检测坐骨神经中酸性鞘磷脂酶和血清中酸性鞘磷脂酶及其代谢产物含量，电镜观察血神经屏障结构，并设对照组及重组酸性鞘磷脂酶或者酸性鞘磷脂酶抑制剂处理组。具体研究结果如下。

（一）动物模型的构建

（1）接种病毒后，大鼠表现出神经系统疾病的特征：乙脑病毒感染大鼠在感染第 7 天出现了肢体无力症状，肌肉无力严重程度评分：感染后第 1 天时最高为 4 分，感染后第 7 天肢体力量恢复。毛发在感染后出现发黄、枯燥和没有光泽，在感染后第 15 天可恢复正常（图 8-53）。

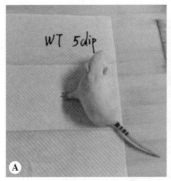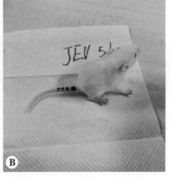

图 8-53　乙脑病毒感染后对大鼠皮毛的影响

A. 对照组；B. 模型组

（2）肌电图获取大鼠双侧坐骨神经复合肌肉动作电位，提示周围神经损伤：乙脑病毒感染大鼠的坐骨神经传导速度在感染后第 3 天、6 天和 12 天时低于对照组，至感染后 19 天与对照组无显著性差异（图 8-54）。

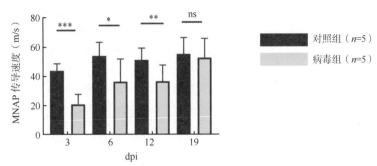

图 8-54　感染乙脑病毒的大鼠在第 3、6、12 和 19 天时的电生理学变化

dpi：感染后天数；MNAP：运动电位传导速度。*$P<0.05$，**$P<0.01$，***$P<0.001$，ns 代表无显著性差异

（3）乙脑病毒感染大鼠坐骨神经组织病理学检查结果（HE 染色）：坐骨神经切片 HE 染色显示乙脑病毒感染组大量炎症细胞浸润明显高于对照组（图 8-55）。

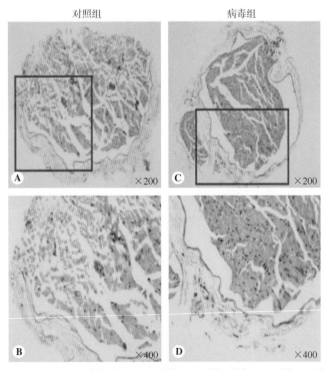

图 8-55　乙脑病毒感染大鼠的坐骨神经在感染后第 6 天时的 HE 染色

（4）乙脑病毒导致大鼠坐骨神经有髓纤维丢失及超微结构改变：与对照组坐骨神经相比，乙脑病毒感染组在感染后第 6 天和 19 天时 S100β 显著减少，如图 8-56 所示。透射电镜发现乙脑病毒感染组中，坐骨神经的有髓神经纤维髓鞘板层分离，轴突受压明显，出现萎缩等损伤（图 8-57）。

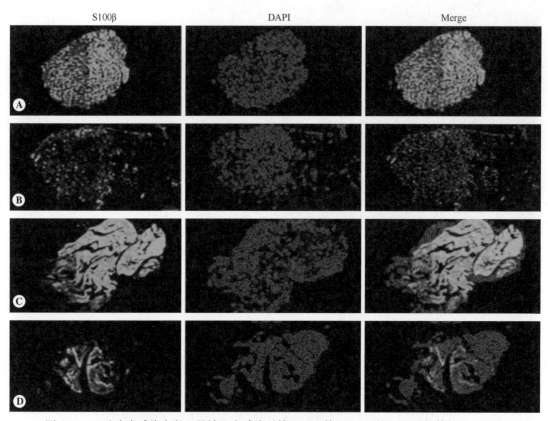

图 8-56　乙脑病毒感染大鼠坐骨神经在感染后第 6 天和第 19 天用抗 S100β 抗体标记的变化

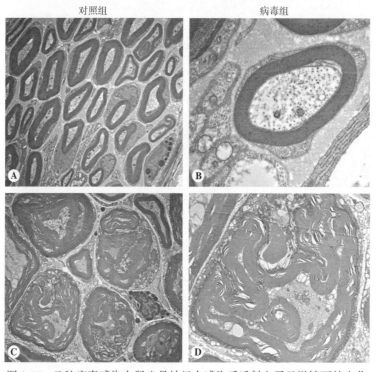

图 8-57　乙脑病毒感染大鼠坐骨神经在感染后透射电子显微镜下的变化

（二）乙脑病毒通过酸性鞘磷脂酶/神经酰胺破坏坐骨神经紧密连接及对淋巴细胞分化的影响

（1）乙脑病毒增加了大鼠血清白细胞介素 17、干扰素 γ 促炎细胞因子、酸性鞘磷脂酶和神经酰胺水平：在感染后第 6 天，乙脑病毒感染的大鼠白细胞介素 17、干扰素 γ、酸性鞘磷脂酶和神经酰胺水平均升高。感染后第 19 天时，白细胞介素 17 一直维持在高水平，干扰素 γ 促炎细胞因子、酸性鞘磷脂酶、神经酰胺水平下降与对照组比较没有显著性差异（图 8-58）。

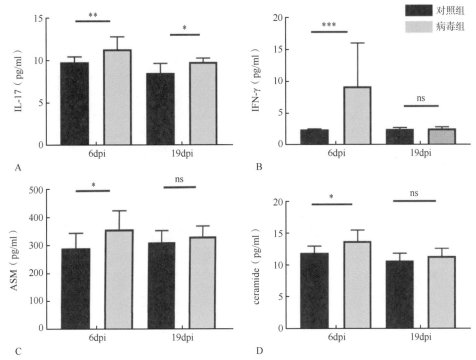

图 8-58　乙脑病毒对大鼠血清中白细胞介素 17、干扰素 γ、酸性鞘磷脂酶和神经酰胺的影响
IL-17：白细胞介素 17；IFN-γ：干扰素 γ；ASM：酸性鞘磷脂酶；ceramide：神经酰胺。*$P<0.05$，**$P<0.01$，***$P<0.001$，ns 代表无显著性差异

（2）乙脑病毒破坏了大鼠坐骨神经血神经屏障的紧密连接结构：用透射电镜观察坐骨神经远端紧密连接的结构，在感染后第 3 天，乙脑病毒感染组可以看到神经节段的紧密连接结构距离增大（图 8-59）。

（3）乙脑病毒诱导大鼠坐骨神经神经酰胺和基质金属蛋白酶 9 增加：免疫荧光研究结果见图 8-60。在对照组大鼠坐骨神经横切面上，神经酰胺的免疫荧光在神经内膜区和神经束膜区有弥散信号（图 8-60A）。在感染后第 6 天时，乙脑病毒导致神经酰胺显著增加（图 8-60B），乙脑病毒感染坐骨神经的神经酰胺总荧光强度增强，最强烈的标记位于神经束膜周围区域。与对照组相比（图 8-60C），感染后第 19 天的结果与感染后第 6 天的结果相一致（图 8-60D）。

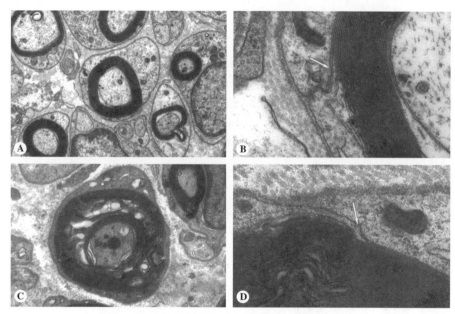

图 8-59 乙脑病毒感染后坐骨神经紧密连接处变化

正常坐骨神经节段（A、B，放大倍数 5.0k，比例尺 2μm）和乙脑病毒感染后 3 天（C、D，放大倍数 30.0k，比例尺 500nm）的坐骨神经节段的透射电子显微镜下照片。箭头指向紧密连接的吻合点。

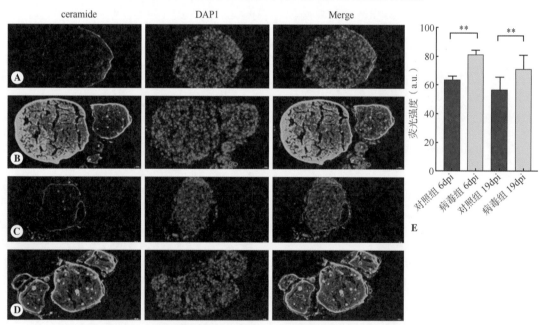

图 8-60 乙脑病毒感染大鼠坐骨神经中神经酰胺的增加（比例尺 100μm）

A. 对照组大鼠在感染后第 6 天；B. 乙脑病毒感染大鼠第 6 天；C. 对照组大鼠在感染第 19 天；D. 乙脑病毒感染大鼠第 19 天；
E. 神经酰胺（ceramide）信号强度在 6 天和 19 天后量化。**$P < 0.01$。该图是神经酰胺荧光的量化

　　神经酰胺可能在基质降解和凋亡过程中起中介作用，神经酰胺诱导基质金属蛋白酶 1、基质金属蛋白酶 9 表达。因此，首先确定乙脑病毒诱导大鼠基质金属蛋白酶 9 表达是否是通过神经酰胺介导的。在坐骨神经横切面的免疫荧光，在感染第 6 天时，对照组基质金属

蛋白酶 9 的免疫荧光在血管区域有主要信号（图 8-61A）。而乙脑病毒感染组中，坐骨神经中基质金属蛋白酶 9 有弥散信号，多在血管周围（图 8-61B）。乙脑病毒导致基质金属蛋白酶 9 显著表达，总荧光强度增强；在感染第 19 天时，乙脑病毒感染组大鼠基质金属蛋白酶 9 荧光反应也是增强的（图 8-61D），乙脑病毒感染组坐骨神经中基质金属蛋白酶 9 总荧光强度较对照组（图 8-61C）明显增加。

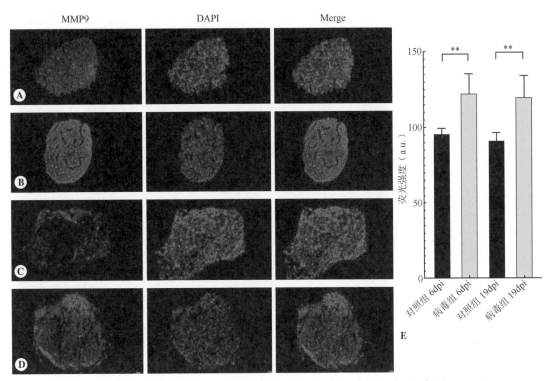

图 8-61　基质金属蛋白酶 9 在乙脑病毒感染大鼠坐骨神经中的变化（比例尺 100μm）

基质金属蛋白酶 9 在对照组大鼠感染第 6 天（A）、乙脑病毒感染大鼠第 6 天（B）、对照组大鼠感染第 19 天（C）、乙脑病毒感染大鼠第 19 天（D）的坐骨神经纤维横切面上的表达。**P<0.01。E. 基质金属蛋白酶 9 荧光的定量

（4）乙脑病毒诱导大鼠坐骨神酸性鞘磷脂酶、乙脑病毒 E 蛋白增加和 claudin-1 蛋白减少：乙脑病毒感染大鼠后，在感染第 6 天使用 Western blot 分析酸性鞘磷脂酶和 claudin-1 蛋白的表达，与对照组相比，乙脑病毒感染组坐骨神经中的酸性鞘磷脂酶蛋白含量明显升高，claudin-1 表达较对照组明显降低，乙脑病毒 E 蛋白表达较对照组明显升高（图 8-62）。

（5）乙脑病毒对大鼠脾脏淋巴细胞的影响：与对照组相比，乙脑病毒感染组在感染后第 6 天抑制了脾脏 CD4⁺ T 细胞中 Th1 细胞的比例，在感染第 19 天时，乙脑病毒感染后的

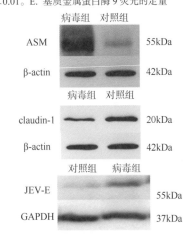

图 8-62　各组坐骨神经中蛋白表达情况

ASM：酸性鞘磷脂酶；claudin-1：密封蛋白-1；JEV-E：乙脑病毒 E 蛋白

大鼠脾脏 CD4$^+$ T 细胞中 Th1 细胞的比例上升，与对照组无显著性差异（图 8-63）。

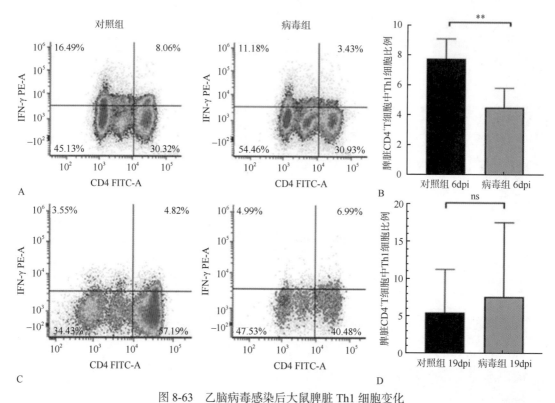

图 8-63 乙脑病毒感染后大鼠脾脏 Th1 细胞变化

A、B. 感染第 6 天时 Th1 细胞在脾脏 CD4$^+$ T 细胞中的比例；C、D. 感染第 19 天时 Th1 细胞在脾脏 CD4$^+$ T 细胞中的比例。

**$P<0.01$，ns 代表无显著性差异

乙脑病毒感染组在感染第 6 天时 Th2 细胞的比例与对照组无显著性差异，在第 19 天时，乙脑病毒感染后的大鼠脾脏 CD4$^+$ T 细胞中 Th2 细胞的比例较前上升，高于对照组（图 8-64）。

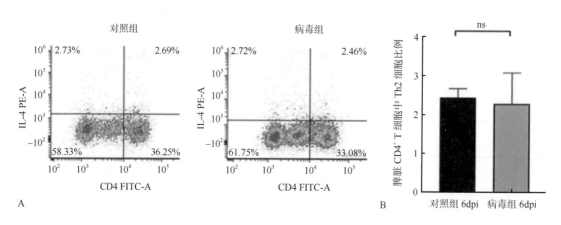

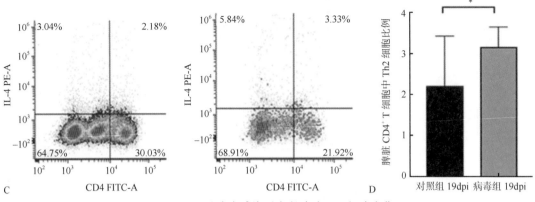

图 8-64 乙脑病毒感染后大鼠脾脏 Th2 细胞变化

A、B. 感染第 6 天时 Th2 细胞在脾脏 CD4⁺ T 细胞中的比例；C、D. 感染第 19 天时 Th2 细胞在脾脏 CD4⁺ T 细胞中的比例。

*P＜0.05，ns 代表无显著性差异

乙脑病毒感染组在感染第 6 天时 Th17 细胞的比例升高，在第 19 天时 Th17 细胞的比例高于对照组（图 8-65）。

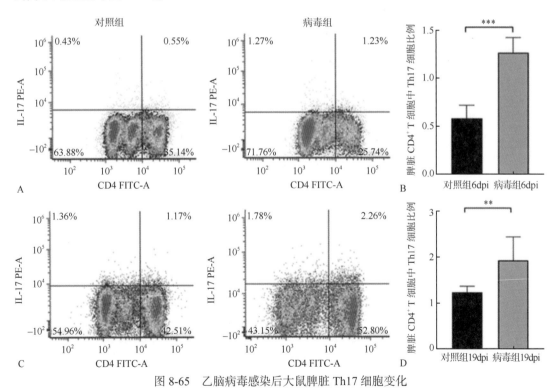

图 8-65 乙脑病毒感染后大鼠脾脏 Th17 细胞变化

A、B. 感染第 6 天时 Th17 细胞在脾脏 CD4⁺ T 细胞中的比例；C、D. 感染第 19 天时 Th17 细胞在脾脏 CD4⁺ T 细胞中的比例。

P＜0.01，*P＜0.001

乙脑病毒组感染组在感染第 6 天时调节性 T 细胞（Treg 细胞）的比例升高，在第 19 天时 Treg 细胞的比例又明显低于对照组（图 8-66）。

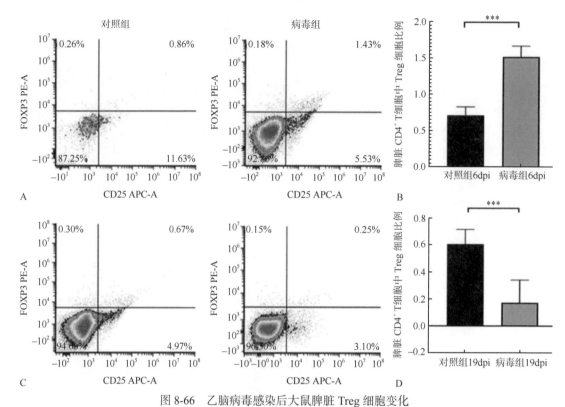

图 8-66　乙脑病毒感染后大鼠脾脏 Treg 细胞变化

A、B. 感染第 6 天时 Treg 细胞在脾脏 CD4[+] T 细胞中的比例；C、D. 感染第 19 天时 Treg 细胞在脾脏 CD4[+] T 细胞中的比例。

***$P < 0.001$

（三）酸性鞘磷脂酶促进乙脑病毒感染后大鼠坐骨神经损害

（1）酸性鞘磷脂酶对乙脑病毒感染后动物模型运动功能评分影响：注射重组酸性鞘磷脂酶组在疾病高峰期的动物运动功能评分在感染后第 2 天（4.0±0.0）、第 3 天（3.72±0.46）、第 4 天（2.56±0.51）高于乙脑病毒感染组。两组之间有显著性差异（图 8-67）。

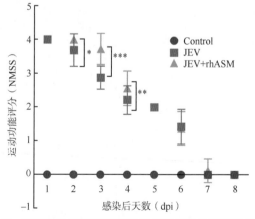

图 8-67　重组酸性鞘磷脂酶对乙脑病毒感染临床评分的影响

重组酸性鞘磷脂酶+乙脑病毒感染组（JEV+rhASM）、乙脑病毒感染组（JEV）和对照组（Control）测量大鼠的运动功能评分。各组中，0～3 天，$n=24$；4～6 天，$n=18$；7～12 天，$n=12$；13～19 天，$n=12$；n 为大鼠数。*$P < 0.05$，**$P < 0.01$，***$P < 0.001$

（2）酸性鞘磷脂酶对乙脑病毒感染后动物模型神经电生理影响：注射重组酸性鞘磷脂酶的乙脑病毒感染组（JEV+rhASM）和乙脑病毒感染组（JEV）在感染第6天和第12天时运动神经动作电位（MNAP）传导速度较正常对照组（Control）显著降低；复合肌肉动作电位（CMAP）波幅在感染第 6 天时，注射重组酸性鞘磷脂酶的乙脑病毒感染组和乙脑病毒感染组显著降低。与对照组相比，乙脑病毒感染组在感染第 12 天和第 19 天时波幅恢复至对照水平，注射重组酸性鞘磷脂酶的乙脑病毒感染组在第 12 天和第 19 天时波幅与对照组相比仍显著降低（图 8-68）。

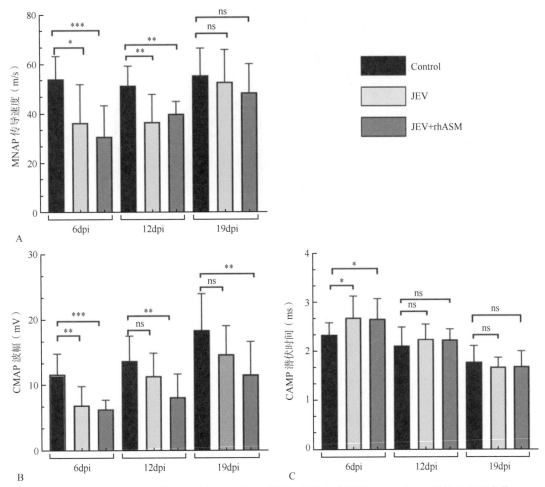

图 8-68　注射重组酸性鞘磷脂酶的乙脑病毒感染组大鼠在感染第 6、12 和 19 天的电生理变化

*$P<0.05$，**$P<0.01$，***$P<0.001$，ns 代表无显著性差异

（3）酸性鞘磷脂酶对大鼠坐骨神经有髓纤维的影响：坐骨神经半薄横切面显示，与对照组坐骨神经相比（图 8-69A），乙脑病毒感染组在第 6 天（图 8-69B）注射重组酸性鞘磷脂酶的乙脑病毒感染组（图 8-69C）的 S100β 与对照组相比显著减少，而注射重组酸性鞘磷脂酶的乙脑病毒感染组与乙脑病毒感染组的 S100β 之间没有显著性差异。

（4）酸性鞘磷脂酶增加了大鼠血清酸性鞘磷脂酶及其活性、白细胞介素 17 和神经酰胺水平：在感染第 6 天时，注射重组酸性鞘磷脂酶的乙脑病毒感染组大鼠酸性鞘磷脂酶（ASM）

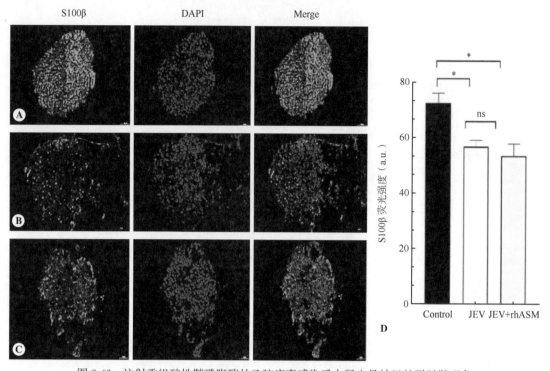

图 8-69　注射重组酸性鞘磷脂酶的乙脑病毒感染后大鼠坐骨神经的脱髓鞘现象

A. 对照组大鼠坐骨神经在感染第 6 天时 S100β 免疫荧光；B. 乙脑病毒感染组大鼠坐骨神经在感染第 6 天时 S100β 免疫荧光；
C. 注射重组酸性鞘磷脂酶和乙脑病毒的大鼠坐骨神经在感染第 6 天时 S100β 免疫荧光。D. 3 组 S100β 荧光强度比较，
*P<0.05，ns 代表无显著性差异

及其活性和神经酰胺（ceramide）、白细胞介素 17（IL-17）、干扰素 γ（IFN-γ）水平均较对照组升高，酸性鞘磷脂酶及其活性较乙脑病毒感染组升高，干扰素 γ 水平较乙脑病毒感染组降低，而神经酰胺和白细胞介素 17 水平较乙脑病毒感染组无差异。在感染第 19 天时，注射重组酸性鞘磷脂酶的乙脑病毒感染组中酸性鞘磷脂酶及其活性、神经酰胺和白细胞介素 17 一直维持在高水平，尤其是神经酰胺水平升高比较明显，干扰素 γ 促炎细胞因子水平与对照组比较没有显著性差异（图 8-70）。

（5）注射重组酸性鞘磷脂酶增加了大鼠坐骨神经酸性鞘磷脂酶和 CD4 细胞浸润：在感染第 6 天使用免疫组化的方法观察坐骨神经中 CD4+ 细胞的变化，结果如图 8-71 所示。与

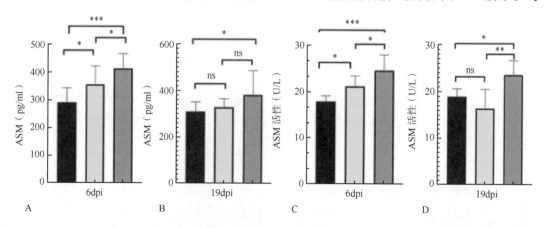

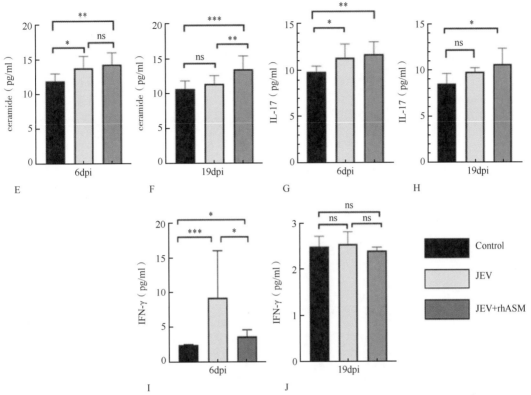

图 8-70　注射重组酸性鞘磷脂酶对大鼠血清中白细胞介素 17、干扰素 γ、酸性鞘磷脂酶和神经酰胺
的影响

*$P<0.05$，**$P<0.01$，***$P<0.001$，ns 代表无显著性差异

对照组相比，乙脑病毒感染组和注射重组酸性鞘磷脂酶的乙脑病毒感染组 CD4$^+$细胞比例明显升高，而这两组间 CD4$^+$细胞比例无差异。

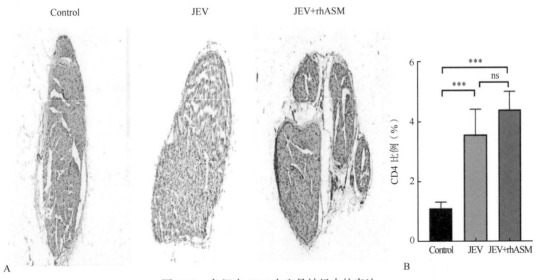

图 8-71　各组中 CD4 在坐骨神经中的表达

感染第 6 天时对照组和乙脑病毒感染组，以及注射重组酸性鞘磷脂酶的乙脑病毒感染组坐骨神经中 CD4 的免疫组化表达（A）
及 CD4$^+$细胞所占面积（B）。***$P<0.001$，ns 代表无显著性差异

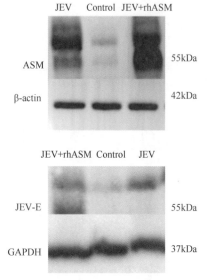

图 8-72 各组坐骨神经中相关蛋白含量变化

（6）Western blot 检测各组酸性鞘磷脂酶、乙脑病毒 E 蛋白的含量：与对照组相比，乙脑病毒感染组和注射重组酸性鞘磷脂酶的乙脑病毒感染组坐骨神经中酸性鞘磷脂酶和乙脑病毒 E 蛋白含量明显升高，且注射重组酸性鞘磷脂酶的乙脑病毒感染组坐骨神经中酸性鞘磷脂酶含量明显高于乙脑病毒感染组（图 8-72）。

如图 8-73 所示，与对照组（图 8-73A）相比，乙脑病毒感染组（图 8-73B）和注射重组酸性鞘磷脂酶的乙脑病毒感染组（图 8-73C）坐骨神经中神经酰胺平均荧光强度均较对照组明显升高，但这两组间坐骨神经中神经酰胺平均荧光强度无显著性差异。

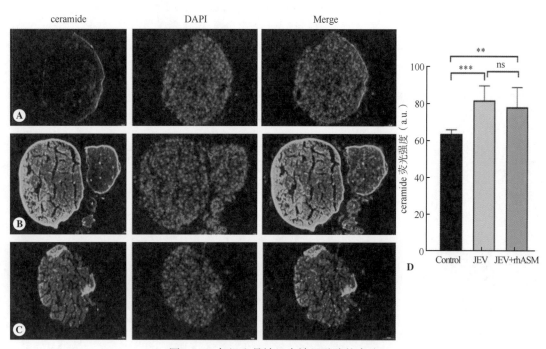

图 8-73 各组坐骨神经中神经酰胺的表达

对照组大鼠在感染第 6 天（A）、乙脑病毒感染组大鼠在感染第 6 天（B）及注射重组酸性鞘磷脂酶的乙脑病毒感染组（C）坐骨神经纤维横截面上神经酰胺的表达。D. 神经酰胺荧光的定量。**$P<0.01$，***$P<0.001$，ns 代表无显著性差异

（7）酸性鞘磷脂酶对乙脑病毒大鼠脾脏淋巴细胞的影响：与乙脑病毒感染组相比，在疾病急性期注射重组酸性鞘磷脂酶的乙脑病毒感染组脾脏 CD4[+] T 细胞中 Th1 细胞、Th2 细胞、Treg 细胞比例没有明显变化，而注射重组酸性鞘磷脂酶的乙脑病毒感染组脾脏中 Th17 细胞的比例明显高于乙脑病毒感染组和对照组（图 8-74）。

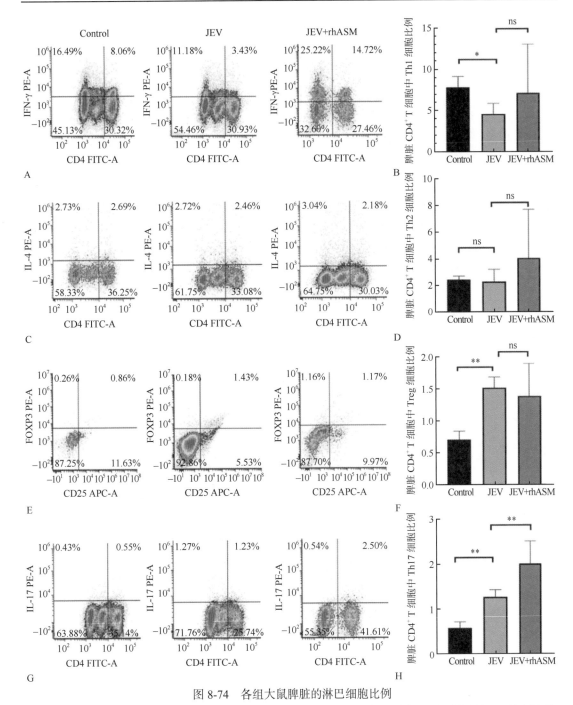

图 8-74　各组大鼠脾脏的淋巴细胞比例

A. 在感染第 6 天时用流式细胞仪计算 T 细胞中 Th1 细胞的数量；B. 在脾脏 CD4[+]T 细胞中 Th1 细胞的比例；C. 用流式细胞仪计算 T 细胞中 Th2 细胞的数量；D. 在脾脏 CD4[+]T 细胞中 Th2 细胞的比例；E. 用流式细胞仪计算 T 细胞中 Treg 细胞的数量；F. 在脾脏 CD4[+]T 细胞中 Treg 细胞的比例；G. 用流式细胞仪计算 T 细胞中 Th17 细胞的数量；H. 在脾脏 CD4[+]T 细胞中 Th17 细胞的比例。**$P<0.01$，ns 代表无显著性差异

（四）酸性鞘磷脂酶抑制剂对乙脑病毒感染后周围神经损害大鼠模型的干预研究

（1）注射用免疫球蛋白为最佳酸性鞘磷脂酶抑制剂：为了研究酸性鞘磷脂酶抑制剂对

乙脑病毒感染后大鼠血清酸性鞘磷脂酶及其活性的抑制作用，笔者团队选取了酸性鞘磷脂酶直接抑制剂丙米嗪（IPM）和间接抑制剂芬戈莫德（FTY720）及临床常用静脉注射免疫球蛋白（IVIG）治疗乙脑病毒感染后大鼠。芬戈莫德组与对照组相比对酸性鞘磷脂酶有抑制作用，丙米嗪组较对照组酸性鞘磷脂酶有所上升，静脉注射免疫球蛋白治疗组与对照组相比有显著的降低酸性鞘磷脂酶的作用（图 8-75A）。同时研究检测了血清中酸性鞘磷脂酶活性，发现丙米嗪组较对照组酸性鞘磷脂酶活性升高；芬戈莫德组较对照组酸性鞘磷脂酶活性升高；静脉注射免疫球蛋白治疗组较对照组酸性鞘磷脂酶活性显著降低（图 8-75B）。

芬戈莫德组与乙脑病毒感染组相比对血清中酸性鞘磷脂酶有抑制作用，静脉注射免疫球蛋白治疗组与乙脑病毒感染组相比有显著的降低酸性鞘磷脂酶的作用。而丙米嗪与乙脑病毒感染组相比对血清中酸性鞘磷脂酶的抑制作用没有显著性差异（图 8-75C）。同时研究检测了血清中酸性鞘磷脂酶活性，丙米嗪和芬戈莫德干预后血清中酸性鞘磷脂酶活性与乙脑病毒感染组相比没有显著性差异；静脉注射免疫球蛋白治疗组较乙脑病毒感染组酸性鞘磷脂酶活性显著降低，说明免疫球蛋白明显抑制了乙脑病毒感染后大鼠血清酸性鞘磷脂酶和酸性鞘磷脂酶活性（图 8-75D）。

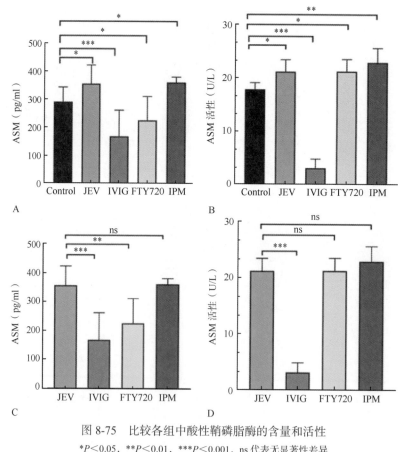

图 8-75 比较各组中酸性鞘磷脂酶的含量和活性

*$P<0.05$，**$P<0.01$，***$P<0.001$，ns 代表无显著性差异

（2）酸性鞘磷脂酶抑制剂改善乙脑病毒感染后动物模型运动功能评分：酸性鞘磷脂酶

抑制剂（静脉注射免疫球蛋白）组较乙脑病毒感染组在感染后第 2～5 天能明显改善运动功能（图 8-76），酸性鞘磷脂酶抑制剂组的运动功能评分第 2 天为（2.9±0.96）分，第 3 天为（2.3±0.65）分，第 4 天为（1.89±0.9066）分，第 5 天为（0.94±0.87）分，与乙脑病毒感染组之间有显著性差异。

（3）酸性鞘磷脂酶抑制剂改善神经电生理：静脉注射免疫球蛋白治疗组运动神经传导速度在感染后 12 天恢复至正常水平，而乙脑病毒感染组运动神经传导速度在感染第 19 天恢复至正常水平。静脉注射免疫球蛋白治疗组复合肌肉动作电位波幅在各个阶段与对照组相比，均无显著性差异，乙脑病毒感染组在感染第 6 天波幅与对照组相比明显降低（图 8-77）。

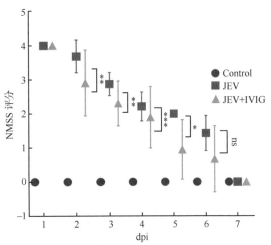

图 8-76　酸性鞘磷脂酶抑制剂在乙脑病毒感染后大鼠运动功能中的作用

测定静脉注射免疫球蛋白+乙脑病毒感染组、乙脑病毒感染组和对照组大鼠的运动功能临床评分，0～3 天，n=24；4～6 天，n=18；7～12 天，n=12；4～6 天，n=6。*P<0.05，**P<0.01，***P<0.001，ns 代表无显著性差异

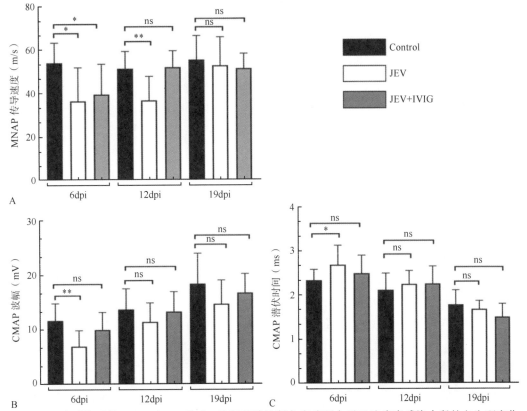

图 8-77　在感染后第 6、12 和 19 天时，注射静脉注射免疫球蛋白后乙脑病毒感染大鼠的电生理变化

*P<0.05，**P<0.01，ns 代表无显著性差异

（4）酸性鞘磷脂酶抑制剂治疗对大鼠坐骨神经有髓纤维的影响：坐骨神经半薄横切面

显示，与对照组坐骨神经相比（图 8-78A），静脉注射免疫球蛋白治疗组（图 8-78C）在感染第 6 天的 S100β 无显著性差异。乙脑病毒感染组在感染第 6 天（图 8-78B）的 S100β 比正常对照组显著减少。

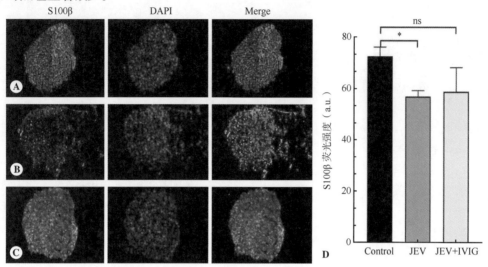

图 8-78　静脉注射免疫球蛋白治疗乙脑病毒感染后大鼠坐骨神经的髓鞘变化（比例尺 100μm）

A. 对照组的坐骨神经在感染第 6 天用 S100β 免疫荧光染色。B. 乙脑病毒感染组的坐骨神经在感染第 6 天时用 S100β 染色。C. 静脉注射免疫球蛋白治疗组的坐骨神经在感染第 6 天时用 S100β 染色。D. 有髓纤维 S100β 的平均荧光区域的数量，*$P < 0.05$，ns 代表无显著性差异

（5）酸性鞘磷脂酶抑制剂抑制了大鼠血清酸性鞘磷脂酶活性、神经酰胺、白细胞介素 17 和干扰素 γ 水平：如图 8-79 所示，在感染第 6 天时，静脉注射免疫球蛋白治疗组的大鼠酸性鞘磷脂酶及其活性、神经酰胺、白细胞介素 17 水平均较对照组显著降低，干扰素 γ 水平与对照组比较没有显著性差异，酸性鞘磷脂酶及其活性、神经酰胺、白细胞介素 17 和干扰素 γ 水平较乙脑病毒感染组显著降低。在感染第 19 天时，酸性鞘磷脂酶及其活性和白细胞介素 17 水平仍较对照组和乙脑病毒感染组下降，而神经酰胺和干扰素 γ 水平与对照组和乙脑病毒感染组比较没有显著性差异。

（6）酸性鞘磷脂酶抑制剂减少了大鼠坐骨神经 CD4[+]细胞浸润：使用免疫组化的方法观察坐骨神经中 CD4[+]细胞的变化，结果如图 8-80 所示：与对照组相比，乙脑病毒感染组 CD4[+]细胞比例明显升高，而注射免疫球蛋白治疗组与对照组 CD4[+]细胞比例无显著性差异。注射免疫球蛋白治疗组较乙脑病毒感染组 CD4[+]细胞比例显著下降。

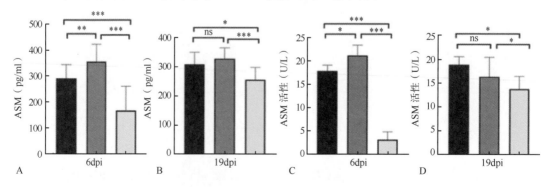

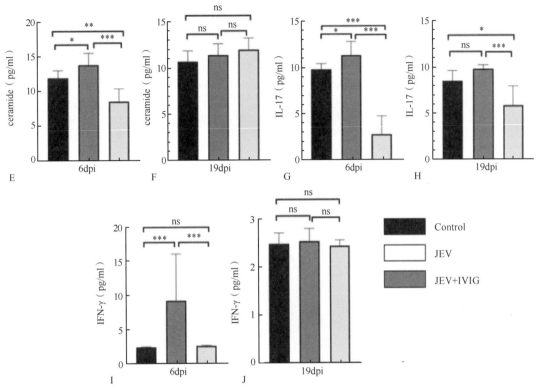

图 8-79　酸性鞘磷脂酶抑制剂对血清中白细胞介素 17、干扰素 γ、酸性鞘磷脂酶及其活性和神经酰胺的影响

*$P<0.05$，**$P<0.01$，***$P<0.001$，ns 代表无显著性差异

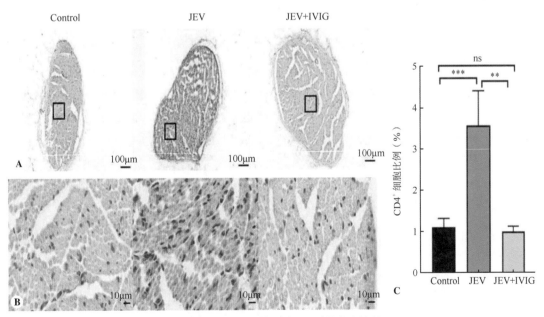

图 8-80　各组坐骨神经中 CD4$^+$的表达情况

在感染第 6 天时对照组、乙脑病毒感染组及注射免疫球蛋白治疗组坐骨神经中 CD4$^+$的表达情况。

$P<0.01$，*$P<0.001$，ns 代表无显著性差异

（7）Western blot 检测各组相关蛋白含量：如图 8-81 所示，在感染第 6 天时，注射免疫球蛋白治疗组坐骨神经中 ASM 和 claudin-1 蛋白含量较对照组无明显差异。注射免疫球蛋白治疗组较乙脑病毒感染组坐骨神经中 ASM 含量下降。

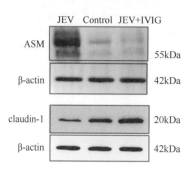

图 8-81　各组坐骨神经中酸性鞘磷脂酶和 claudin-1 蛋白的表达

如图 8-82 所示，与对照组（图 8-82A）相比，乙脑病毒感染组（图 8-82B）坐骨神经中神经酰胺平均荧光强度明显升高，注射免疫球蛋白治疗组（图 8-82C）坐骨神经中神经酰胺平均荧光强度较对照组无显著性差异，且注射免疫球蛋白治疗组坐骨神经中神经酰胺平均荧光强度明显低于乙脑病毒感染组。

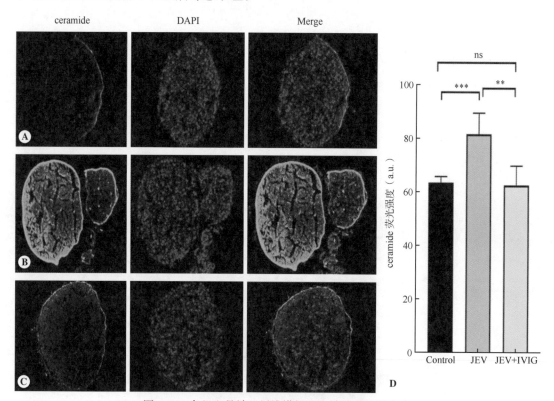

图 8-82　各组坐骨神经纤维横切面上神经酰胺的表达

A. 对照组；B. 乙脑病毒感染组；C. 注射免疫球蛋白治疗组；D. 神经酰胺平均荧光定量比较，**$P<0.01$，***$P<0.001$，ns 代表无显著性差异

如图 8-83 所示，在感染第 19 天时，与对照组相比，乙脑病毒感染组坐骨神经中基质金属蛋白酶 9 平均荧光强度明显升高，注射免疫球蛋白治疗组坐骨神经中基质金属蛋白酶 9 平均荧光强度较对照组无显著性差异，且注射免疫球蛋白治疗组坐骨神经中基质金属蛋白酶 9 平均荧光强度明显低于乙脑病毒感染组。

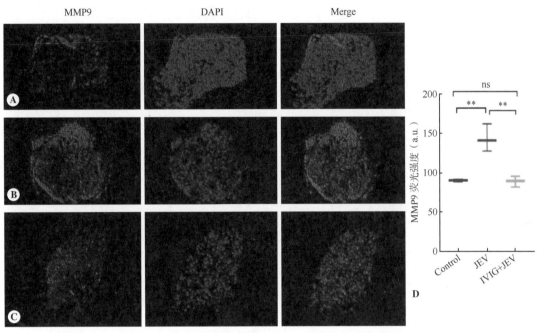

图 8-83　各组坐骨神经中基质金属蛋白酶 9 的表达

A. 对照组；B. 乙脑病毒感染组；C. 注射免疫球蛋白治疗组；D. 基质金属蛋白酶 9 荧光定量比较，**$P<0.01$，ns 代表无显著性差异

在感染后第 6 天，研究检测了坐骨神经中乙脑病毒 E 蛋白的含量：静脉注射免疫球蛋白治疗组较乙脑病毒感染组坐骨神经中乙脑病毒 E 蛋白含量明显下降（图 8-84）。

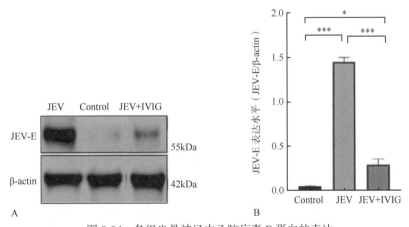

图 8-84　各组坐骨神经中乙脑病毒 E 蛋白的表达

在感染第 6 天时对照组、乙脑病毒感染组及注射免疫球蛋白治疗组中乙脑病毒 E 蛋白在坐骨神经中表达情况。

$*P<0.05$，$***P<0.001$

（8）酸性鞘磷脂酶抑制剂减少了大鼠脾脏 Th1、Th17 细胞：与乙脑病毒感染组相比，在疾病急性期注射免疫球蛋白治疗组脾脏 $CD4^+$ T 细胞中 Th2 细胞、Treg 细胞比例没有明显变化（图 8-85C～F），而注射免疫球蛋白治疗组脾脏中 Th1 细胞的比例明显低于乙脑病毒感染组和对照组（图 8-85A、B）。注射免疫球蛋白治疗组脾脏中 Th17 细胞的比例明显低于乙脑病毒感染组，和对照组相比无明显差异（图 8-85G、H）。这些结果说明，注射免疫球蛋白治疗在疾病急性期减少了 Th1、Th17 细胞的表达。

综上所述，笔者团队成功构建了大鼠乙脑病毒感染后周围神经损害动物模型；乙脑病毒感染后周围神经酸性鞘磷脂酶、神经酰胺、基质金属蛋白酶 9 水平明显上升，claudin-1 降解造成血神经屏障损害，脾脏 Th17 细胞比例升高，乙脑病毒诱导的周围神经损害可能与酸性鞘磷脂酶/神经酰胺系统介导有关。酸性鞘磷脂酶降低了坐骨神经的波

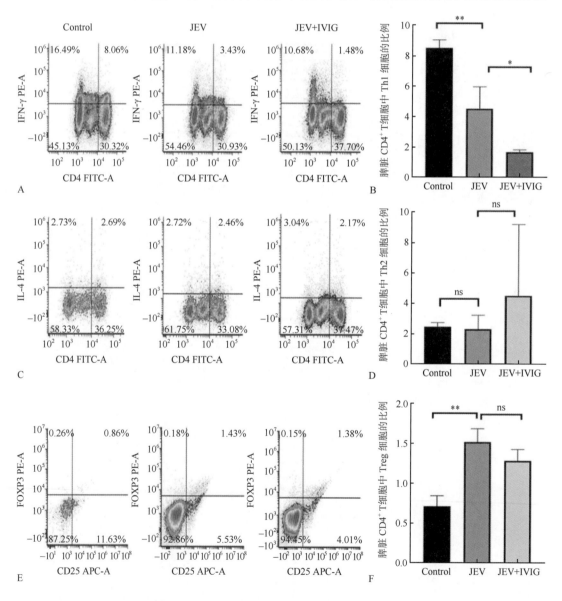

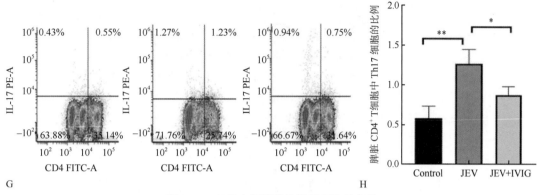

图 8-85　各组大鼠脾脏的淋巴细胞的变化

在感染第 6 天时，A. 用流式细胞仪计算在对照组、乙脑病毒感染组和静脉注射免疫球蛋白治疗组 T 细胞中 Th1 细胞的数量；B. 在对照组、乙脑病毒感染组和静脉注射免疫球蛋白组脾脏 CD4⁺ 细胞中 Th1 细胞的比例；C. 用流式细胞仪计算在对照组、乙脑病毒感染组和静脉注射免疫球蛋白治疗组 T 细胞中 Th2 细胞的数量；D. 在对照组、乙脑病毒感染组和静脉注射免疫球蛋白治疗组脾脏 CD4⁺ T 细胞中 Th2 细胞所占的比例；E. 流式细胞仪计数对照组、乙脑病毒感染组和静脉注射免疫球蛋白治疗组 T 细胞中 Treg 细胞的数量；F. 在对照组、乙脑病毒感染组和静脉注射免疫球蛋白治疗组脾脏 CD4⁺ 细胞中 Treg 细胞的比例；G. 流式细胞仪计数在对照组、乙脑病毒感染组和静脉注射免疫球蛋白治疗组 T 细胞中 Th17 细胞的数量；H. 在对照组、乙脑病毒感染组和静脉注射免疫球蛋白治疗组脾脏 CD4⁺T 细胞中 Th17 细胞的比例比较，*$P<0.05$，**$P<0.01$，ns 代表无显著性差异

幅，减慢了神经传导速度，尤其以降低波幅为著，并增加了大鼠坐骨神经酸性鞘磷脂酶、乙脑病毒 E 蛋白含量及血清酸性鞘磷脂酶、酸性鞘磷脂酶活性、白细胞介素 17 和神经酰胺水平，同时也增加了大鼠脾脏 Th17 细胞比例。此外，酸性鞘磷脂酶抑制剂升高了坐骨神经复合肌肉动作电位的波幅，提高了神经传导速度，并降低了大鼠坐骨神经酸性鞘磷脂酶、神经酰胺和基质金属蛋白酶 9 的含量，抑制了 claudin-1 的降解，保护了紧密连接，并且降低了乙脑病毒 E 蛋白的含量，同时也降低了大鼠脾脏 Th1、Th17 细胞含量。

第三节　潜在的发病机制

关于乙脑病毒引起的吉兰-巴雷综合征机制目前尚不清楚，根据其他黄病毒引起的吉兰-巴雷综合征的文献报道、机制研究及团队前期的实验结果，这里提出以下可能的科学假说。

一、分子模拟机制介导神经损伤

在法属波利尼西亚寨卡病毒流行期间，寨卡病毒感染相关吉兰-巴雷综合征神经生理变化与急性运动轴突性神经病亚型相一致。笔者团队前期报道，乙脑病毒感染相关吉兰-巴雷综合征肌电图及腓肠神经活检表明周围神经以轴索变性为主，且抗神经节苷脂抗体阳性，提示乙脑病毒感染相关吉兰-巴雷综合征可能与急性运动轴突性神经病存在相似的发病机制：乙脑病毒 E 蛋白存在类似于神经节苷脂的结构域，或者病毒在神经组织复制的过程中融合或携带了宿主细胞膜上糖脂或糖蛋白，神经节苷脂抗原被免疫细胞识别，刺激机体产生神经节苷脂抗体并与周围神经上神经节苷脂结合，通过体液免疫介导轴索损伤。神经节苷脂是具有唾液酸的糖脂，在人和哺乳动物的神经组织中含量丰富，尤其在周围神经的轴索上，包括突触前膜的神经肌肉接头及郎飞结。神经节苷脂抗体可沉积于郎飞结，抗原抗体复合物在补体参与下导致钠通道的破坏，引起传导阻滞；如果免疫损害进一步加重形成膜攻击复合物，钙离子进入轴索引起细胞骨架降解及线粒体消失，最终导致轴索变性和沃勒变性。表位预测提示寨卡病毒与髓鞘和轴突性神经病相关的蛋白质之间共有大于 500 种表位肽，这些共享抗原有助于寨卡病毒与机体的自身免疫性交叉反应，从而导致免疫性周围神经病。因此推测乙脑病毒可能存在相似发病机制：乙脑病毒表达与髓鞘或轴突相关的短肽，这些短肽被 T 细胞识别和提呈，驱动免疫细胞及炎性细胞因子到达周围神经系统，通过细胞免疫介导髓鞘损伤。

二、免疫忽视的打破

免疫系统对低水平抗原或低亲和力抗原不发生免疫应答的现象被称为免疫忽视。既往研究证明感染了巨细胞病毒及单纯疱疹病毒 1 型的成纤维细胞可以表达类似 GM2、GD2、GQ1b 表位，提示病毒感染可以上调神经节苷脂的表达。Wang 等发现神经节苷脂 GM3 含量丰富的细胞较 GM3 缺陷型细胞更易被登革病毒感染，GM3 与登革病毒复制复合体共定位于细胞内质网上，抑制 GM3 的合成可以抑制病毒基因组复制。新型冠状病毒与乙脑病毒同属于包膜病毒，Song 等报道新型冠状病毒感染者血清外泌体中富含丰富的 GM3，且外泌体中 GM3 的含量与疾病严重程度成正比。由此推测乙脑病毒感染机体后通过上调神经节苷脂的表达来促进病毒的复制，同时过量表达的神经节苷脂使免疫忽视被打破，产生自身抗体，介导周围神经损害。

三、病毒直接感染神经元或者施万细胞造成损伤

人施万细胞对寨卡病毒及黄热病毒易感，寨卡病毒可以诱导施万细胞表达白细胞介素6、干扰素信号通路、肿瘤坏死因子 α 及白细胞介素 23A 的 mRNA 变化。另一研究发现干扰素基因敲除小鼠的脊髓背根神经节神经元和施万细胞对寨卡病毒易感，寨卡病毒通过 p-eIF2α/CHOP 通路上调内质网应激并促进细胞死亡。小鼠的腹膜或脑室内注射寨卡病毒，可以在周围神经的神经元细胞上检测到寨卡病毒，并且引起 cl-CASP3 表达上调；寨卡病毒体外感染干细胞衍生的人神经嵴细胞和周围神经元可以诱发细胞转录失调及凋亡通路上调。乙脑病毒与寨卡病毒具有相同的结构特征，且团队前期乙脑病毒感染诱发周围神经损伤动物模型免疫荧光提示模型鼠周围神经上存在乙脑病毒 E 蛋白，推测乙脑病毒可以直接感染周围神经细胞并诱导细胞损伤。

四、病毒介导周围神经代谢损伤

多项研究表明感染黄病毒后脂代谢明显上调，胆固醇、脂肪酸合成受抑制，磷脂代谢可以显示抗黄病毒活性。糖酵解和氧化磷酸化对于维持细胞正常的生理状态具有重要作用。登革病毒表面的非结构蛋白 NS1 可以与甘油醛-3-磷酸脱氢酶（GAPDH）相互作用，活化 GAPDH，上调糖酵解，增加能量代谢以促进病毒本身的复制。Rothan 发现寨卡病毒及登革病毒感染激活 TLR3，TLR3 除了可以激活 I 型干扰素反应外，也可以上调糖酵解、下调三羧酸循环和氧化磷酸化，研究者推测黄病毒感染周围神经后可能通过激活 TLR3 引起糖代谢紊乱、线粒体功能失调、高水平的活性氧产生，诱导细胞凋亡及神经变性，从而导致吉兰-巴雷综合征的发生。综合黄病毒可以普遍诱发细胞代谢紊乱的研究，推测乙脑病毒感染周围神经细胞后上调糖酵解、脂质代谢，促进病毒复制，同时也下调三羧酸循环和氧化磷酸化，促进活性氧的产生，介导细胞损伤。

随着不同并发症的出现和难以控制，特别是乙脑表现出新的致病特点，黄病毒暴发与流行是亚洲、非洲乃至全世界的重大公共卫生安全问题。吉兰-巴雷综合征的发生与乙脑病毒感染密切相关，但目前尚缺乏有效的治疗和预防措施，其发病机制是科研人员和医生未来重点探索的方向，精准筛选药物治疗靶点及疫苗研发是未来迫切需要解决的重大问题。

第九章　流行性乙型脑炎的临床表现

乙脑患者的临床表现：前期为非特异性发热，潜伏期一般为 5～15 天（最短 2～3 天），包括眩晕、腹泻、僵硬，伴有抽搐、惊厥。随后出现神经系统疾病，主要表现包括癫痫、脊髓灰质炎样弛缓性麻痹及帕金森运动障碍。

一、典 型 特 征

乙脑的典型特征为钝平的面具样面容，眼睛睁大而不眨、震颤，全身张力增高、僵硬，约有 15% 的患者出现角膜炎和强直性痉挛，约 10% 的儿童出现轻微的间歇性神经麻痹。若预后不良会出现呼吸模式的改变、屈肌和伸肌姿势的改变，以及瞳孔反射和隐匿性脑反射的异常。

（一）癫痫

癫痫在儿童中很常见，可能与颅内压增高和脑干疝综合征有关。全身性强直癫痫发作比局灶性癫痫发作更为频繁，多达 1/3 的儿童在癫痫发作时仅表现出细微的临床表现，包括手指、眉毛、眼睑或口腔的轻微间歇性抽搐，并伴有眼球震颤、眼偏离、唾液过多、呼吸不规则或孤立性强直性眼偏斜。有研究表明，超过一半的全身强直性发作患者和所有轻微发作的患者都处于癫痫持续状态。鉴于癫痫的发作次数和持续状态与较高的死亡率和不良结局相关，因此认识到这些发作是至关重要的。

（二）脊髓灰质炎样弛缓性麻痹

在短暂的发热性疾病后，尽管意识水平正常，但在一个或多个肢体上迅速出现弛缓性麻痹，多发生在腿部而不是手臂，而且通常是不对称的。30% 的患者随后发展为脑炎，意识水平下降，并有上运动神经元征，但在大多数情况下急性弛缓性麻痹是唯一的特征，类似于清醒患者的脊髓灰质炎。

（三）帕金森运动障碍

运动障碍是感染的急性期和后遗症的一部分。一种典型的"帕金森综合征"包括面具样面容、震颤、僵硬。其他运动障碍包括全身性僵硬、颌骨肌张力障碍、角膜炎、舞蹈症、口面部运动障碍、肌肉痉挛、抽搐。在一些患者中，意向性震颤和共济失调可能提示小脑受累。

二、临 床 病 程

典型的乙脑患者病程可分 4 个阶段。

（一）初热期

病程第 1～3 天，体温在第 1～2 天升高到 38～39℃，伴头痛、神情倦怠和嗜睡、恶心、呕吐。小儿可有呼吸道症状或腹泻。

（二）极性期

病程第 4～10 天，进入极性期后，突出表现为全身毒血症状及脑部损害症状。高热、抽搐、呼吸衰竭是极性期的三联征。多数患者在极性期末体温下降，病情改善，进入恢复期。少数患者因严重并发症或脑部损害重而死于极性期。

（三）恢复期

极性期过后体温在 2～5 天降至正常，昏迷转为清醒，有的患者有一短期精神"呆滞阶段"，以后言语、表情、运动及神经反射逐渐恢复正常。部分患者恢复较慢，需要 1～3 个月以上。个别重症患者表现为低热、多汗、失语和瘫痪等。但经积极治疗，常可在 6 个月恢复。

（四）后遗症期

虽经积极治疗，但部分患者在发病 6 个月后仍留有神经、精神症状，称为后遗症。发生率为 5%～20%。以失语、瘫痪及精神失常最多见。如继续积极治疗，仍可望有一定程度的恢复。

三、临 床 分 型

根据病情轻重，临床上可分为轻型、普通型、重型和极重型（表 9-1）。乙脑流行期间以轻型及普通型多见。

表 9-1　乙型脑炎的临床分型

型别	体温（℃）	神志	抽搐	脑膜刺激征和（或）病理征	呼吸衰竭	病程	后遗症
轻型	38～39	清楚	无	不明显	无	1 周	无
普通型	39～40	嗜睡	偶有	有	无	10 天左右	多无
重型	40～41	浅昏迷昏迷	反复	明显	可有	2 周左右	常有
极重型	>41	深昏迷	持续	明显	迅速出现	2～3 天死亡	多有

（一）轻型

轻型的发热在 39℃以下，始终神志清楚，可有轻度嗜睡，无抽搐，头痛及呕吐不严重，脑膜刺激征不明显。1 周左右恢复，无后遗症。临床上容易漏诊。

（二）普通型（中型）

普通型的体温在 39～40℃，有意识障碍如昏睡或浅昏迷，头痛，呕吐，脑膜刺激征明显，偶有抽搐，病理征可阳性。病程 7～14 天，无或有轻度恢复期症状，一般无后遗症。

（三）重型

重型的体温持续在 40℃以上，昏迷，反复或持续抽搐，瞳孔缩小，浅反射消失，深反射先亢进后消失，病理征阳性，常有神经系统定位症状和体征，可有肢体瘫痪和呼吸衰竭。病程常在 2 周以上，常有恢复期症状，部分患者留有不同程度后遗症。

（四）极重型（暴发型）

极重型起病急骤，体温于 1～2 天升至 40℃以上，反复发作难以控制的抽搐深度昏迷，迅速出现中枢性呼吸衰竭及脑疝，病死率高，患者多在极重期死亡，幸存者常有严重后遗症。

第十章　流行性乙型脑炎的实验室诊断方法和特殊检查方法

一、血　常　规

乙脑血常规多提示白细胞总数增高（10～20）×10^9/L，早期以中性粒细胞增加为主，达80%以上，后期则以淋巴细胞为主。在后期的少数轻型患者中，血常规项目可在正常范围内。

二、脑脊液常规、生化和细胞学检查

脑脊液外观呈无色透明或微混，压力轻度增高，白细胞计数增加，多在(50～500)×10^6/L，个别可高达 1000×10^6/L 以上，少数病例可见少量红细胞。发病初期以中性粒细胞为主，以后则以淋巴细胞为主细胞学反应。蛋白质水平常轻度增高，糖正常或轻度升高，氯化物正常。少数病例在发病初期脑脊液检查可呈阴性。

三、血清、脑脊液抗神经节苷脂抗体谱检测

以脱髓鞘损害为主的患者，部分血清、脑脊液抗神经节苷脂阳性，以 GM1、GM2 多见，其中血清阳性率高于脑脊液。轴索变性为主的患者，部分血清中可检测到抗神经节苷脂 GM1、GD1a 抗体。

四、病原学检测

（一）病毒的分离鉴定

从发病初期的患者血液、脑组织及脑脊液中可分离到病毒。目前常规采用的病毒分离方法如下：采用白纹伊蚊卵细胞系（C6/36 细胞）或金黄地鼠肾细胞系（BHK-21）或非洲绿猴肾细胞（Vero）的组织细胞培养法和新生乳鼠脑内接种法，但乳鼠脑内接种方法的敏感性低于组织细胞培养法。分离得到毒株后，再用血清学、分子生物学等方法进行鉴定。但可能由于低病毒血症和抗体产生快，从 IgM 抗体滴度明显升高的患者血液、脑脊液中很难分离到乙脑病毒；从部分死亡病例脑脊液、尸检脑组织中可分离得到乙脑病毒。

病毒的分离鉴定是诊断乙脑病毒感染最传统、直接的病原学检查方法，可以准确获得病毒的主要信息。但由于病毒载量低、分离困难、工作量大、试验条件要求高、检测时间长而且影响因素多等，不利于乙脑病毒的快速检测。

（二）血清学检测

目前对乙脑的血清学检测方法很多，过去常采用补体结合试验、中和实验及血凝抑制试验。这 3 种方法需要采集急性期和恢复期双份血清进行检测，诊断费时费力，只能作为回顾诊断，不能达到早期诊断的目的。现在多采用特异性 IgM 和 IgG 抗体的酶联免疫吸附试验、间接免疫试验等微量、准确、快速的技术。

（1）补体结合试验：特异性抗原或抗体与待测抗体或抗原反应形成复合物，复合物与相应补体结合，因没有游离的补体而不发生溶血现象，称为补体结合试验阳性。补体结合试验是乙脑检测常用的传统方法，但因为补体结合抗体出现较晚，多在病后 2～3 周出现，在体内维持时间通常为 4～6 个月，所以其无早期诊断价值，一般用作回顾性诊断。通常是在初诊时和恢复期（病后 2～3 周以上）各采血 1 次，并在同一次补体结合试验中进行测定，如恢复期血清比初诊血清的效价增高 4 倍以上，即可判为阳性。而单份血清 1∶2 为可疑，1∶4 呈更高倍增加为阳性则有助于诊断。补体结合试验只适用于乙脑的确诊，不利于乙脑的快速检测。

（2）中和试验：是检测黄病毒科感染的金标准。主要是利用病毒的一些蛋白质抗原或抗原表位的抗体与病毒结合，致使病毒不能再与细胞表面的受体相结合，表现为细胞不发生病变，再通过染色计数确定培养细胞上的残余感染量，得出检测结果。陈伯权等研究表明乙脑病毒蚀斑滴度与病毒接种量呈直线关系，试验条件下病毒接种后 6 天即可进行计数，故中和试验作为血清学快速检测方法，其可重复性高，检测结果较快且稳定可靠。但乙脑病毒中和抗体于发病后 7 天左右出现，可持续 10 年以上，并且也需要用双份血清测定才有诊断价值。此外，中和试验还需要专业人员至少 5 天的人工操作。故此试验一般用作流行病学调查，不用作诊断。

（3）血细胞凝集抑制试验：乙脑病毒是有血凝素的病毒，可凝集人或动物的红细胞，称血凝现象；当抗体与乙脑病毒结合后，阻止了病毒表面的血凝素与红细胞结合，血凝现象即被抑制。乙脑的血凝抑制抗体出现较早，一般于发病后 4～5 天出现，2 周左右达到高峰并可在体内维持 1 年左右。所以，一般按恢复期血清抗体滴度是否比急性期血清抗体滴度高 4 倍以上作为实验诊断的标准。虽然血细胞凝集抑制试验已经在很大程度上被敏感性和特异性更好的新型技术所取代，但仍在某些特殊情况下用于监测乙脑病毒及其他黄病毒的感染。对比中和试验，血细胞凝集抑制试验的优势在于使用灭活抗原和禽类红细胞即可完成，无须一直提供培养细胞和对不同抗原提供多区域不同 pH 的缓冲环境。

（4）酶联免疫吸附试验

1）检测特异性抗体 IgM：酶联免疫吸附试验的特点是把酶高效、专一和敏感的特性与抗原抗体反应的特异性相结合，使其与其他血清学检测方法相比敏感性和特异性得到了提升。其原理是利用吸附在固相载体（聚苯乙烯或聚氯乙烯）表面的具有免疫活性的抗原（或抗体）与既有免疫活性又有酶活性的酶标抗体（或抗原）发生特异性结合后，再加入与标记酶对应的底物，观察有无颜色变化的酶促反应来确定是否有特异性抗原抗体结合来达到检测目的，且颜色的深浅变化与待检血清样品中抗体（或抗原）的含量呈正相关。根据不同的试剂和条件，可分为双抗体夹心法、双位点一步法、间接法、竞争法和捕获法等。此外，还可将生物素-抗生物素蛋白系统结合应用于酶联免疫吸附试验技术，显著提高酶联免疫吸附试验的敏感性和特异性。

特异性 IgM 抗体一般在病后 3～4 天即可出现，脑脊液中最早在病程第 2 天检测到，2 周达到高峰，IgG 抗体往往在 30 天后才开始产生。加上 IgM 的维持时间比较短，一般感染后数周就开始下降。因此，针对某种抗原高滴度 IgM 的出现，说明是近期感染，单份血清即可做出诊断。肖毅等随机选择疑似乙脑患者血清 50 份、脑脊液 10 份，分别用常规和快速酶联免疫吸附试验捕获法检测 IgM 抗体，阳性检出率前者为 62%、后者为 60%。结果显示，两种检测方法相差不显著。由美国武装部队医学科学研究所建立的乙脑病毒 IgM 抗体酶联免疫吸附试验捕获法已成为血清学检测的参考方法。Cuzzubo 等采用酶联免疫吸附试验捕获法诊断乙脑病毒感染者的血清和脑脊液，发现该方法的敏感度分别为 88%、81%。Shimoda 等开展了使用纯化的病毒颗粒作为抗原接种犬进行间接酶联免疫吸附试验，并分析接种后 IgM、IgG 高峰产生情况的研究，为研究新方法的实用性，据此检测了泰国曼谷 102 只犬的乙脑病毒感染情况，检出阳性 52 只，通过与其他方法的对比分析，新方法敏感度达 82%，特异度达 98%。此外，Shukla 等也使用间接酶联免疫吸附试验，检测血清和脑脊液中的 IgM 抗体，该方法与 2 个商业试剂盒检测结果的一致率分别为 97%、96%。

2）检测特异性抗体 IgG：乙脑患者血清及脑脊液中的 IgG 特异性抗体在初次感染的患者中出现较晚，且持续时间长。因此，确诊乙脑病例需采取发病早期和恢复期的双份血清比较抗体的效价，观察两者的效价差值是否在 4 倍及以上。如果既往感染过其他黄病毒，或接种过疫苗，患者在乙脑病毒感染早期即可检出较高效价的 IgG 抗体，而 IgM 抗体的滴度升高较慢。周志军等用间接酶联免疫吸附试验检测人血清中乙脑病毒 IgG 抗体，与国内同类试剂的符合率为 95.7%。高晓艳等将乙脑病毒特异性单克隆抗体包被在固相载体酶联免疫吸附试验板上，建立了检测人血清中 IgG 抗体的酶联免疫吸附试验捕获法，并与免疫荧光法相比较，该方法的敏感度为 95.6%，特异度为 85.7%，一致性为 91.3%。

（5）免疫荧光试验：可通过荧光检测技术分析荧光标记的抗体（或抗原）与待检样品中相应抗原（或抗体）的特异性结合来区分乙脑病毒感染的 IgM 和 IgG。根据使用荧光标记抗体（或抗原）的不同可分为直接法和间接法。直接法是利用荧光标记抗体（或抗原）来检测相应特异性的抗原（或抗体）。间接法则分为两步：第 1 步，用未知未标记的抗体（待检标本）加到已知抗原标本上，于 37℃孵育，使抗原抗体充分结合，然后洗涤，除去未结合的抗体；第 2 步，用于第二抗体与抗原抗体复合物的特异性结合，即加荧光标记的抗 IgG、IgM 抗体。若第 1 步发生了抗原抗体反应，标记的抗 IgG、IgM 抗体就会和已结合抗原的抗体进一步结合，从而可鉴定未知抗体。与直接法相比，间接法所使用的第二抗体可放大第一抗体的信号，利于荧光检测。朱兆奎用乙脑病毒感染 C6/36 白蚊伊蚊细胞制备抗原片和异硫氰酸荧光素（FITC）荧光标记兔抗猪 IgG 抗体，成功建立了检测猪血清中乙脑病毒 IgG 抗体的免疫荧光试验方法，并用于猪乙脑血清流行病学调查。王吉等建立了敏感度高的乙脑病毒感染的免疫荧光试验检测方法，可检测到的病毒滴度最

低为 $10^{-6.5}$/ml。免疫荧光试验检测乙脑病毒感染的优点是可以快速得到检测结果，其缺点在于与其他病毒存在交叉反应，需进一步使用荧光显微镜对结果进行评估。对同为黄病毒科的西尼罗病毒 IgG 进行检测，Sanchini 等对免疫荧光试验和酶联免疫吸附试验两种方法的特异性进行评估，结果显示，免疫荧光试验优于酶联免疫吸附试验，但对于检测 IgM 这两者均不敏感。同样，在对乙脑病毒的 IgM 检测试验中，Cha 等也得出了二者均不敏感的研究结果。

（6）免疫印迹分析：是利用受乙脑病毒感染的细胞溶解产物来进行诊断的。Cardosa 等通过研究发现区分西尼罗病毒和乙脑病毒最具特异性的抗体是 prM，而 Oceguera 等进行的一项有关西尼罗病毒和乙脑病毒的 prM、E 和 NS1 蛋白血清学反应分析结果表明，用 NS1 蛋白区分西尼罗病毒和乙脑病毒感染效果更好。此外，免疫印迹分析还被用于撒哈拉以南非洲马西尼罗病毒感染的细胞溶解产物的诊断。免疫印迹分析的缺点在于其利用细胞溶解产物进行诊断，在分析血清抗体的过程中也会识别一些其他蛋白质，这对结果的准确性造成了一定的干扰。

（7）快速微中和试验：是近年来用于检测和区分人感染西尼罗病毒和乙脑病毒的商业微中和诊断产品。Hobson-Peters 等对 151 例血清样本（包括 3 种血清：全阴性、西尼罗病毒阳性和乙脑病毒阳性）进行中和试验与快速微中和试验对比试验。结果显示，与中和试验相比，快速微中和试验时间显著缩短，试验设计令人满意并且能同时分析每个样品的 8 个稀释物。在自动化分析方面，中和试验还需用中性红对活细胞进行染色，确定染色细胞和光密度还需要进行比对读数。但是，快速微中和试验的缺点是仍然需要对活病毒进行处理。

（8）横向流动技术：也称胶体金法。分析原理是利用固定在硝化纤维条上的抗原或抗体与胶体金标记抗体的结合形成物滞留于检测带上，通过肉眼来观察结果。因为整个过程中利用毛细作用，故也称为横向流动。采用此技术仅需 15min 即可获得酶联免疫吸附试验检测几小时所测得的结果。美国食品药品监督管理局（FDA）近年批准了人类医学使用横向流动设备对西尼罗病毒感染进行诊断。Sambol 等对西尼罗病毒的检测结果表明，横向流动技术的特异度和敏感度分别为 98.8% 和 95.3%。此项技术保留了酶联免疫吸附试验的敏感度和特异度，但不能准确定量和自动化分析是其缺点。韩国研究者在 Cha 等开发了一种新的试纸，检测 8 个道（省）的 1926 例屠宰猪的血清乙脑病毒，结果检测出 228 例阳性。以免疫层析结果作为参考，得出其特异度是 97.7%，敏感度为 84.8%。

（9）微球免疫测定法：是一种利用流式细胞荧光分选技术来识别附着微球的抗原的微流体测定方法，即利用荧光反应对带有微球的目标抗原进行识别。与酶联免疫吸附试验相比，其有两个优点：①能在一次试验过程中对一份血清进行多元检测；②利用荧光反应提高了敏感性。Wong 等研究者为了区分西尼罗病毒感染患者有无接种疫苗，利用微球免疫测定法对西尼罗病毒感染患者的 NS3 和 NS5 抗原进行分析，结果显示，微球免疫测定法对中和试验检测出的阳性样本中 NS5 抗原的敏感度为 95%，5% 接种黄热病毒疫苗的个体微球免疫测定法检测结果呈阳性，但没有一例接种乙脑病毒疫苗的个体微球免疫测定法检测呈阳性。在一项对登革病毒和乙脑病毒交叉反应的研究中，利用微球免疫测定法检测 NS5 抗原，假阳性率分别仅有 9% 和 5%，这说明作为一种快速血清学检测方法，微球免疫测定法是有效可行的。但是，微球免疫测定法专业设备价格高昂，不利于它的推广和用于基层的检测。

（10）生物传感器和微流体系统：主要用于乙脑病毒的现场测定。试验系统的建立既可以基于试纸通过毛细作用进行，也可以使用毛细微管直接将血样引导至反应试剂中。Teles 等曾对登革病毒感染使用的该试验系统的案例进行综述。Lee 等使用病毒包被的磁珠进行该试验，仅在 30min 内即可检测到抗登革病毒的 IgM 和 IgG 抗体。在该试验中，使用包被西尼罗病毒的包膜蛋白 E 的胶体金颗粒进行检测，可做最低浓度 50pg/ml 的分析。与传统的夹心酶联免疫吸附试验相比，其敏感度高出了 400 倍。但是，该试验分析仍需要大量的血清学检测或临床进行进一步的验证。

五、分子生物学诊断

（一）RT-PCR

RT-PCR 是以 RNA 为模板经反转录产生互补 DNA（cDNA），再以 cDNA 为模板进行聚合酶链反应（PCR）扩增而获得目的片段的方法。该技术具有敏感、特异、操作简便、检出率高、易自动化等特点。目前认为，RT-PCR 是病原学诊断方法中最有效的早期诊断方法。Saxena 等用 RT-PCR 法检测急性乙脑患者血清样本，结果显示检出阳性率为 77.8%。此外，还采用酶联免疫吸附试验捕获法对 3 位患者的血清和脑脊液样本进行检测，结果提示均没有检测出 IgM 抗体。另外，国内外许多研究者针对乙脑病毒的 NS1、NS3、E 等特异基因设计引物进行快速检测，并取得了成功。

（二）套式 RT-PCR

套式 RT-PCR 是应用两对引物先后扩增靶片段的一种技术。它先应用 1 对外引物进行第 1 次扩增，再将第 1 次扩增的产物作为模板，用另一对内引物对其进行扩增，其特异度和敏感度比常规 RT-PCR 更高。丁淑军等研究者通过采用半套式 RT-PCR（内外套引物通用一条下游引物）方法对乙脑患者的血清和脑脊液标本进行检测，结果表明，可检出发病后 22h 采集的脑脊液及发病后 4 天血清标本中的乙脑病毒 RNA。此外，高正勤等采用套式 RT-PCR 的方法对乙脑病毒感染的乳鼠脑组织及 BHK-21 细胞进行检测，结果显示，RT-PCR 能检出 104PFU/µl 的病毒，而套式 RT-PCR 能检出病毒的最低限量为 10PFU/µl，显著提高了敏感度。

（三）基因芯片技术

基因芯片技术利用核酸杂交原理，在基片上固定大量可寻址的靶基因构成基因芯片，将芯片与荧光素标记的样品核酸探针杂交，杂交结果经精密的扫描仪扫读和分析。用此技术不仅可以检测感染细胞和组织中的乙脑病毒 RNA，还可检测患者血清、脑脊液中的乙脑病毒抗原，亦可检测乙脑病毒 PCR 的扩增产物。张海燕对乙脑病毒全基因组中 E、NS1、

NS2A、NS2B、NS4A、NS4B 的保守序列，设计出了 17 条 60mer 寡核苷酸（oligo）探针，用于乙脑病毒芯片的检测研究。张焕容等则采用狂犬病毒、猪细小病毒和乙脑病毒制备了病原检测基因芯片，运用该方法对 8 株伪狂犬病毒、5 株猪细小病毒和乙脑病毒 SA14-14-2 株单独或混合样品与临床样品进行了检测。结果表明，该方法可同时检测狂犬病毒、猪细小病毒和乙脑病毒，具有高特异度、高敏感度等特点。

（四）实时荧光 PCR

通过在反应体系中加入 SYBR Green I 荧光染料或一条特异性 TaqMan 荧光探针能够实现闭管检测，加入 SYBR Green I 荧光染料的方法特异性好，除了需要合成序列特异引物外，还需要合成高成本的荧光探针，因此成本较高。而加入一条特异性 TaqMan 荧光探针的方法较为经济，只需要合成序列特异引物，但它的特异性相对较差，易受引物二聚体的影响。Santhosh 等建立了一步法 SYBR Green I RT-PCR，灵敏度为 20 个拷贝 RNA/反应，比传统 RT-PCR 高。Jeong 等用 3′非编码区的区段设计引物，建立了一步法 SYBR Green I RT-PCR 检测乙脑病毒的方法，其结果表明，该检测的灵敏度每个反应可达 $15TCID_{50}$（$TCID_{50}$ 即半数组织培养物感染量，指能在培养孔板或试管内引起半数细胞病变或死亡所需的病毒量，用于表征病毒的滴度）。刘卫滨等根据 GenBank 发表的乙脑病毒全基因组序列，在其 NS5 基因区段设计乙脑病毒特异的引物与 TaqMan 探针，建立了乙脑病毒的实时荧光 PCR 方法，初步应用于蚊虫媒介的监测与检测分析。Huang 等针对乙脑病毒 NS3 保守区序列设计引物，利用 TaqMan 探针构建实时荧光 PCR，结果表明此方法的灵敏度为 3～5 个拷贝 RNA/反应。郑嫪等采用一种新型的短序列锁核酸（LNA）探针替代了常规的 TaqMan 探针，此探针更易于设计、有更高的效率，检测乙脑病毒也取得了很好的效果。

（五）反转录-环介导等温扩增

反转录-环介导等温扩增基本原理是采用 4 或 6 条特异引物（针对基因的 6 或 8 个区域）及一种具有链置换活性的 DNA 聚合酶和 AMV 反转录酶，在 60～65℃对 RNA 进行同步反转录及等温扩增，短时间扩增效率可达到 109～1010 个拷贝。该方法具有快速、简便等优点，对乙脑的临床诊断和监测有重要意义。

（六）液相芯片

在不同荧光编码的微球上进行抗原抗体结合反应及核酸杂交反应，通过红、绿 2 束激光分别检测编码微球和报告分子的荧光强度来达到定性和定量的目的，一个反应孔内可以完成多达 100 种不同的生物学反应，故又称微球体悬浮芯片。这一技术是继基因芯片、蛋白芯片后新的一代高通量分子检测技术平台。罗渊等构建了可同时检测和分型 5 种虫媒病毒的悬浮芯片，结果表明，此方法对检测乙脑病毒具有较高的灵敏度，可达到 1.4PFU/ml。范丽等用双抗体夹心法成功构建了可同时检测 6 种虫媒病毒的液相芯片技术，检测乙脑病毒的灵敏度可达到 781.25PFU/ml。

（七）微孔杂交

微孔杂交过程：首先，使用抗体包被微孔板，再用地高辛等标记捕获探针，通过抗原和抗体的交联作用将捕获探针固定在微孔上，制成固相捕获系统。其次，在扩增时，引物用生物素、萤光素酶等抗原进行标记，这样扩增的产物中就会带有抗原。用扩增产物与微孔上的捕获探针杂交，靶序列被捕获。在微孔中加入用辣根过氧化物酶（HRP）标记的抗体，抗体与靶序列上的抗原结合，再加入底物使之显色，从而实现定量。任瑞文等基于主要检测黄病毒的方法，初步建立了微孔杂交的快速检测方法，结果表明此试验结果直观。但由于 PCR 产物都是高浓度的，此方法很容易产生污染，造成假阳性。

六、肌　电　图

肌电图主要鉴别是否有周围神经和神经根损害。运动神经传导测定可见远端潜伏期延长、传导速度减慢，F 波可见传导速度减慢或出现率下降，提示周围神经存在脱髓鞘性病变，在非嵌压部位出现传导阻滞或异常波形离散对诊断脱髓鞘病变更有价值。此外，轴索变性的患者则表现为感觉和运动神经轴索变性明显。

七、脑　电　图

脑电图检查多用于儿童。可依据抽搐及意识障碍水平动态复查。研究发现，乙脑患儿脑电图典型表现：急性期主要表现为高波幅弥漫性慢波，慢波可不对称或表现为局部更突出的多形性慢波，通常可伴有局灶性、多灶性或广泛性的癫痫样放电。刘晓晓等对成人患者脑电图进行统计分析，结果表明，成人患者多以低中波幅弥漫性慢波为主，少有高波幅慢波的出现。可能的原因是年龄的差异造成了大脑成熟度及对脑损伤反应的差异。

八、影　像　学

颅脑磁共振平扫、弥散可见大脑皮层、颞叶、丘脑、小脑、中脑、延髓等部位对称或不对称异常信号灶（图 10-1）。病灶一般在 T_1 液体抑制反转恢复（FLAIR）上呈低信号，在 T_2 加权成像（T_2WI）上呈高信号。当病变早期或病变较为轻微时，T_1 FLAIR 和 T_2WI 均不能显示病灶。当合并出血时，可表现为点状或片状高信号。乙脑患者弥散表现中因细胞毒性水肿，以高信号为主，而在后期病灶因以血管源性水肿为主，多表现为等信号或低信号。T_2 FLAIR 可显示病灶中的结合水成分，不管病灶处于细胞毒性水肿还是血管源性水肿，多呈现高信号，且长时间保持。白光辉等研究表明磁共振波谱可检测乙脑患儿颅内代谢产物的水平，定量评价乙脑患儿脑内常见代谢产物的变化，萘乙酸水平明显下降的患儿可出现后遗症。由此可见，对于乙脑患儿的早期诊断，可常规使用磁共振成像，尤其 T_2WI 及 FLAIR 可清楚显示病灶。但对于预后的评估及指导治疗，弥散和磁共振波谱具有较好的优势。所以，颅脑磁共振对于乙脑患者早期诊断及评估预后具有重要的意义。

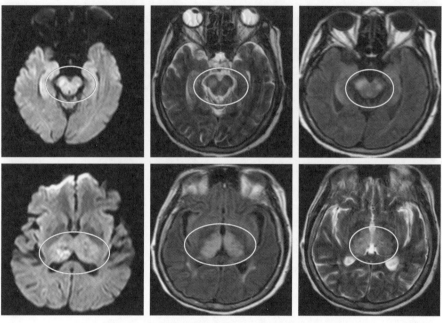

图 10-1　乙脑患者颅脑磁共振平扫影像学表现

第十一章　流行性乙型脑炎的诊断

一、流行病学史

乙脑流行病学史包括居住在乙脑流行地区且在蚊虫滋生季节发病，或发病前 25 天内在蚊虫滋生季节去过乙脑流行地区。

二、临 床 表 现

（一）潜伏期

乙脑潜伏期一般为 10～14 天，可短至 4 天，长至 21 天。

（二）临床症状

乙脑的临床症状包括急性起病，发热、头痛、喷射性呕吐，发热 2～3 天后出现不同程度的意识障碍，重症患者可出现全身抽搐、强直性痉挛或瘫痪等中枢神经症状，严重病例出现中枢性呼吸衰竭。

（三）体征

乙脑的体征包括浅反射消失、深反射亢进。脑膜刺激征和病理反射阳性、痉挛性瘫痪或去大脑强直，可伴有瞳孔大小改变、血压升高、心率减慢等颅内压升高体征。

（四）临床分型

（1）轻型：表现为发热，体温一般不超过 39℃；头痛、呕吐、精神萎靡，神志清楚，无抽搐，病程 7～10 天。

（2）普通型：表现为发热，体温 39～40℃；剧烈头痛、喷射性呕吐、烦躁、嗜睡、昏睡或浅昏迷，局部肌肉小抽搐，病程约 2 周。

（3）重型：表现为发热，体温 40℃以上；剧烈头痛、喷射性呕吐，很快进入昏迷，反复抽搐，病程约 3 周，治愈后可留有后遗症。

（4）极重型：起病急骤，体温在 1～2 天上升至 40℃以上，反复或持续性强烈抽搐，伴深昏迷，迅速出现脑疝及呼吸衰竭，病死率高，幸存者发生后遗症概率较高。

三、临床常规检查

（一）血常规

乙脑患者白细胞总数多在（10～20）×10^9/L，中性粒细胞可达 80% 以上，并有核左移，

2～5 天后淋巴细胞占优势，但部分患者血常规检查始终正常。

（二）脑脊液

乙脑患者脑脊液压力增高，外观清亮，偶呈轻微浑浊，白细胞计数增高，多在（50～500）×10^6/L（约占 80%），也有极少为正常者，早期以多核细胞增多为主，后期以单核细胞增多为主，蛋白轻度增多（<900mg/L），糖正常或偏高，偶有降低，氯化物正常。此外，在起病 1～2 周脑脊液天冬氨酸转氨酶活性常增高，这对于判断预后、脑组织损害有参考意义。

（三）血气分析

对危重患者可做血气分析，以便及早发现呼吸衰竭及酸碱失衡等病理生理变化。近年来，国内对部分乙脑呼吸衰竭患者进行测定，发现多以呼吸性酸中毒为主，其次为呼吸性碱中毒。

（四）实验室检测

（1）病原学检测

1）标本采集及注意事项：标本采集、运输、保存及检测工作要遵守相关规定，加强个体防护和生物安全。发现乙脑病例或疑似病例时要采集、保存患者血液和脑脊液标本。其中血标本需要全血 2～4ml，可用于抗体检测、病原体培养分离、核酸检测。采集双份血时，第一份血标本在发病 1 周内采集，第二份血标本在发病 3～4 周后采集。脑脊液在发病 3～4 天采集 1～2ml，可用于病毒培养分离、抗体检测和核酸检测。

2）病毒分离：乙脑病毒主要存在于脑组织中，在感染乙脑病毒后至发病早期采集患者血液和脑脊液标本有可能分离到乙脑病毒，但分离成功率较低。以往从死亡病例的脑组织标本中分离病毒的成功率高。从脑炎患者标本中分离到病毒是乙脑诊断的金标准，目前常规采用的病毒分离方法有采用白纹伊蚊卵细胞系（C6/36 细胞）或金黄地鼠肾细胞系（BHK-21）的组织细胞培养法和新生乳鼠脑内接种法。

（2）病毒核酸检测

目前认为 RT-PCR 是病原学诊断方法中有效的早期诊断方法。近年发展起来的实时荧光 PCR，通过在反应体系中加入 SYBR Green I 荧光染料或一条特异性 TaqMan 荧光探针能够实现闭管检测，既保持了传统 PCR 技术的敏感性等，又避免了假阳性污染，缩短了检测时间。

（五）其他

脑电图无特异性，包括 θ 波、δ 波、爆发性抑制、癫痫样反应和 α 昏迷，通过脑电图分析可进行乙脑和疱疹性脑炎的鉴别诊断。

颅脑 CT 可在乙脑的急性期发现丘脑、基底神经节的异常反应，在一些儿童中发现皮层萎缩的现象。颅脑磁共振成像较颅脑 CT 更加敏感，可以发现丘脑、大脑、小脑强烈的神经损伤。

四、诊 断 原 则

根据流行病学资料和临床表现及实验室检查，综合分析后作出疑似诊断、临床诊断。确定诊断须依靠血清学或病原学检查。

五、诊 　 断

（一）疑似病例

疑似病例为流行病学史、临床症状、体征和血常规符合者。

（二）临床诊断病例

临床诊断病例为疑似病例同时脑脊液检查符合者。

（三）确诊病例

确诊病例为临床诊断病例，同时符合血清学检查中任一项者；或临床诊断病例，同时符合病原学检查中任一项者。

（四）临床分型诊断

在临床诊断或确定诊断基础上，进行临床分型诊断。

六、鉴 别 诊 断

（一）中毒型菌痢

中毒型菌痢在夏季和秋季也很常见，多发于儿童，但起病较乙脑急。临床表现为高热、抽搐、休克或昏迷，往往发生在发病 1 天之内，因此很容易与乙脑混淆，但在发病初期，就有休克。一般来说，没有脑膜刺激的迹象。脑脊液没有变化。在粪便或灌肠液中可能发现红细胞、脓细胞和吞噬细胞。培养有布鲁氏菌生长，可与乙脑相区别。除暴发型外，乙脑患者很少发生休克。用 1%～2% 的盐水灌肠，如果发现脓性或脓性粪便，可以作出诊断。

（二）化脓性脑膜炎

化脓性脑膜炎症状类似乙脑，但冬春季节多见，病情发展迅速，重症患者在发病 1～2 天即进入昏迷，脑膜刺激征明显，化脓性脑膜炎早期即可见瘀点。脑脊液浑浊，中性粒细胞占 90% 以上，涂片和培养可发现致病菌。外周血白细胞计数明显增高，可达 $(20～30) \times 10^9/L$，中性粒细胞多在 90% 以上。如为化脓性脑膜炎，则有季节性特点。早期不典型病例，不易与乙脑鉴别，需密切观察病情和复查脑脊液。肺炎双球菌脑膜炎、链球菌脑膜炎及其他化脓性脑膜炎多见于幼儿，常先有或同时伴有肺炎、中耳炎、乳突炎、鼻窦炎或皮肤化脓病灶，而乙脑则无原发病灶。

（三）结核性脑膜炎

结核性脑膜炎无季节性，起病缓慢，病程长，有结核病史，有结核病灶或结核病接触史，结核菌素试验大多阳性。结核性脑膜炎脑脊液外观呈毛玻璃样，白细胞分类以淋巴细胞为主，糖及氯化物含量减低，蛋白可增加，放置后脑脊液出现薄膜，涂片可找到结核杆菌。胸部 X 线摄片、结核菌素试验有助于诊断。少数结核性脑膜炎患者发病急，在乙脑流行季节易误诊。

（四）流行性腮腺炎、脊髓灰质炎、柯萨奇及埃可病毒等所致中枢神经系统感染

流行性腮腺炎、脊髓灰质炎、柯萨奇及埃可病毒等所致中枢神经系统感染患者脑脊液白细胞可在（0.05～0.5）×10⁹/L，但分类以淋巴细胞为主。部分流行性腮腺炎患者可先出现脑膜炎的症状，以后发生腮腺肿胀，鉴别时应注意询问流行性腮腺炎接触史。少数乙脑患者可有弛缓性瘫痪，易误诊为脊髓灰质炎，但后者并无意识障碍。柯萨奇病毒、埃可病毒、单纯疱疹病毒、水痘病毒等也可引起类似症状。应根据流行病学资料、临床特征及血清学检查加以区别。

（五）脑型钩端螺旋体病

脑型钩端螺旋体病容易与乙脑混淆，但大多有疫水接触史、结膜充血、腋窝或腹股沟淋巴结肿大等，脑脊液有轻微改变，可通过血清学检查证实。

（六）脑型疟疾

脑型疟疾发病季节、发病部位及临床表现与乙脑相似，但热型不规则。发病初期有寒战、发热、出汗等症状，然后有脑病症状，也可能有脾肿大和贫血，可通过外周血涂片发现疟原虫进行诊断。

（七）其他

应与新型隐球菌性脑膜炎、脑血管意外，以及中暑、急性脑型血吸虫病、斑疹伤寒及败血症等所致脑病鉴别，根据发病地区、临床表现及实验室检查加以鉴别。

第十二章　流行性乙型脑炎的常见并发症

一般来说，乙脑患者可以并发支气管肺炎或者肺扩张及一些口腔的感染性疾病，还有因为存在乙脑病毒感染而发生其他的细菌感染，引发败血症。此外，患者还可能会出现高热、惊厥、肢体的抽搐及活动障碍、神志不清等并发症，在临床上最常见的还是呼吸系统及中枢神经系统感染所导致的相应并发症。

一、支气管肺炎

支气管肺炎是重型乙脑最常见的并发症，约占 10%。乙脑患者脑水肿或炎症时波及脑干、大脑皮层等结构后导致呼吸功能减低或消失，通气量下降后导致缺氧和二氧化碳潴留，由于脑组织对缺氧敏感，故低氧血症及高碳酸血症又进一步加重脑组织的损害。存在意识障碍和呼吸衰竭的乙脑患者咳嗽、咳痰的反射基本消失，纤毛运动等排出异物能力降低，自主调节、呼吸动度、肋间肌收缩、排痰等功能均减弱。部分重型患者因昏迷、反复抽搐或延髓麻痹，咳嗽反射和吞咽动作都处于严重的抑制状态，舌根后坠、口腔分泌物和胃肠道反流物误吸堵塞呼吸道，从而导致支气管肺炎。

二、双下肢静脉血栓形成

重型乙脑患者存在机械通气、卧床及各种治疗护理的需要。因此患者长期处于被动体位或者被迫卧位，运动减少，导致下肢血液流速变慢，极易引起下肢静脉血栓。中心静脉置管多用于危重患者，而这些患者多数是禁止活动的，进而增加了下肢静脉血栓的发生率。

三、肺　不　张

重症乙脑患者昏迷时，因神志不清，呼吸道分泌物不易咳出，导致呼吸道分泌物排出障碍进而梗阻气道，易导致肺不张。

四、败　血　症

大部分乙脑患者易感染金黄色葡萄球菌，重型乙脑患者病毒感染的同时免疫力下降易合并肺部感染，使致病菌及机会致病菌侵入血液循环并在血液中繁殖。

五、尿路感染、压疮

留置导尿管是重型乙脑患者常用的基本操作之一。研究显示，尿路感染的发生率仅次于呼吸道感染。留置尿管过程中可造成尿道黏膜充血、水肿甚至黏膜损伤，破坏尿道黏膜的自然防御屏障，使病原微生物逆行侵入膀胱。同时，黏膜损伤所致的渗血和出血为病原微生物的生长繁殖提供和创造了条件，从而易形成尿路感染。

压迫是导致压疮的主要因素，潮湿、摩擦、感染及营养不良是加速压疮形成的危险因素。重型乙脑患者因昏迷不能随意变换体位，局部组织失用性萎缩、肌张力下降，致使组织发生缺血性坏死，引起压疮。此外，患者出汗、渗出性伤口所造成的潮湿环境可削弱皮肤角质层的屏障作用，造成局部皮肤水肿及细菌易繁殖等，使上皮组织更易损伤，引起压疮。

六、应激性溃疡

相关研究显示，危重患者发病 24h 内可能出现应激相关的胃肠黏膜损伤，应激性溃疡一旦发生，可使原有疾病的程度加重及恶化，增加病死率。其发生的机制是多方面的：①乙脑的病变常以间脑和脑干最为明显，该部位受到刺激时，胃酸分泌可明显增加；②乙脑合并脑水肿时，可使丘脑下部及脑干受压、移位，因而损伤了自主神经中枢，可引起胃酸分泌增加，胃蠕动亢进，胃壁肌张力增高，导致胃肠黏膜缺血、缺氧，发生糜烂、溃疡及出血；③乙脑患者高热、抽搐，均可通过各个环节刺激神经、体液的调节系统，使垂体-肾上腺皮质分泌增加，交感神经兴奋，儿茶酚胺分泌增加，胃肠黏膜血管强烈收缩，胃黏膜屏障破坏而引起应激性溃疡；④乙脑患者因高热而使用清热解毒药物及大剂量激素，可直接损伤胃肠黏膜，增加黏膜对 H^+ 的通透性，可导致胃酸分泌增多，从而加重或引起应激性溃疡。

七、抗 *N*-甲基-D-天冬氨酸受体脑炎

乙脑通常是单相病程，然而，在极少数情况下，乙脑患者可能在部分康复后早期复发，从而导致该疾病的双相模式。在一项研究中，报道了 3 例儿童病例，其中乙脑后复发以运动障碍和（或）行为问题为特征，与抗 *N*-甲基-D-天冬氨酸受体（NMDAR）免疫球蛋白 G（IgG）有关。对 3 名确诊乙脑并出现类似于抗 NMDAR 脑炎复发症状的患者进行血清和脑脊液抗 NMDAR IgG 检测，结果提示阳性，所有患者经免疫治疗后逐渐好转。2 名幼儿的主要症状为舞蹈症、过敏和睡眠障碍；而对于青少年来说，躁动、缄默、僵硬和睡眠障碍是主要症状。基于这一表现，一项对 63 名乙脑患儿进行的前瞻性研究表明，7.9%（5/63）的乙脑患儿在恢复期复发，导致该疾病呈双相模式。此外，有 4.8%（3/63）的儿童被诊断为乙脑引发的抗 NMDAR 脑炎。另一项研究报道 2 名成年乙脑患者确诊为

NMDAR 脑炎，其中一名患者初始症状是精神行为异常，另一名患者的初始症状是睡眠增加。相关文献报道，乙脑后 NMDAR 脑炎具有"双峰"特征，第二阶段的临床表现与第一阶段不同。通过比较 2 名成年患者与儿童和青少年患者数据，发现在第二阶段患有乙脑后抗 NMDAR 脑炎的儿童和青少年比成年患者的舞蹈样症状更常见。除了双侧丘脑病变，成年患者脑部磁共振平扫显示海马及颞叶的病变，这 2 名成年患者初始症状不同，可能与病变分布有关。而儿童和青少年病变部位均位于双侧丘脑、基底节区及中脑。因此，舞蹈样症状在儿童及青少年中更常见，而异常心理行为及认知功能下降在成年人中更常见。考虑成人这些症状很容易被视为乙脑后遗症，可能也是成人病例报道很少的原因。关于乙脑引发自身免疫性脑炎的机制尚不清楚，考虑到没有任何患者在发病时检测到 NMDA 受体 IgG 阳性，故目前认为是由中枢神经系统中的乙脑病毒感染引起的免疫应答。

八、缓慢下颌骨-面部-舌震颤

有研究报道，一名 79 岁女性，既往无重大病史，在夏末一天发热高达 40℃伴呕吐。第二天出现下肢无力及意识障碍恶化。入院时，其格拉斯哥昏迷评分为 13 分。查体：颈部僵硬，肌张力降低，四肢腱反射消失，左侧巴宾斯基征阳性。肌电图结果提示运动主导性轴索神经病。颅脑磁共振平扫示双侧黑质 T_2 高信号，考虑可能发生免疫介导的脑炎，给予皮质类固醇治疗和静脉注射免疫球蛋白，患者症状未见明显改善。患者在发病的 14 天后，出现缓慢（约 0.6Hz）、有节奏、连续、均匀的异常运动，影响舌、下颌骨和右下面部肌肉。睁眼或受到疼痛刺激后此症状较为明显，闭眼时有所缓解，腭部或四肢未见异常活动。纤维镜检查显示喉部无不自主运动，脑电图显示无癫痫放电，乙脑病毒检测结果为阳性，血清和脑脊液样本中检测到乙脑病毒特异性 IgM 抗体。在发病后约 80 天，异常运动的幅度逐渐降低并自发消失。此类震颤出现原因可能包括药物副作用和缺氧性脑损伤，但患者从未接触过抗精神病药物，皮质类固醇治疗或静脉注射免疫球蛋白引起长期震颤的可能性最小。患者出现呼吸停止后立即给予插管辅助呼吸，故不太可能导致基底节缺氧性损伤。结合患者颅脑磁共振平扫结果示，双侧黑质 T_2 呈高信号，且该区域容易受到乙脑病毒的影响，目前认为乙脑病毒是导致异常运动最可能的原因。

九、纵向广泛性横贯性脊髓炎

有研究报道，一名 35 岁男性，出现发热和感觉异常 5 天，并有两次全身性强直-阵挛性抽搐。无近期旅行或疫苗接种史。生命体征：脉搏 84 次/分，血压 130/90mmHg。神经系统查体：四肢肌力、肌张力下降，腱反射消失，脑膜刺激征阴性。未见皮疹或焦痂，患者血清和脑脊液标本中乙脑病毒 IgM 阳性。因此诊断为乙脑。颅脑磁共振平扫提示脑炎的特征。在接下来 2 天治疗中，患者发热及感觉有所好转但四肢肌力及腱反射未见明显好转。神经传导速度与肌电图检查均提示正常，但脊髓磁共振平扫提示 $C_{2\sim6}$ 脊髓水肿及信号改变。

诊断为横贯性脊髓炎，给予甲泼尼龙序贯冲击治疗并行机械通气，患者的肌力始终未见明显改善，2周后死于呼吸机获得性肺炎。据相关文献报道，乙脑病毒感染可导致脊髓以纵向广泛性横贯性脊髓炎的形式出现，并倾向于颈髓（即使是在急性期），如本例和其他报道病例所观察到的。相关并发症如膈肌麻痹也可能发生，考虑为颈髓受累所致。目前脊髓炎的治疗仍然是早期开始使用大剂量类固醇。急性横贯性脊髓炎是一种炎症性脊髓炎，据报道与自身免疫性疾病、感染和炎性病理有关。乙脑治疗过程中出现急性横贯性脊髓炎是非常罕见的，目前此病例为第3例，此前2例均表现为脊髓颈段信号改变，均给予短疗程静脉滴注甲泼尼龙。其中一例可能由自身免疫引起，在感染3周后发生，而第二例则处于疾病的急性期，这可能表明另一种发病机制，可能是急性感染性脊髓炎。因此，脊髓炎可能在急性期或数周后出现。

十、吉兰-巴雷综合征

2018年7~9月，宁夏局部地区暴发乙脑病毒感染289例。通过血液和脑脊液中的样本病毒分离和免疫测定，161例患者被确诊感染。其中有48例患者在感染乙脑病毒后其临床特征除了头痛、高热、意识障碍、呼吸衰竭等，多表现为四肢瘫痪、肋间肌受影响需要气管插管辅助呼吸。其电生理检查与吉兰-巴雷综合征相似，且符合吉兰-巴雷综合征诊断标准。从1例患者脑脊液中分离出来的病毒株经全基因测序鉴定为乙脑病毒基因I-b型，与采集宁夏疫区蚊虫乙脑病毒属于同一进化支。40例患者的血清样本分析中，12例自身免疫性周围神经病抗体阳性（主要是神经节苷脂GM1、GM2、GD1a和GD1b）。完善腰椎穿刺，其中38例患者脑脊液可见蛋白-细胞分离。乙脑病毒感染后的免疫介导损伤通常需要2~4周形成，免疫激活物和神经抗原之间强烈的免疫反应或分子拟态诱导周围神经或神经根受损。此次85%的吉兰-巴雷综合征患者肌电图提示，周围神经以轴索为主，目前其发病机制具体不详，但乙脑病毒属于黄病毒科，可能与寨卡病毒、西尼罗病毒等导致吉兰-巴雷综合征具有相似的发病机制：①寨卡病毒引起的吉兰-巴雷综合征患者腓肠神经活检发现脱髓鞘和轴索部分改变伴单核细胞浸润。研究证实脑脊液中分离出乙脑病毒株提示病毒的直接侵入。乙脑病毒刺激机体产生的神经节苷脂抗体与周围神经细胞膜上特异性受体结合可能是触发周围神经损害的病理基础或导火索。对44例乙脑合并吉兰-巴雷综合征患者外周血液和（或）脑脊液进行神经节苷脂抗体检测，发现30%的患者中存在不同类型的神经节苷脂抗体，主要是GM1、GM2、GD1a和GD1b。针对糖脂（包括GM1、GM2、GD1a和GD1b）的自身免疫反应可能是一种重要的自身抗原，它会产生超急性免疫反应，从而激活免疫补体系统，并且在淋巴结轴向膜中形成的膜攻击复合物会导致髓磷脂和轴索损伤，这与文献报道是一致的。②直接攻击神经的致病机制，从患者脑脊液中分离到的病毒株表明病毒直接入侵，它可能具有直接攻击神经的致病机制，对于吉兰-巴雷综合征来说，这种机制尚不清楚，但为乙脑病毒感染导致吉兰-巴雷综合征提供了临床和病毒学证据。因此，我们认为乙脑病毒入侵机体产生的抗神经节苷脂抗体与外周神经元膜的神经节苷脂发生免疫交叉反应，激活补体途径攻击轴突膜，触发周围神经轴索损伤。③乙脑病毒感染致吉兰-巴雷综合征可能与病毒基因型有关：关于寨卡病毒毒株的包膜（E）蛋白结构变化，有学者采用低倍显微镜发现其与登革病毒或其他黄病毒的电子结构分析在同一结构区域不一致。变化主要发生在 E 环，与融合环相邻，是介导病毒侵袭和传染性的区域。在 Asn154 糖基化位点周围环中插入 5 个氨基酸残基改变了寨卡病毒 E 蛋白相对于登革病毒和其他黄病毒的碳水化合物密度和构象，表明该区域的差异可能有利于疾病传播。然而，是否存在神经疾病或神经侵袭的病毒结构决定因素仍不清楚。

第十三章　流行性乙型脑炎的治疗

一、一般治疗

病室宜阴凉通风，要降低室温并保持室内安静。室温在30℃以下，集中检查及治疗的时间，使乙脑患者得到更好的休息，减少刺激。乙脑重型患者集中于同一病室，专人护理，以便早期发现病情变化。室内要准备好急救药品及抢救设备，如氧气、吸引器、气管切开包、气管插管包和应急用的简易呼吸器，必要时备呼吸机，并处于完善备用状态。吞咽障碍或昏迷不能进食者要及时下胃管、留置导尿，以便供给充分的营养或部分口服药物。

二、对症治疗

对症治疗主要是针对高热、惊厥、呼吸障碍等进行相应处理。

（一）高热

40℃以上时每30分钟测量一次，以便及时降温；采取综合性降温措施，将体温控制在38℃左右；采用室内通风，用空调或室内放置冰块的方法，将室温控制在30℃以下；使用冰枕、冰帽及冰袋放置于颈、腋、腹股沟等处；用温水擦浴；或用阿司匹林加10%水合氯醛及冰生理盐水保留灌肠；或用亚冬眠疗法，注意避免过度降温出现虚脱。

（二）惊厥

惊厥是乙脑严重的症状，可加重脑缺氧和脑水肿，严重威胁患者的生命。因此要严密观察病情。用镇静止痉剂进行处理，多采用地西泮、水合氯醛、苯妥英钠等。若是脑水肿导致的惊厥，应使用脱水药物治疗为主，用20%的甘露醇在0.5h内实施静脉滴注，依据患者的情况在4~6h重复使用，利用肾上腺皮质激素及脱水剂，减少患者虚脱情况出现；若患者是由呼吸道堵塞造成换气困难从而引起的惊厥，则需要加强供氧，通过气管插管及气管切开实施正压呼吸的方式，补充血中含氧量；高热持续不退引起惊厥时，早期表现为皮肤眼睑或面部小肌肉抽动，当出现上述情况时，要做好各种抢救准备，一旦出现惊厥，立即给予地西泮2mg/kg缓慢静脉注射，同时将患者头偏向一侧，给予吸氧、吸痰，保持呼吸道通畅。将纱布包绕压舌板置于齿间防止舌咬伤，窒息者行人工呼吸或气管插管。同时给予对症处理，如物理降温、脱水剂的使用等。

（三）呼吸障碍与呼吸衰竭

呼吸衰竭是乙脑患者的主要死因，可分为中枢性呼吸衰竭和周围性呼吸衰竭：中枢性呼吸衰竭的主要原因是脱水剂使用不够，脑实质严重损害；周围性呼吸衰竭的主要原因多为呼吸道阻塞。先清除口腔、鼻腔的分泌物，采用体位引流及雾化吸入的方式，以确保患者呼吸通畅。若患者是由脑水肿导致的呼吸衰竭，应采用相应的脱水剂和肾上腺皮质激素；如果由假性延髓麻痹导致自主呼吸停止，则要采用气管切开插管的方式，使用加压人工呼吸器，配合相应的呼吸兴奋剂，提高患者的呼吸频率，便于机械供氧；若是由脑水肿导致脑部病变引起循环衰竭，且伴有面色苍白、四肢冰凉、脉压小等问题，应该采用脱水剂降低颅内压；若是由心源性心力衰竭导致的呼吸衰竭，则要用强心药物如毛花苷丙，针对患者实际情况进行相应的扩容处理。

（四）头痛

头痛是颅内高压的共同症状，年龄不同症状各异。婴幼儿表现为烦躁不安、拍头、抓发，成人能自诉头痛。头痛进行性加重，同时出现脉搏减弱、血压升高、呼吸频率不整、意识障碍、烦躁不安、抽搐，常预示脑疝的发生；出现瞳孔及呼吸频率改变，提示脑疝已形成，应尽早通知医生，遵医嘱及时给予脱水剂，并严格掌握脱水剂的用量。

（五）皮肤、五官的护理

重型、极重型乙脑患者常有严重的意识障碍和肢体运动障碍，应保持患者的皮肤清洁，每2h翻身拍背一次，按摩受压部位防止压疮及坠积性肺炎的发生；昏迷患者需闭合眼睑，给予生理盐水湿纱布覆盖，每3～4h滴氯霉素眼药水或涂红霉素眼膏；注意口腔的清洁，口腔护理早晚各一次，必要时用制霉菌素研碎后涂于舌部。

第一节　潜在的乙脑病毒药物靶点

一、C 蛋 白

C蛋白与病毒基因组RNA相互作用，形成核衣壳。衣壳折叠成二聚体，其中每个单体包含4个α螺旋。N端和C端含有带电残基，其中C端区域可能与RNA具有相关性。C蛋白的C端附近具有螺旋状结构，结合病毒基因组和核衣壳形成的潜在活性位点在二聚体界面上的α4-4位点。C蛋白的二聚化是其与基因组RNA结合的关键步骤。识别阻断衣壳二聚化或衣壳基因组相互作用的化合物有助于开发有效的抗乙脑病毒药物。

二、M 和 E 蛋白

prM和E蛋白是未成熟病毒粒子的主要成分，这种特殊的排列方式阻止了病毒粒子的过早出芽。在细胞丝氨酸蛋白酶furin的帮助下，未成熟颗粒发生了E蛋白的构象变化，这一反应促进了病毒粒子成熟。二聚体E蛋白是未成熟病毒粒子的主要表面成分，其在成熟过程中的构象变化导致成熟病毒粒子的形成。E蛋白结构域1（D1）的N-连接位点与病毒粒子的传染性及与细胞受体的相互作用有关。因此，连接N154的糖链的位置和呈现表明糖链是受体的结合位点。涉及 E 蛋白结构分析的研究揭示了 3 个潜在的药物靶点：β-OG 配体结合袋、成熟病毒中的 E 蛋白筏和 E 同源三聚体。

三、NS2B-NS3 蛋白酶

NS3 蛋白 N 端丝氨酸蛋白酶结构域是（催化三联体残基为 His51Asp75Ser135）通过序列比对发现的。这个蛋白水解过程在病毒复制复合体的组装过程中至关重要，是一个有希望的治疗靶点。对 NS3 蛋白的体外研究表明，在没有 NS2B 蛋白的情况下，NS3 蛋白不具有蛋白酶的活性，这是由 NS2B 对蛋白的必要折叠造成的。尽管大量研究揭示了 NS2B-NS3 复合物的结构特性，但尚未有针对该复合物的临床前抗病毒药物研究。

四、NS3 解旋酶

NS3 蛋白酶结构域和 NS3 解旋酶结构域的 C 端含有 7 个核苷水解酶及 RNA 解旋酶的保守基序。NS3 解旋酶促进 RNA 合成的起始和二级结构的溶化。在病毒复制时，分解 DNA 双链与病毒基因组结合的蛋白质分离也受到 NS3 解旋酶的调控。RNA 解旋酶具有 ATP 酶活性，有助于能量依赖的链分离反应。因此，所有的 NS3 解旋酶都是非特异性水解核苷三磷酸以满足能量需求（因此被称为核苷水解酶）。

由于对 NS3 解旋酶作用机制的了解有限，与其他非结构蛋白相比，NS3 解旋酶作为抗病毒药物靶点一直具有挑战性。使用 NS3 解旋酶作为药物靶点的另一个问题是，能够抑制 ATP 结合位点的化合物具有细胞毒性。最近开发了基于 DNA 底物的高通量筛选平台的新检测方法，以取代耗时的传统方法来筛选解旋酶。

五、NS5 甲基转移酶

NS5 蛋白的 N 端具有甲基转移酶活性（1262 个残基），并采用 S-腺苷甲硫氨酸依赖的甲基转移酶折叠，由 4 个 α 螺旋围绕中心的 7 个 β 链组成。活性位点包含催化 K61-D146-C180-N216（KDCN）基序，位于 β 薄片的中心。

NS5 甲基转移酶是一个很有吸引力的药物靶点，近年来对该靶点的研究越来越多。NS5 甲基转移酶最重要的功能之一是新生 RNA 的 5′ 端帽化。NS5 蛋白的 N 端区域使第一个转录的核苷酸的 5′ 鸟嘌呤帽和核糖 2-OH 位置甲基化。NS5 甲基转移酶的突变研究显示病毒复制受损，表明该酶在病毒复制中起着重要作用。

六、NS5 依赖于 RNA 的 RNA 聚合酶

NS5 的 C 端具有聚合酶活性（残基 273 900），采用右手聚合酶折叠，包括手指、手掌和拇指子区域。棕榈亚结构域包含催化的 G662-D663-D664（GDD）金属结合基序。乙脑病毒聚合酶可以在不需要引物的情况下启动 RNA 合成。

NS5 蛋白 C 端的 NS5 依赖于 RNA 的 RNA 聚合酶是最有希望和值得探索的靶点之一。这主要是因为人类缺乏依赖于 RNA 的 RNA 聚合酶。核苷和非核苷类似物已用于广泛研究靶向病毒聚合酶活性。非核苷类化合物针对蛋白质的变构位点。在前药形式的核苷类似物被磷酸化为核苷三磷酸而激活。这些活性药物分子在活性位点抑制酶发挥作用，限制了产生耐药性的机会。因此，它比非核苷类似物更有优势。

第二节　抗病毒治疗

一、非特异性广谱抗病毒药物

在广谱抗病毒药物中，干扰素已被广泛研究并批准用于临床，包括对抗丙型肝炎病毒（黄病毒科的另一成员）的感染。因此，干扰素可望有效对抗乙脑病毒感染，事实上，干扰素在体外显示出抗乙脑病毒效应。利巴韦林（1-β-D-呋喃核糖基-1H-1，2，4-三唑-3-甲酰胺）也是一种广谱抗病毒药物，通过抑制肌苷一磷酸脱氢酶、调节免疫、抑制病毒聚合酶而发挥作用。利巴韦林已被批准用于临床，包括对抗丙型肝炎病毒感染，并已被证明在体外可抑制乙脑病毒复制。

多种病毒感染的细胞已被证明能产生活性氧，这些活性氧与病毒的致病性有关，如可诱导细胞凋亡。几项研究表明，乙脑病毒感染可诱导活性氧介导的神经细胞/组织损伤，这意味着中和活性氧的抗氧化剂可能是抗乙脑病毒感染的抗病毒药物。迄今为止，已经研究了几种用于治疗乙脑病毒感染的抗氧化剂。米诺环素是一种半合成四环素类抗生素，对各种疾病具有神经保护作用。米诺环素治疗可减少乙脑病毒感染细胞的活性氧生成，防止细胞在体外死亡。当在乙脑病毒感染后 1 天开始治疗时，腹腔注射米诺环素可减少神经元细胞损伤，并提供对小鼠致命乙脑病毒攻击的完全保护，甚至在疾病发作后开始治疗时，米诺环素给药也可对小鼠提供部分保护。当乙脑病毒感染后 1 天开始治疗时，腹腔注射另一种抗氧化剂牛蒡苷元可为小鼠提供完全保护。非诺贝特是过氧化物酶体增殖物激活受体（PPAR）-α 的激动剂，已知可诱导抗氧化反应，其治疗也可减少体外乙脑病毒复制，当在乙脑病毒感染前 4 天开始治疗时，皮下注射非诺贝特可为小鼠提供 80% 的保护。姜黄素是一种从龙胆根茎中提取的酚类化合物，也是一种抗氧化剂，并被证明可以减少乙脑病毒感染细胞中活性氧的生成，防止细胞在体外死亡。

己酮可可碱可能通过抑制病毒粒子组装和（或）病毒粒子释放发挥抗病毒作用。硝唑尼特[2-乙酸基-N-（5-硝基-2-噻唑基）苯甲酰胺]最初用于治疗肠道寄生虫感染，但也具有广谱抗病毒活性。在乙脑病毒复制周期的早期至中期，硝唑尼特可抑制乙脑病毒的复制，并且在乙脑病毒感染后 1 天硝唑尼特灌胃给药死亡保护率可达 90%。

二、特异性核酸类抗病毒药物

RNAi 和 microRNA 机制的发现（分别在识别互补序列后抑制转录和翻译），为新型抗病毒药物的开发提供了机会。由于基于核酸的抗病毒药物具有高度的特异性反应，它们被认为是治疗乙脑的有力候选药物。用 miR-19b-3p、miR-15b、miR-301a 和 miR-155 的特异性拮抗剂治疗乙脑病毒感染小鼠，可以改善急性乙脑的特征，改善小鼠的行为学和存活率。或者用感染性重组乙脑病毒感染小鼠，将神经元特异性 miR-124 识别序列的两个拷贝合并到基因组的 3′UTR，可引发针对乙脑病毒攻击的保护性免疫。使用单个 microRNA 样多顺反子，携带单个 RNA 聚合酶 Ⅱ 启动子，同时表达针对 4 种基因型乙脑病毒毒株保守区域的 siRNA，在体外显示出高效和广谱的抗乙脑病毒活性。这种类型的治疗方法可用于在临床环境中建立有效的抗乙脑或抗乙脑病毒基因治疗。迄今为止，以 C、M、E、NS1、NS3、NS4B 和 NS5 基因为靶点的基于 siRNA 的抗乙脑药物已在活体内进行了检测。基于核酸的抗病毒药物的特异性被认为是其优点之一，但这些药物可能无法识别多种菌株或基因型。含有一个具有重复 NS1 靶向序列的 microRNA 多顺反子的候选药物，或针对乙脑病毒基因型中高度保守的基因组区域的 9 个不同靶向序列的候选药物，可抑制基因 Ⅰ 型和 Ⅴ 型的病毒复制，理论上预测对基因 Ⅱ 型和 Ⅳ 型有效。然而，使用基于核酸的抗病毒药物的另一个障碍是，这些药物必须被输送到病毒复制的细胞中。为了克服这个问题，将 siRNA 连接到一个短肽上，该短肽来自狂犬病毒糖蛋白，该糖蛋白与神经元细胞上表达的乙酰胆碱受体特异性相互作用。静脉注射这种抗病毒药物后，其成功地进入了脑组织，抑制了靶基因表达，并对致命的乙脑病毒攻击提供了部分保护。目前的研究显示使用类似的方法，已经实现了向树突状细胞和巨噬细胞靶向递送药物。

肽核酸是一种合成的核酸衍生物，具有非环状肽样骨架，带有含杂环碱基的侧链，已知其可高度特异性结合到互补序列，抑制其翻译。自发现以来，已经对几种基于肽核酸的抗病毒药物进行了评估。针对阳性和阴性病毒基因组 UTR 的肽核酸被检测为潜在的抗乙脑药物。靶向 UTR 的肽核酸在体外抑制病毒复制，可能是通过空间干扰基因组环化。

吗啉寡聚物是由与 DNA 相同的含氮碱基组成的单链 DNA 类似物，其中每个碱基由吗啉环和磷二酰胺键组成的主链连接。吗啉寡聚物还结合其互补序列，导致空间干扰。针对乙脑病毒 UTR 的吗啉寡聚物已经被评估。为了有效地在细胞内传递，吗啉寡聚物与细胞穿膜肽或八胍树状大分子结合。在乙脑病毒感染后或感染前立即开始腹腔或颅内注射吗啉寡聚物，可在小鼠中对预防乙脑提供部分保护作用。

三、基于病毒复制周期的抗病毒药物

乙脑病毒的复制周期包括病毒与受体的结合、病毒内化、膜融合、RNA 复制、病毒蛋白合成、病毒粒子组装和转运/释放。理论上，每一步都是抗病毒药物开发的潜在目标。

由于硫酸肝素被认为是一种病毒受体，因此对无细胞硫酸肝素及其衍生物进行了检测。这些药物在体外抑制乙脑病毒感染。在乙脑病毒感染前腹腔内给予这些药物，在体内可提供部分保护。类似地，已知的一种结合 E 蛋白的肽在体外抑制乙脑病毒感染，可能是通过干扰病毒粒子和细胞受体之间的相互作用实现的。表面活性剂修饰的纳米级硅酸盐薄片通过与病毒静电相互作用抑制病毒附着。小鼠在致命乙脑病毒攻击后立即腹腔注射纳米级硅酸盐血小板，观察到部分保护作用。靛玉红是从青苔中提取的，能在体外阻断病毒附着，并在致命的乙病毒脑感染后立即进行颅内治疗时提供部分预防乙脑的保护作用。牛乳铁蛋白和格里菲丝蛋白通过与细胞表面硫酸肝素结合抑制乙脑病毒感染。来自结构域Ⅲ的重组部分 E 蛋白/多肽在病毒受体结合中起重要作用，通过与病毒受体的竞争性相互作用在体外抑制乙脑病毒感染，这些抗病毒药物的预先接种对小鼠提供了部分保护作用。

已经报道了几种针对 RNA 复制步骤的抗病毒药物。单核细胞趋化蛋白 1 诱导蛋白 1 含有一个核酸酶结构域，在体外显示抗乙脑活性，单核细胞趋化蛋白 1 诱导蛋白 1 的 RNA 酶、RNA 结合和寡聚特性是其抗乙脑活性所必需的。山奈酚是一种从多种植物中提取的多元黄酮醇，通过与病毒基因组体外结合抑制乙脑病毒的复制。西尼地平、氯硝胺和双吡啶等氨基酸偶联物在体外表现出抗乙脑活性，可能是通过抑制 RNA 复制实现的。美洲商陆抗病毒蛋白通过病毒基因组的脱嘌呤在体外抑制乙脑病毒的复制。在小鼠感染乙脑病毒前后腹腔注射美洲商陆抗病毒蛋白具有部分预防乙脑的作用。

四、基于硅模型的抗病毒药物

结构病毒学的最新进展有助于病毒蛋白质结构的解析。由于 NS3 和 NS5 蛋白是病毒高效复制所必需的多酶蛋白，E 蛋白在受体结合和膜融合中发挥重要作用，针对这些蛋白的抗病毒药物有望有效。已经开展了基于计算机的抗病毒药物筛选和（或）基于 NS3 蛋白解析或预测结构的设计。羟基潘杜拉汀 A 是琴叶麻的次级代谢产物，在硅片中被选择，通过与 NS2B 结合来中断 NS2B 和 NS3 蛋白质之间的相互作用。

第三节　免疫治疗

一、肾上腺皮质激素

应用肾上腺皮质激素可以降低毛细血管的通透性，抑制免疫复合物的形成，缓解脑水肿，保护血脑屏障。对早期乙脑患者，可用肾上腺素将体温维持在38℃左右，连续使用多天，可逐渐降低身体温度，但使用时间必须控制在5~7天，如果使用时间过长就会导致并发症。

很多乙脑患者住院后死于昏迷或呼吸停止。鉴于这一事实，有理由认为肾上腺皮质激素可以减轻这些患者的脑水肿。但在一项临床对照试验中，使用地塞米松的临床试验未显示治疗组与安慰剂之间差异具有统计学意义。其在死亡率、住院天数、呼吸机使用天数或甘露醇使用天数方面没有任何益处。1988 年，印度戈勒克布尔发生疫情，875 名患者中有137 名接受地塞米松和多巴胺治疗。结果显示，与未使用地塞米松的患者相比，地塞米松并没有改善患者的临床结果。死亡主要发生在入院后 3 天左右的急性感染期。就死亡率或住院天数而言，两组之间差异没有统计学意义。总体来说，地塞米松似乎并未对乙脑患者有益。

二、丙种球蛋白

丙种球蛋白是一种从正常人血浆中提取出来的免疫球蛋白，含有多价抗 IgG 抗体。丙种球蛋白用于病毒性脑炎，其抗原发挥免疫增强与免疫抑制的双重效果，通过阻断患者免疫病理的损伤，减轻患者的临床症状及减少发生后遗症的可能性。其可能机制：①丙种球蛋白能中和病毒，增强机体对病毒的抵抗力，但不会抑制机体产生抗体。体外研究表明，免疫球蛋白具有抗病毒、抑制病毒感染的潜力。②增强免疫杀伤细胞的功能，增加中性粒细胞的趋化，起到吞噬病原体的效果。③提供具有中和及调理作用的抗体，阻断引起神经细胞损伤的免疫反应，如抑制补体结合并预防膜攻击复合物的形成，中和某些致病细胞因子，阻断巨噬细胞上的 Fcγ 受体，从而保护脑细胞，促进脑功能恢复。中和抗体可以阻止病毒从外周扩散至中枢，抗体介导的保护机制比细胞毒性 T 细胞应答更有效。④诱导炎症细胞的凋亡，有效控制炎症，同其他抗病毒药物联合应用，有效提高血浆胶体的渗透压，协同甘露醇降低颅内压。

研究报道，病毒性脑炎中，静脉注射大剂量免疫球蛋白治疗可减少平均住院时间、惊厥时间，改善神经症状及缩短意识障碍时间。重症病毒性脑炎患者中，丙种球蛋白能通过中断免疫病理损伤，减轻颅高压，保护脑实质，有效降低多器官功能障碍的发生率及缩短病毒性脑炎的病程。

对感染乙脑病毒的小鼠的研究发现，靶向病毒复制和炎症反应具有协同作用，提示免疫系统同时具有保护性和致病性。动物模型中，在病毒进入中枢神经系统之前给予含有抗西尼罗病毒特异性抗体的丙种球蛋白，存活率达到 100%，感染后 5 天死亡率降低。研究报道，相较于对照组，在重症病毒性脑炎的治疗中静脉注射免疫球蛋白，可缩短止惊时间、退热时间、意识恢复时间及住院时间。

三、转 移 因 子

转移因子是从致敏淋巴细胞中提取的一种可透析或超滤的肽类物质，它能将供体的某些细胞免疫功能转移给受体，使受体正常淋巴细胞转化成特异性致敏淋巴细胞，提高机体的细胞免疫性。国内外曾应用转移因子治疗多种病毒性疾病，均获得了较好疗效。

四、胸 腺 肽

胸腺肽能提高乙脑患者的细胞免疫功能，抑制乙脑病毒在脑细胞内的复制，且胸腺肽具有双向免疫调节功能，可减轻过度免疫反应造成的脑细胞坏死。

五、环 磷 酰 胺

环磷酰胺是一种抑制细胞增殖的烷化剂，影响 B 细胞和 T 细胞的增殖分化，但使用时要注意避免不良反应。该药的不良反应包括骨髓抑制（最少 1～2 周，一般维持 7～10 天，3～5 周恢复）、脱发、消化道反应、口腔炎、膀胱炎，个别报道有肺炎、过量的抗利尿激素分泌等。一般剂量对血小板影响不大，也很少引起贫血。此外，环磷酰胺可杀伤精子，但具有可逆性。超高剂量时（＞120mg/kg）可引起心肌损伤及肾毒性。

第四节　机械通气治疗

机械通气是维持严重呼吸衰竭患者的通气功能、纠正致命的缺氧和二氧化碳潴留的一项应急措施，对降低重症呼吸衰竭患者的病死率、延长存活时间有重要作用。重症乙脑呼吸衰竭患者应用人工呼吸机的指征：①无自主呼吸；②存在通气不足的临床表现，如呼吸次数减到正常一半、长达 10～15s 以上的呼吸暂停；③存在中枢性呼吸失调的临床表现，如潮式呼吸、中枢性换气过度、双吸气、点头样呼吸等伴中枢性发绀；④严重肺不张或下位阻塞伴周围性发绀，而经一般处理不能缓解；⑤急性呼吸衰竭血气分析动脉血二氧化碳分压（$PaCO_2$）＞8kPa，动脉血氧分压（$PaCO_2$）＜8kPa。

机械通气治疗使用的基本经验是早上机、合理用机、早撤离、早拔管。①早上机：比较分析上机时机与疗效的关系发现，凡是在急性呼吸衰竭或血气值恶化 2h 内上机治疗者抢救成功率提高，随着上机时间的推移，抢救成功率下降；②合理用机：呼吸机条件设置要根据病情及血气分析结果合理调节，正确使用呼吸机的特殊功能；③早撤离：原则上对上机的患者在病情许可的情况下，要尽快撤离呼吸机，以患者的自主呼吸来代替人工辅助呼吸，以免发生呼吸机肺或呼吸机依赖；④早拔管：当患者意识已清醒，咳嗽、吞咽反射强烈，肺部感染已控制，痰液已明显减少时，可拔管。拔管后尚需严密观察，必要时随时插管或换管重上呼吸机。对于某些呼吸能力很差、年老体弱、估计可能会反复需要上呼吸机者，可换置 Olgmpus 钮扣或长期保留气管套管。

第五节　康复治疗

乙脑患者康复治疗，主要是以智力、吞咽、语言和肢体功能的锻炼为主，采用物理疗法、言语吞咽治疗等方法，逐步促进患者恢复生活能力。在度过乙脑急性期后，应尽早采取综合康复治疗，以预防并发症的发生和促进功能的恢复，可以减轻后遗症，提高生存、生活质量。

一、物理疗法

物理疗法是指应用各种物理因素，运用人体生理学原理法则，针对人体局部或全身性的功能障碍或病变，实施适当的非侵入性、非药物性治疗，使其尽可能恢复其原有的生理功能。

（1）运动疗法由治疗师在床旁实施，为患者实施有针对性的、循序渐进的关节肌肉功能训练，以恢复患者丧失或减弱的运动功能，同时预防和治疗肌肉萎缩、关节僵直、骨质疏松、局部或全身畸形等合并症。每天 1 次，时长 30min。通常选择在上午进行，以促进肌肉关节的放松，有利于接下来的康复课程。

（2）针对肌张力高的患者给予四肢肌肉的低频脉冲抗痉挛仪治疗，每个部位肌肉给予每天一次，每次 20min 的治疗；针对肌张力低的患者给予肌兴奋仪治疗，时间同前者。其低频电治疗仪对神经、关节、肌肉疼痛具有镇痛作用；对神经麻痹、肌肉萎缩、局部感觉障碍具有兴奋作用；还可缓解痉挛。

（3）选择水温 37～40℃的气泡浴或浸浴，在水中进行各种体育锻炼的治疗，需一对一地训练。借助水的浮力，患者在水中可以进行主动运动，也可以在治疗师的帮助下进行肢体和关节被动运动及水中按摩。水的阻力，对患者肢体具有被动施加压力的作用，可以促使患者主动用力运动。锻炼时间 20min，15 次为一个疗程，但水疗时注意避免患者受凉。

（4）为防止肺部功能的进一步损伤及坠积性肺炎的发生，可实行心肺康复训练。以专业手法放松胸廓及背部肌肉，从而控制呼吸频率，辅助排痰。根据痰液的位置，置于不同体位，配合呼吸频率，挤压胸廓，以刺激呼吸道，诱导自主咳嗽。一般每次进行30min 的训练。

二、言语吞咽治疗

尽快恢复乙脑患者吞咽功能，对接下来的治疗起重要作用。主要通过口腔感觉（包括冷疗、粗糙感）刺激、电刺激训练、口部运动功能训练、吞咽反射促进训练，提高吞咽肌肉力量，让患者有吞咽意识，以尽早拔除胃管。确定患者能否自行吞咽，必须通过吞咽造影检查，经吞咽治疗师及医生的允许，方可经口进食，防止呛咳和发生吸入性肺炎。

三、针 灸 治 疗

针灸治疗的主要目的是醒脑开窍，通经活络。使用传统针刺和头针。为配合醒脑开窍，都取仰卧位。醒脑开窍取穴针刺一般都不留针，取以下穴位为主：刺内关、人中、风池、完骨、翳风、人迎（双）、三阴交、委中、丘墟透照海、极泉、尺泽、合谷透三间。研究表明，针灸能加速大脑血流量，改善微循环，促进血液流变学改变和病变组织血流供应，利于病侧脑细胞的恢复。

四、高压氧治疗

高压氧治疗使脑血管收缩，脑血流量减少，脑水肿减轻，颅内压降低。与此同时，血氧含量增加，血氧弥散能力增强，脑组织供氧量增加。该方法使脑组织缺氧状态得到改善，切断脑缺氧—脑水肿—颅内压增高这一恶性循环，使脑组织有氧代谢得到恢复，加速脑组织生理功能恢复。此外，高压氧治疗能改善血脑屏障，使药物分子易于透过血脑屏障并作用于病变部位，从而提高药物的效果。故肌内注射或静脉输注的营养脑神经的药物选择在高压氧治疗前给予。

第六节　中药治疗

一、中药饮片

中药饮片按功效可分为以下几大类。清热泻火药：知母、生石膏、竹叶、栀子；清热解毒药：板蓝根、连翘、大青叶、大黄；清热燥湿药：黄芩、黄连；清热凉血药：生地黄、玄参、水牛角、牡丹皮、赤芍；其他的还有补益药甘草、粳米、麦冬、阿胶，息风止痉药僵蚕、钩藤，豁痰开窍药石菖蒲、远志，活血化瘀药川芎，收敛生津药五味子。其中以清热药为主。

二、中成药

安宫牛黄丸具有清热开窍、豁痰解毒之功，适用于邪热内陷心包证。清开灵、醒脑静、穿琥宁、痰热清、双黄连注射液均有清热解毒之效，但又各有不同。清开灵、醒脑静注射液长于开窍醒脑，双黄连、穿琥宁注射液长于清热解毒，痰热清注射液长于化痰解痉。强力宁、甘草酸二铵有抗炎、抗病毒及免疫调节等作用；P-七叶皂苷钠注射液、川芎嗪注射液长于改善微循环。可见这些常用中成药以清热解毒为主，涉及开窍、豁痰、止痉、调节免疫功能、改善微循环等功能。

第十四章 流行性乙型脑炎的预防、预后及展望

乙脑的预防应采取以防蚊、灭蚊及预防接种为主的综合措施，并且在乙脑的高发地区及高发季节加强疫情监测，做到早发现、早控制、早治疗，从严格控制管理传染源、切断传播途径、保护易感人群三个方面预防乙脑。

第一节　管理传染源

一、动物传染源管理

随着城市化进程的加快，应减少零散的养猪行为，建立远离稻田和人群的大型养猪场，对未经过流行季的仔猪进行疫苗免疫，减少猪群的乙脑病毒血症，从而降低乙脑病毒在猪中的扩增速度和范围。

二、人传染源管理

人感染乙脑病毒后，可以出现短暂的病毒血症，且病毒数量少、持续时间短。乙脑患者在出现乙脑的临床表现时已经进入病毒血症的末期，因此人并不是主要的传染源。

对于已确诊的乙脑患者，应及时隔离并治疗，隔离至患者体温正常，并对现住所及既往住所进行严格的蚊虫防控管理。

第二节　切断传播途径

一、传播环境管理

农村的稻田、城乡的生活污水、雨水、各种容器的积水都是蚊虫滋生的温床，因此进行环境治理，切断蚊虫的产卵条件，可以减少蚊虫的滋生进而减少病毒传播的可能性。

环境治理主要包括高发地排水系统的改造，如保持排水系统的通畅；对于生活污水的正确处理及排放；减少明沟明渠的挖设；雨水多发地区尽量填平洼地；减少井水的饮用；加强对圈养家畜周围环境的管理等。

二、传播媒介蚊虫管理

采取个人防护措施，减少蚊虫叮咬的次数。措施包括尽量减少黄昏和黎明时的室外暴露、穿能使皮肤暴露最少的衣服、使用驱蚊剂、睡觉时使用蚊帐等。长期居住在乙脑流行地区的人群在乙脑流行季节应常规采取上述保护措施，也建议从来自非乙脑流行地区的旅游者使用。乙脑暴发流行期间，通过化学药物的空间喷雾和滞留喷洒迅速降低成蚊密度，同时使用幼虫杀虫剂定期喷洒。针对传播乙脑病毒的蚊虫，采取以环境治理为主的综合防治措施是控制乙脑传播的重要环节。

第三节 保护易感人群

一、预 防 接 种

乙脑属于疫苗可预防性疾病，流行区当地居民和外来居民、可能接触病毒的实验室工作人员及在流行地区停留 30 天或更长时间的旅行者建议接种疫苗。对于短期访问，只有在农村地区有大量户外活动的情况下，建议接种疫苗。目前应用的疫苗包括灭活疫苗、减毒活疫苗、嵌合减毒活疫苗三大类，其中通过 WHO 预认证疫苗有 3 种，分别是中国研发的 JEV-L SA14-14-2 减毒活疫苗、印度使用的 JEV® 灭活疫苗、泰国生产的 IMOJEV 嵌合减毒疫苗（表 14-1）。

表 14-1 乙脑疫苗种类和特征

描述	类型	毒株	名称	原产国、生产商和（或）开发商
早期疫苗，不再使用				
鼠脑	灭活	Nakayama	BIKEN	日本 BIKEN
鼠脑	灭活	Nakayama	Green Cross	韩国 Green Cross
鼠脑	灭活	Beijing-1	NA	日本
原代地鼠肾细胞（PHK）	灭活	P3	NA	中国
目前使用的疫苗				
非洲绿猴肾细胞（Vero）	灭活	P3	NA	中国
原代地鼠肾细胞（PHK）	减毒	SA14-14-2	NA	中国成都生物制品研究所
非洲绿猴肾细胞（Vero）	灭活	Beijing-1	JEBIKV	日本 BIKEN
非洲绿猴肾细胞（Vero）	灭活	Beijing-1	ENCEVAC	日本 Kaketsuken
非洲绿猴肾细胞（Vero）	灭活	SA14-14-2	1C51，IXIARO	Intercell/Valneva
非洲绿猴肾细胞（Vero）	灭活	Kolar-821564XY	JENVAC	印度 Bharat Biotech
黄热病 17D 重组载体	减毒	SA14-14-2（prM/E）	Imojev，Chimerivax JE	Acambis/Sanofi Pasteur

日本最早使用 Nakayama 株制备鼠脑灭活疫苗开展免疫接种，鉴于疫苗免疫原性的研究，后由 Beijing-1 株替代作为疫苗株。鉴于多项研究表明鼠脑灭活疫苗接种后对人群产生较为严重的不良反应，日本于 2005 年停止生产该疫苗。之后采用 Beijing-1 株制备 Vero 细胞灭活精苗。我国自 1968 年起，大陆地区主要采用由地鼠肾细胞培养制备的乙脑病毒 P3 株灭活疫苗进行免疫接种。1988 年批准了具有中国自主知识产权的地鼠肾细胞培养的 SA14-14-2 株减毒活疫苗，具有低成本、接种剂次少及人群接种后安全性和免疫效果良好等多方面的优点。2008 年将乙脑疫苗正式纳入国家扩大免疫规划，采用的是乙脑病毒减毒活疫苗（SA14-14-2 株）。Imojev 是第一个获得许可的重组疫苗，是由乙脑减毒活疫苗 SA14-14-2 株的前膜基因（prM 基因）和包膜基因（E 基因）替代的黄热病减毒活疫苗 17D 相应区段制备的嵌合减毒活疫苗，同样的技术被用于开发第一个获得许可的登革热疫苗 Dengvaxia。

2016 年，有 12 个（50%）国家实施了乙脑免疫接种计划。其中 10 个（42%）在全国或所有明确乙脑发病风险地区实施，剩余 2 个在局部乙脑发病风险地区实施。在所有计划免疫使用的疫苗种类中，有 8 个国家使用减毒活疫苗（SA14-14-2 株），韩国和泰国使用重组减毒活疫苗，日本使用 Vero 细胞来源的乙脑灭活疫苗，越南和中国台湾仍使用鼠脑灭活乙脑疫苗。其中，韩国和泰国计划免疫是使用 2 种以上类型的疫苗（表 14-2）。

表 14-2　乙脑病毒传播风险国家或地区的乙脑免疫接种特征

国家或地区	免疫计划	策略	开始常规免疫年龄（月龄）	计划免疫使用疫苗种类
日本	全国	常规	6	VC
韩国	全国	常规	12	CD-JEV、MB、VC
马来西亚	地方[a]	常规	9	JE-CV
文莱	无	—	—	—
新加坡	无[b]	—	—	—
中国	全国[c]	常规	8	CD-JEV
中国台湾	所有地区	常规	15	MB
越南	全国	常规	12	MB
老挝	全国	常规	9～11	CD-JEV
澳大利亚[d]	所有风险地区[e]	常规	12	JE-CV
菲律宾	无	—	—	—
柬埔寨	全国	常规	9	CD-JEV
巴布亚新几内亚	无	—	—	—
朝鲜	无[f]	—	—	—
尼泊尔	全国	常规	12	CD-JEV
缅甸	无	—	—	—
斯里兰卡	全国	常规	12	CD-JEV
东帝汶	无	—	—	—
泰国	全国	常规	12	CD-JEV、JE-CV

续表

国家或地区	免疫计划	策略	开始常规免疫年龄（月龄）	计划免疫使用疫苗种类
印度	地方	常规	9～11	CD-JEV
不丹	无	—	—	—
孟加拉国	无	—	—	—
印度尼西亚	无	—	—	—
巴基斯坦	无	—	—	—
俄罗斯	无	—	—	—

注：CD-JEV，乙脑减毒活疫苗；JE-CV，乙脑重组活疫苗；MB，鼠脑灭活乙脑疫苗；VC，Vero 细胞灭活乙脑疫苗。

a 在沙捞越州、马来西亚半岛和沙巴州，为疫情暴发地附近年龄小于 15 岁的儿童提供疫苗。

b 新加坡决定不引入乙脑疫苗，因为该国仅报告了罕见且散发的人患病例。

c 不包括非流行省份即青海、西藏和新疆。

d 在界定明确、限定的区域内乙脑病毒传播风险。

e 建议雨季期间在托雷斯海峡外岛的居民或在该岛居住或工作≥30 天的非居民进行疫苗接种。

f 朝鲜于 2016 年开展了乙脑疫苗接种运动。

二、健 康 教 育

乙脑属于可防、可控的疾病，这需要健康教育宣传，让群众知晓。通过预防知识的宣教，让群众接受，提高自我保护意识，特别是提高群众对乙脑疫苗的接种率，使群众认识到个体防蚊灭蚊的重要性。积极参加爱国卫生运动，尤其在农村地区，重点是消灭牲畜棚（特别是猪圈）的蚊虫，居家使用纱窗、纱门，睡觉使用蚊帐等。

三、特殊型别乙脑病毒防控

1952 年，从马来西亚病毒性脑炎患者脑组织标本中分离到世界第一株基因Ⅴ型乙脑病毒，此后近 60 年间未见该型别病毒报道。我国于 2009 年从西藏采集的蚊虫标本中分离到一株基因Ⅴ型乙脑病毒，这是时隔 57 年世界上再次分离到此基因型病毒。2011 年韩国在当地蚊虫标本中检测到基因Ⅴ型乙脑病毒序列，2018 年从脑炎病例脑脊液标本中分离到基因Ⅴ型乙脑病毒。提示基因Ⅴ型乙脑病毒在沉寂近 60 年后再次出现和流行。目前使用的乙脑疫苗毒株均为基因Ⅲ型，与基因Ⅴ型乙脑病毒存在较大分子差异，实验证实目前广泛使用的减毒活疫苗（SA14-14-2 株）和灭活疫苗（P3 株、Beijing-1 株）针对基因Ⅰ型乙脑病毒具有较好的保护作用，而针对基因Ⅴ型乙脑病毒保护力低。存在由基因Ⅴ型乙脑病毒引起疾病暴发流行可能，因此，针对Ⅴ型乙脑病毒急需研发相应的疫苗或联合疫苗。

四、特殊群体防控

2018 年，香港报告了一名无症状的病毒携带者通过献血产品将乙脑病毒传播给 2 名免疫功能低下的受者。一名接受高剂量免疫抑制药物的患者在双肺移植后接受了乙脑病毒阳性的填充红细胞，引起严重脑炎，在患者血清、脑脊液和支气管肺泡灌洗液标本中均检测到乙脑病毒核酸，患者临床预后较差。另一名是白血病患者，化疗后接受了血小板治疗。该患者无临床症状，但血清中乙脑病毒 IgM 抗体检测为阳性，证实此人被乙脑病毒感染。结果证实乙脑病毒可通过血液制品传播。北京友谊医院报告一例女性患者因自身免疫性肝病接受肝移植，但在移植后第 13 天出现发热和神经系统症状，血液和脑脊液中乙脑病毒抗体阳性。患者随访 1 年后无神经系统后遗症。

鉴于大多数人感染乙脑病毒后为隐性感染，无明显的临床表现。在乙脑高流行区，发现通过输血和移植传播乙脑病毒的案例。针对这一新的传播模式，如何开展防控，给我们提出了新的挑战。

第四节　流行性乙型脑炎的预后

轻型和普通型乙脑大多可顺利康复，重型和暴发型患者的病死率可高达 20%以上，死亡原因主要为中枢性呼吸衰竭所致，存活者可遗留有不同程度的后遗症。

第五节　流行性乙型脑炎的展望

乙脑病毒为单股正链 RNA 病毒，全长约 11kb，共分为 5 个基因型（Ⅰ、Ⅱ、Ⅲ、Ⅳ和Ⅴ型）。在 20 世纪 90 年代末之前，GⅢ一直是优势基因型。然而，目前的研究表明，在许多地区，GⅠ正在取代 GⅢ成为主导型。乙脑病毒的蛋白在与宿主免疫细胞的互作、病毒的入侵、基因组复制及病毒包装中发挥重要作用。病毒蛋白的合成依赖宿主细胞的多聚核糖体的粗面内质网，可翻译出 3 种结构蛋白（包括衣壳蛋白 C、毒粒包膜蛋白 M、包膜蛋白 E）和 7 种非结构蛋白（NS1、NS2A、NS2B、NS3、NS4A、NS4B 和 NS5）。M 蛋白、E 蛋白能够刺激机体产生中和抗体，NS1 蛋白是疫苗产生免疫原性的主要成分。衣壳蛋白 C 及 NS1、NS2A、NS2B、NS5 等均可诱导机体产生有效的细胞毒性 T 细胞，而且此种细胞毒性 T 细胞对乙脑病毒感染靶细胞有明确的杀伤作用。NS1、NS2 蛋白主要在病毒的感染、毒力和免疫入侵等方面发挥作用；NS3 蛋白是一种多功能蛋白，主要构成病毒复制复合体；关于 NS4 蛋白的功能报道较少；NS5 是最早发现的具有抑制干扰素信号作用的乙脑病毒蛋白。人或动物感染病毒后可出现补体结合抗体、中和抗体及血清抑制抗体。

乙脑是由嗜神经的乙脑病毒通过蚊虫叮咬传播，引起以脑实质损害为主要特点的自然疫源性人兽共患传染病，任何年龄均可发病，多见于儿童。近 10 年来乙脑呈现出新的流行趋势，已在我国河北、陕西和甘肃等地出现暴发流行，易误诊，发病率、致残率及死亡率高，给个人、家庭和社会造成严重的经济负担。目前认为人和动物受到乙脑病毒感染后都可以出现病毒血症。人被感染之后病毒血症期很短暂，大多数呈现隐性感染，而且人血中所含病毒量少，传染性弱。动物中的家畜、家禽，特别是猪感染乙脑病毒后病毒效价高、病毒血症期长，故猪是乙脑病毒最重要的扩增宿主和传染源。

决定乙脑病毒致病严重程度的因素有很多，其中少量病毒透过血脑屏障进入中枢神经系统是一个重要原因。当携带乙脑病毒的蚊虫叮咬机体后，病毒首先在叮咬部位增殖，随后感染单核细胞、巨噬细胞等外周血单个核细胞并进行复制。其中大量病毒可被外周免疫反应清除，少量未被清除的病毒逃逸机体的外周免疫监视，穿越血脑屏障进入中枢神经系统，引起炎症风暴从而导致机体发病。目前关于乙脑病毒感染后发病机制的研究，主要集中在血脑屏障的破坏及中枢神经系统的免疫应答，而经外周途径感染的乙脑病毒进入中枢神经系统的先决条件是逃逸机体的免疫监视。研究还发现，乙脑病毒和其他黄病毒一样，可以导致吉兰-巴雷综合征的发生，其发病机制与轴索损伤有关。这提示我们，对于乙脑患者要进行抗神经节苷脂抗体的检测。

从初次暴露于乙脑病毒到表现出轻微的临床症状，病毒的潜伏期通常为 5～15 天。病毒的显性感染可引起一系列的临床表现，包括从普通性质的发热、无菌性脑膜炎到急性脑炎。乙脑开始于流感样非特异性症状，包括发热、头痛、不适和呕吐等，这些症状将持续数天。温和的发热过后，随之而来的是急性脑炎阶段，在此期间，机体表现出多种神经症状（如心理状态的变化、局灶性神经功能缺损和运动障碍）。乙脑患者通常表现出帕金森综合征，其特点是震颤、齿轮样强直和肌张力增强，而且很大一部分乙脑患者表现出脊髓灰质炎样急性弛缓性麻痹。感染儿童通常表现出抽搐和行为异常，而发热和脑膜刺激症状常发生在成年人群中。预后不良表现出的相关并发症包括持续性癫痫发作、运动神经元无力、小脑症状、锥体外系疾病、手臂屈曲畸形、腿部过伸、认知障碍、语言障碍、学习障碍和行为障碍等。

乙脑的检测应根据发病阶段，结合血清学、分子生物学、分离培养等多种技术手段进行。在发病早期，可利用敏感性高、特异性强的分子生物学方法进行早期快速检测；在发病晚期，由于免疫系统的作用，病毒滴度低，应利用酶联免疫吸附试验方法检测血清、脑脊液中乙脑病毒特异性抗体。由于急性脑炎、发热等临床症状可能是由多种病原体引起的，液相芯片技术等高通量检测技术平台必将为实现乙脑病毒快速筛查提供便利，最终实现多种病原体的排查，提高乙脑病毒筛查的质量和效率。

对乙脑的防控要注意三方面的问题：传染源、传播途径和易感动物。首先，需要饲养管理好幼龄动物和从非疫区引进的动物，注意在乙脑流行前做好疫苗的接种，对已发病的动物做好隔离防护。其次，乙脑属于虫媒传染病，防蚊灭虫也是防治乙脑的重要措施，最直接有效的方法是运用高效化学药物杀虫灭蚊，并维护良好的卫生环境。目前，乙脑的防治重点仍在预防，因此疫苗的接种便成了重中之重。

目前，针对乙脑大多联合使用一般治疗、对症治疗、抗病毒、康复治疗等多种治疗方法。与此同时，基因治疗、免疫治疗也在进一步研究中。乙脑作为重要的人兽共患病，对养殖业和公共卫生安全有巨大的威胁。随着现代科学技术的发展，对乙脑的疫苗生产工艺、纯化工艺不断完善，积极开发基因工程新型疫苗，同时对各种检测方法不断优化，相信一定会出现安全、有效、实用、经济的疫苗和快速、准确、灵敏、特异的检测技术，建立完善乙脑的预防和检测体系及策略，为该病的防治提供科学支持，确保畜牧业生产和公共卫生的安全。

参 考 文 献

陈柠，俞永新，2013. 中国流行性乙型脑炎病毒表型和基因型的研究进展[J]. 病毒学报，29（4）：457-464.

成依依，周红宁，2018. 我国流行性乙型脑炎病毒基因型研究进展[J]. 中国病原生物学杂志，13（12）：1413-1415.

段晓艳，朱其荣，黄波，等，2014. 120例流行性乙型脑炎的流行病学及临床特征分析[J]. 中外医学研究，12（14）：118-119.

韩超逸，汤德元，廖少山，等，2021. 日本脑炎病毒非结构蛋白功能的研究进展[J]. 畜牧与兽医，53（7）：136-140.

李晓燕，卢青军，李茂清，等，2008. 褥疮的发生预防及治疗进展[J]. 中国误诊学杂志，8（5）：1025-1027.

李志庆，2005. 机械辅助通气治疗重型乙脑并呼吸衰竭13例临床分析[J]. 医学临床研究，22（9）：1326-1327.

梁国栋，2008. 我国流行性乙型脑炎病毒基因型研究[J]. 中华实验和临床病毒学杂志，22（2）：81-82.

刘楠，高永利，谢紫阳，等，2019. 我国流行性乙型脑炎临床流行病学研究现状[J]. 西北国防医学杂志，40（6）：362-370.

刘延刚，2020. 乙型脑炎病毒入侵脑微血管内皮细胞机制研究[D]. 上海：海军军医大学.

吕博敏，2018. 日本乙型脑炎病毒NS4B蛋白与NS3解旋酶的相互作用研究[D]. 武汉：华中农业大学.

唐丽，李进，何盛琴，2020. 重症监护室危重患者合并深静脉血栓的发病分析[J]. 血管与腔内血管外科杂志，6（3）：246-249.

陶娅琳，周红宁，2012. 我国乙型脑炎病毒血清学 ELISA 诊断技术研究进展[J]. 中国病原生物学杂志，7（9）：709-712.

王国玮，2020. 流行性乙型脑炎病毒感染与吉兰巴雷综合征相关性研究[D]. 银川：宁夏医科大学.

王环宇，2019. 流行性乙型脑炎防控进展及挑战[J]. 中华预防医学杂志，53（2）：133-135.

王环宇，付士红，李晓宇，等，2004. 我国首次分离到基因Ⅰ型乙型脑炎病毒[J]. 中华微生物学和免疫学杂志，24（11）：5-11.

吴丹，宁桂军，尹遵栋，等，2015. 中国2011～2013年流行性乙型脑炎流行病学特征分析[J]. 中国疫苗和免疫，21（5）：486-490.

吴丹，尹遵栋，李军宏，等，2020. 中国2014—2018年流行性乙型脑炎流行病学特征[J]. 中国疫苗和免疫，26（1）：1-4.

吴玉水，宋建华，马文煜，2003. 乙型脑炎的流行病学与临床[J]. 中国人兽共患病杂志，19（3）：111-112.

肖长广，2018. 日本脑炎病毒优势基因型分布及其转换的机制研究[D]. 北京：中国农业科学院.

徐高原，陈焕春，徐晓娟，等，2002. 乙型脑炎诊断方法研究进展[J]. 动物医学进展，23（6）：20-23.

徐志一，孙碧芳，顾惠心，等，1979. 血凝抑制试验用于流行性乙型脑炎的诊断——抗体诊断值的探讨[J]. 上海医学，2（7）：58-60.

杨兴淼，徐昊，曹瑞兵，2020. 基因Ⅰ型和Ⅲ型日本脑炎病毒sfRNA亚型鉴定及遗传演化分析[J]. 畜牧与兽医，52（9）：67-73.

杨玉姣，熊柯尧，陶家成，等，2021. 黄病毒基因组非编码区的结构与功能研究进展[J]. 病毒学报，37（2）：435-444.

永井胜次，魏文林，1963. 经口感染日本乙型脑炎病毒[J]. 山东医刊，（9）：20.

张弛，2015. ICU 留置导尿尿路感染危险因素及病原学分析[J]. 中国民康医学，27（2）：51-52.

Abdul Wahaab，2022. 基因 I 型和Ⅲ型乙型脑炎病毒 NS2B-NS3 蛋白酶活性比较分析[D]. 北京：中国农业科学院.

Agnihotri S，Narula R，Joshi K，et al，2012. In silico modeling of ligand molecule for non structural 3（NS3）protein target of flaviviruses[J]. Bioinformation，8（3）：123-127.

Aleyas AG，George JA，Han YW，et al，2009. Functional modulation of dendritic cells and macrophages by Japanese encephalitis virus through MyD88 adaptor molecule-dependent and -independent pathways[J]. J Immunol，183（4）：2462-2474.

Allonso D，Andrade IS，Conde JN，et al，2015. Dengue virus NS1 protein modulates cellular energy metabolism by increasing glyceraldehyde-3-phosphate dehydrogenase activity[J]. J Virol，89（23）：11871-11883.

Al-Obaidi M，Bahadoran A，Har LS，et al，2017. Japanese encephalitis virus disrupts blood-brain barrier and modulates apoptosis proteins in THBMEC cells[J]. Virus Res，233：17-28.

Anantpadma M，Stein DA，Vrati S，2010. Inhibition of Japanese encephalitis virus replication in cultured cells and mice by a peptide-conjugated morpholino oligomer[J]. J Antimicrob Chemother，65（5）：953-961.

Anderson JF，Rahal JJ，2002. Efficacy of interferon alpha-2b and ribavirin against West Nile virus *in vitro*[J]. Emerg Infect Dis，8（1）：107-108.

Ashraf U，Ding Z，Deng S，et al，2021. Pathogenicity and virulence of Japanese encephalitis virus：neuroinflammation and neuronal cell damage[J]. Virulence，12（1）：968-980.

Barrows NJ，Campos RK，Liao KC，et al，2018. Biochemistry and molecular biology of flaviviruses[J]. Chem Rev，118（8）：4448-4482.

Bharucha T，Sengvilaipaseuth O，Seephonelee M，et al，2018. Detection of Japanese encephalitis virus RNA in human throat samples in Laos-a pilot study[J]. Sci Rep，8（1）：8018.

Blitvich BJ，Scanlon D，Shiell BJ，et al，1999. Identification and analysis of truncated and elongated species of the flavivirus NS1 protein[J]. Virus Res，60（1）：67-79.

Burdmann EA，2019. Flaviviruses and kidney diseases[J]. Adv Chronic Kidney Dis，26（3）：198-206.

Cao L，Fu S，Gao X，et al，2016. Low protective efficacy of the current Japanese encephalitis vaccine against the emerging genotype 5 Japanese encephalitis virus[J]. PLoS Negl Trop Dis，10（5）：e4686.

Cao-Lormeau VM，Blake A，Mons S，et al，2016. Guillain-Barre syndrome outbreak associated with Zika virus infection in French Polynesia：a case-control study[J]. Lancet，387（10027）：1531-1539.

Chai C，Palinski R，Xu Y，et al，2019. Aerosol and contact transmission following intranasal infection of mice with Japanese encephalitis virus[J]. Viruses，11（1）：87.

Chambers TJ，Hahn CS，Galler R，et al，1990. Flavivirus genome organization，expression，and replication[J]. Annu Rev Microbiol，44：649-688.

Chambers TJ，Mccourt DW，Rice CM，1990. Production of yellow fever virus proteins in infected cells：identification of discrete polyprotein species and analysis of cleavage kinetics using region-specific polyclonal antisera[J]. Virology，177（1）：159-174.

Chang SJ，Chang YC，Lu KZ，et al，2012. Antiviral activity of *Isatis indigotica* extract and its derived indirubin against Japanese encephalitis virus[J]. Evid Based Complement Alternat Med，2012：925830.

Chen J，Yamada S，Hama Y，et al，2011. Unique heparan sulfate from shrimp heads exhibits a strong inhibitory effect on infections by dengue virus and Japanese encephalitis virus[J]. Biochem Biophys Res Commun，412

（1）：136-142.

Chen LK, Liao CL, Lin CG, et al, 1996. Persistence of Japanese encephalitis virus is associated with abnormal expression of the nonstructural protein NS1 in host cells[J]. Virology, 217（1）：220-229.

Chen WR, Tesh RB, Rico-Hesse R, 1990. Genetic variation of Japanese encephalitis virus in nature[J]. J Gen Virol, 71（Pt 12）：2915-2922.

Chen YY, Fan YC, Tu WC, et al, 2011. Japanese encephalitis virus genotype replacement, Taiwan, 2009-2010[J]. Emerg Infect Dis, 17（12）：2354-2356.

Cheng V, Sridhar S, Wong SC, et al, 2018. Japanese encephalitis virus transmitted via blood transfusion, Hong Kong, China[J]. Emerg Infect Dis, 24（1）：49-57.

Chien YJ, Chen WJ, Hsu WL, et al, 2008. Bovine lactoferrin inhibits Japanese encephalitis virus by binding to heparan sulfate and receptor for low density lipoprotein[J]. Virology, 379（1）：143-151.

Chiou SS, Chen JM, Chen YY, et al, 2021. The feasibility of field collected pig oronasal secretions as specimens for the virologic surveillance of Japanese encephalitis virus[J]. PLoS Negl Trop Dis, 15（12）：e0009977.

Chung KM, Thompson BS, Fremont DH, et al, 2007. Antibody recognition of cell surface-associated NS1 triggers Fc-gamma receptor-mediated phagocytosis and clearance of West Nile Virus-infected cells[J]. J Virol, 81（17）：9551-9555.

Cox BD, Stanton RA, Schinazi RF, 2015. Predicting Zika virus structural biology：challenges and opportunities for intervention[J]. Antivir Chem Chemother, 24（3-4）：118-126.

Crance JM, Scaramozzino N, Jouan A, et al, 2003. Interferon, ribavirin, 6-azauridine and glycyrrhizin：antiviral compounds active against pathogenic flaviviruses[J]. Antiviral Res, 58（1）：73-79.

Da SI, Frontera JA, Bispo DFA, et al, 2017. Neurologic complications associated with the Zika virus in Brazilian adults[J]. JAMA Neurol, 74（10）：1190-1198.

Dai L, Song J, Lu X, et al, 2016. Structures of the Zika virus envelope protein and its complex with a flavivirus broadly protective antibody[J]. Cell Host Microbe, 19（5）：696-704.

Datey A, Singh LM, Rajkhowa U, et al, 2020. Molecular epidemiology of Japanese encephalitis virus in pig population of Odisha, Assam and Manipur states of India[J]. Infect Genet Evol, 83：104325.

de Wispelaere M, Despres P, Choumet V, 2017. European *Aedes albopictus* and *Culex pipiens* are competent vectors for Japanese encephalitis virus[J]. PLoS Negl Trop Dis, 11（1）：e0005294.

de Wispelaere M, Frenkiel MP, Despres P, 2015. A Japanese encephalitis virus genotype 5 molecular clone is highly neuropathogenic in a mouse model：impact of the structural protein region on virulence[J]. J Virol, 89（11）：5862-5875.

Dey D, Poudyal S, Rehman A, et al, 2021. Structural and biochemical insights into flavivirus proteins[J]. Virus Res, 296：198343.

Dhiman G, Abraham R, Griffin DE, 2019. Human Schwann cells are susceptible to infection with Zika and yellow fever viruses, but not dengue virus[J]. Sci Rep, 9（1）：9951.

Dirlikov E, Major CG, Medina NA, et al, 2018. Clinical features of guillain-barre syndrome with vs without Zika virus infection, Puerto Rico, 2016[J]. JAMA Neurol, 75（9）：1089-1097.

Do LP, Bui TM, Hasebe F, et al, 2015. Molecular epidemiology of Japanese encephalitis in northern Vietnam, 1964-2011：genotype replacement[J]. J Virol, 12：51.

Doets AY, Verboon C, van den Berg B, et al, 2018. Regional variation of Guillain-Barre syndrome[J]. Brain, 141（10）：2866-2877.

Duong V，Choeung R，Gorman C，et al，2017. Isolation and full-genome sequences of Japanese encephalitis virus genotype Ⅰ strains from Cambodian human patients，mosquitoes and pigs[J]. J Gen Virol，98（9）：2287-2296.

Dutta K，Ghosh D，Basu A，2009. Curcumin protects neuronal cells from Japanese encephalitis virus-mediated cell death and also inhibits infective viral particle formation by dysregulation of ubiquitin-proteasome system[J]. J Neuroimmune Pharmacol，4（3）：328-337.

Dutta K，Mishra MK，Nazmi A，et al，2010. Minocycline differentially modulates macrophage mediated peripheral immune response following Japanese encephalitis virus infection[J]. Immunobiology，215（11）：884-893.

Fan J，Liu Y，Xie X，et al，2013. Inhibition of Japanese encephalitis virus infection by flavivirus recombinant E protein domain Ⅲ[J]. Virol Sin，28（3）：152-160.

Fan YC，Lin JW，Liao SY，et al，2017. Virulence of Japanese encephalitis virus genotypes Ⅰ and Ⅲ，Taiwan[J]. Emerg Infect Dis，23（11）：1883-1886.

Firth AE，Atkins JF，2009. A conserved predicted pseudoknot in the NS2A-encoding sequence of West Nile and Japanese encephalitis flaviviruses suggests NS1′ may derive from ribosomal frameshifting[J]. Virol J，6：14.

Gao X，Liu H，Li M，et al，2015. Insights into the evolutionary history of Japanese encephalitis virus（JEV）based on whole-genome sequences comprising the five genotypes[J]. Virol J，12：43.

Gao X，Liu H，Li X，et al，2019. Changing geographic distribution of Japanese encephalitis virus genotypes，1935-2017[J]. Vector Borne Zoonotic Dis，19（1）：35-44.

Garcia-Nicolas O，Braun RO，Milona P，et al，2018. Targeting of the nasal mucosa by Japanese encephalitis virus for non-vector-borne transmission[J]. J Virol，92（24）：e01091-18.

Garrido-Mesa N，Zarzuelo A，Galvez J，2013. Minocycline：far beyond an antibiotic[J]. Br J Pharmacol，169（2）：337-352.

German AC，Myint KS，Mai NT，et al，2006. A preliminary neuropathological study of Japanese encephalitis in humans and a mouse model[J]. Trans R Soc Trop Med Hyg，100（12）：1135-1145.

Goujon M，Mcwilliam H，Li W，et al，2010. A new bioinformatics analysis tools framework at EMBL-EBI[J]. Nucleic Acids Res，38（Web Server issue）：W695-W699.

Graci JD，Cameron CE，2006. Mechanisms of action of ribavirin against distinct viruses[J]. Rev Med Virol，16（1）：37-48.

Gupta AK，Lad VJ，Koshy AA，2003. Protection of mice against experimental Japanese encephalitis virus infections by neutralizing anti-glycoprotein E monoclonal antibodies[J]. Acta Virol，47（3）：141-145.

Hameed M，Liu K，Anwar MN，et al，2019. The emerged genotype Ⅰ of Japanese encephalitis virus shows an infectivity similar to genotype Ⅲ in Culex pipiens mosquitoes from China[J]. PLoS Negl Trop Dis，13（9）：e0007716.

Hameed M，Wahaab A，Nawaz M，et al，2021. Potential role of birds in Japanese encephalitis virus zoonotic transmission and genotype shift[J]. Viruses，13（3）：357.

Han N，Adams J，Chen P，et al，2014. Comparison of genotypes Ⅰ and Ⅲ in Japanese encephalitis virus reveals distinct differences in their genetic and host diversity[J]. J Virol，88（19）：11469-11479.

Han N，Adams J，Fang W，et al，2015. Investigation of the genotype Ⅲ to genotype Ⅰ shift in Japanese encephalitis virus and the impact on human cases[J]. Virol Sin，30（4）：277-289.

Harinasuta C，Wasi C，Vithanomsat S，1984. The effect of interferon on Japanese encephalitis virus in vitro[J]. Southeast Asian J Trop Med Public Health，1984，15（4）：564-568.

Hase T，Summers PL，Dubois DR. Ultrastructural changes of mouse brain neurons infected with Japanese encephalitis virus[J]. Int J Exp Pathol，71（4）：493-505.

Hatachi T，Michihata N，Inata Y，et al，2021. Prognostic factors among children with acute encephalitis/encephalopathy associated with viral and other pathogens[J]. Clin Infect Dis，73（1）：76-82.

Heaton NS，Perera R，Berger KL，et al，2010. Dengue virus nonstructural protein 3 redistributes fatty acid synthase to sites of viral replication and increases cellular fatty acid synthesis[J]. Proc Natl Acad Sci U S A，107（40）：17345-17350.

Heffelfinger JD，Li X，Batmunkh N，et al，2017. Japanese encephalitis surveillance and immunization - Asia and Western Pacific Regions，2016[J]. MMWR Morb Mortal Wkly Rep，66（22）：579-583.

Hobson-Peters J，2012. Approaches for the development of rapid serological assays for surveillance and diagnosis of infections caused by zoonotic flaviviruses of the Japanese encephalitis virus serocomplex[J]. J Biomed Biotechnol，2012：379738.

Hoke CJ，Vaughn DW，Nisalak A，et al，1992. Effect of high-dose dexamethasone on the outcome of acute encephalitis due to Japanese encephalitis virus[J]. J Infect Dis，165（4）：631-637.

Hsieh JT，Rathore A，Soundarajan G，et al，2019. Japanese encephalitis virus neuropenetrance is driven by mast cell chymase[J]. Nat Commun，2019，10（1）：706.

Hsieh JT，St JA，2020. Japanese encephalitis virus and its mechanisms of neuroinvasion[J]. PLoS Pathog，16（4）：e1008260.

Huang G，Tio SY，Caly L，et al，2017. Prolonged detection of Japanese encephalitis virus in urine and whole blood in a returned short-term traveler[J]. Open Forum Infect Dis，4（4）：x203.

Huang YS，Hettenbach SM，Park SL，et al，2016. Differential infectivities among different Japanese encephalitis virus genotypes in *Culex quinquefasciatus* mosquitoes[J]. PLoS Negl Trop Dis，10（10）：e0005038.

Huber K，Jansen S，Leggewie M，et al，2014. *Aedes japonicus japonicus*（Diptera：Culicidae）from Germany have vector competence for Japan encephalitis virus but are refractory to infection with West Nile virus[J]. Parasitol Res，113（9）：3195-3199.

Hughes RA，Dalakas MC，Cornblath DR，et al，2009. Clinical applications of intravenous immunoglobulins in neurology[J]. Clin Exp Immunol，158（Suppl 1）：34-42.

Ishag HZ，Li C，Huang L，et al，2013. Griffithsin inhibits Japanese encephalitis virus infection *in vitro* and *in vivo*[J]. Arch Virol，158（2）：349-358.

Ishag HZ，Li C，Huang L，et al，2013. Inhibition of Japanese encephalitis virus infection *in vitro* and *in vivo* by pokeweed antiviral protein[J]. Virus Res，171（1）：89-96.

Jan LR，Yang CS，Trent DW，et al，1995. Processing of Japanese encephalitis virus non-structural proteins：NS2B-NS3 complex and heterologous proteases[J]. J Gen Virol，76（Pt 3）：573-580.

Joe S，Salam A，Neogi U，et al，2022. Antiviral drug research for Japanese encephalitis：an updated review[J]. Pharmacol Rep，74（2）：273-296.

Joob B，Wiwanitkit V，2017. Neurological problem due to Zika virus infection：what should be discussed[J]. Neurol India，65（2）：439-440.

Kaczor A，Matosiuk D，2010. Structure-based virtual screening for novel inhibitors of Japanese encephalitis virus NS3 helicase/nucleoside triphosphatase[J]. FEMS Immunol Med Microbiol，58（1）：91-101.

Kim H，Cha GW，Jeong YE，et al，2015. Detection of Japanese encephalitis virus genotype V in *Culex orientalis* and *Culex pipiens*（Diptera：Culicidae）in Korea[J]. PLoS One，10（2）：e0116547.

Kim JH, Choi JY, Kim SB, et al, 2015. CD11c（hi）dendritic cells regulate Ly-6C（hi）monocyte differentiation to preserve immune-privileged CNS in lethal neuroinflammation[J]. Sci Rep，5：17548.

Konishi E, Kurane I, Mason PW, et al, 1998. Induction of Japanese encephalitis virus-specific cytotoxic T lymphocytes in humans by poxvirus-based JE vaccine candidates[J]. Vaccine，16（8）：842-849.

Krawczyk CM, Holowka T, Sun J, et al, 2010. Toll-like receptor-induced changes in glycolytic metabolism regulate dendritic cell activation[J]. Blood，115（23）：4742-4749.

Kumar P, Wu H, Mcbride JL, et al, 2007. Transvascular delivery of small interfering RNA to the central nervous system[J]. Nature，448（7149）：39-43.

Kuwata R, Torii S, Shimoda H, et al, 2020. Distribution of Japanese encephalitis virus, Japan and Southeast Asia, 2016-2018[J]. Emerg Infect Dis，26（1）：125-128.

Kwan WH, Navarro-Sanchez E, Dumortier H, et al, 2008. Dermal-type macrophages expressing CD209/DC-SIGN show inherent resistance to dengue virus growth[J]. PLoS Negl Trop Dis，2（10）：e311.

Lannes N, Garcia-Nicolas O, Demoulins T, et al, 2019. CX3CR1-CX3CL1-dependent cell-to-cell Japanese encephalitis virus transmission by human microglial cells[J]. Sci Rep，9（1）：4833.

Le Flohic G, Porphyre V, Barbazan P, et al, 2013. Review of climate，landscape，and viral genetics as drivers of the Japanese encephalitis virus ecology[J]. PLoS Negl Trop Dis，7（9）：e2208.

Leake CJ, Burke DS, Nisalak A, et al, 1986. Isolation of Japanese encephalitis virus from clinical specimens using a continuous mosquito cell line[J]. Am J Trop Med Hyg，35（5）：1045-1050.

Lee C J, Lin HR, Liao CL, et al, 2008. Cholesterol effectively blocks entry of flavivirus[J]. J Virol，82（13）：6470-6480.

Lee E, Pavy M, Young N, et al, 2006. Antiviral effect of the heparan sulfate mimetic，PI-88，against dengue and encephalitic flaviviruses[J]. Antiviral Res，69（1）：31-38.

Lee T, Komiya T, Watanabe K, et al, 1995. Immune response in mice infected with the attenuated Japanese encephalitis vaccine strain SA14-14-2[J]. Acta Virol，39（3）：161-164.

Leng SL, Huang R, Feng YN, et al, 2020. The pre membrane and envelope protein is the crucial virulence determinant of Japanese encephalitis virus[J]. Microb Pathog，148：104492.

Li C, Ge LL, Yu YL, et al, 2014. A tripeptide（NSK）inhibits Japanese encephalitis virus infection *in vitro* and *in vivo*[J]. Arch Virol，159（5）：1045-1055.

Li F, Wang Y, Yu L, et al, 2015. Viral infection of the central nervous system and neuroinflammation precede blood-brain barrier disruption during Japanese encephalitis virus infection[J]. J Virol，89（10）：5602-5614.

Li JW, Gao XY, Wu Y, et al, 2016. A centralized report on pediatric Japanese encephalitis cases from Beijing Children's Hospital，2013[J]. Biomed Environ Sci，29（12）：902-908.

Li MH, Fu SH, Chen WX, et al, 2014. Molecular characterization of full-length genome of Japanese encephalitis virus genotype Ⅴ isolated from Tibet，China[J]. Biomed Environ Sci，27（4）：231-239.

Li Q, Zhou D, Jia F, et al, 2021. Japanese encephalitis virus NS1′ interacts with host CDK1 protein to regulate antiviral response[J]. Microbiol Spectr，9（3）：e166121.

Li X, Gao X, Fu S, et al, 2019. An outbreak of Japanese encephalitis in adults in northern China，2013：a population-based study[J]. Vector Borne Zoonotic Dis，19（1）：26-34.

Li XF, Li XD, Deng CL, et al, 2017. Visualization of a neurotropic flavivirus infection in mouse reveals unique viscerotropism controlled by host type Ⅰ interferon signaling[J]. Theranostics，7（4）：912-925.

Li YX, Li MH, Fu SH, et al, 2011. Japanese encephalitis，Tibet，China[J]. Emerg Infect Dis，17（5）：934-936.

Liang JJ, Wei JC, Lee YL, et al, 2014. Surfactant-modified nanoclay exhibits an antiviral activity with high potency and broad spectrum[J]. J Virol, 88 (8): 4218-4228.

Libraty DH, Nisalak A, Endy TP, et al, 2002. Clinical and immunological risk factors for severe disease in Japanese encephalitis[J]. Trans R Soc Trop Med Hyg, 96 (2): 173-178.

Lin RJ, Chien HL, Lin SY, et al, 2013. MCPIP1 ribonuclease exhibits broad-spectrum antiviral effects through viral RNA binding and degradation[J]. Nucleic Acids Res, 41 (5): 3314-3326.

Lin YL, Chen LK, Liao CL, et al, 1998. DNA immunization with Japanese encephalitis virus nonstructural protein NS1 elicits protective immunity in mice[J]. J Virol, 72 (1): 191-200.

Liou ML, Hsu CY, 1998. Japanese encephalitis virus is transported across the cerebral blood vessels by endocytosis in mouse brain[J]. Cell Tissue Res, 293 (3): 389-394.

Liu H, Zhang J, Niu Y, et al, 2021. The 5′ and 3′ untranslated regions of the Japanese encephalitis virus(JEV): molecular genetics and higher order structures[J]. Front Microbiol, 12: 730045.

Liu X, Yu Y, Li M, et al, 2011. Study on the protective efficacy of SA14-14-2 attenuated Japanese encephalitis against different JE virus isolates circulating in China[J]. Vaccine, 29 (11): 2127-2130.

Liu X, Zhao X, Na R, et al, 2019. The structure differences of Japanese encephalitis virus SA14 and SA14-14-2 E proteins elucidate the virulence attenuation mechanism[J]. Protein Cell, 10 (2): 149-153.

Liu YG, Chen Y, Wang X, et al, 2020. Ezrin is essential for the entry of Japanese encephalitis virus into the human brain microvascular endothelial cells[J]. Emerg Microbes Infect, 9 (1): 1330-1341.

Lu G, Gong P, 2013. Crystal structure of the full-length Japanese encephalitis virus NS5 reveals a conserved methyltransferase-polymerase interface[J]. PLoS Pathog, 9 (8): e1003549.

Luca VC, Abimansour J, Nelson CA, et al, 2012. Crystal structure of the Japanese encephalitis virus envelope protein[J]. J Virol, 86 (4): 2337-2346.

Lucchese G, Kanduc D, 2016. Zika virus and autoimmunity: from microcephaly to Guillain-Barre syndrome, and beyond[J]. Autoimmun Rev, 15 (8): 801-808.

Lundin KE, Good L, Stromberg R, et al, 2006. Biological activity and biotechnological aspects of peptide nucleic acid[J]. Adv Genet, 56: 1-51.

Ma J, Han W, Jiang L, 2020. Japanese encephalitis-induced anti-N-methyl-d-aspartate receptor encephalitis: a hospital-based prospective study[J]. Brain Dev, 42 (2): 179-184.

Ma J, Zhang T, Jiang L, 2017. Japanese encephalitis can trigger anti-N-methyl-D-aspartate receptor encephalitis[J]. J Neurol, 264 (6): 1127-1131.

Mackenzie-Impoinvil L, Impoinvil DE, Galbraith SE, et al, 2015. Evaluation of a temperate climate mosquito, *Ochlerotatus detritus* (=*Aedes detritus*), as a potential vector of Japanese encephalitis virus[J]. Med Vet Entomol, 29 (1): 1-9.

Mcwilliam H, Li W, Uludag M, et al, 2013. Analysis tool web services from the EMBL-EBI[J]. Nucleic Acids Res, 41 (Web Server issue): W597-W600.

Melian EB, Hinzman E, Nagasaki T, et al, 2010. NS1′ of flaviviruses in the Japanese encephalitis virus serogroup is a product of ribosomal frameshifting and plays a role in viral neuroinvasiveness[J]. J Virol, 84 (3): 1641-1647.

Mercer J, Schelhaas M, Helenius A, 2010. Virus entry by endocytosis[J]. Annu Rev Biochem, 79: 803-833.

Mishra MK, Basu A, 2008. Minocycline neuroprotects, reduces microglial activation, inhibits caspase 3 induction, and viral replication following Japanese encephalitis[J]. J Neurochem, 105 (5): 1582-1595.

Mishra MK, Ghosh D, Duseja R, et al, 2009. Antioxidant potential of minocycline in Japanese encephalitis virus infection in murine neuroblastoma cells: correlation with membrane fluidity and cell death[J]. Neurochem Int, 54（7）: 464-470.

Mohta S, Ray A, Sharma SK, et al, 2017. Longitudinally extensive transverse myelitis（LETM）in a case of Japanese encephalitis with an unexpected complication[J]. J Vector Borne Dis, 54（3）: 291-293.

Monath TP, Guirakhoo F, Nichols R, et al, 2003. Chimeric live, attenuated vaccine against Japanese encephalitis （ChimeriVax-JE）: phase 2 clinical trials for safety and immunogenicity, effect of vaccine dose and schedule, and memory response to challenge with inactivated Japanese encephalitis antigen[J]. J Infect Dis, 188（8）: 1213-1230.

Mukhopadhyay S, Kuhn RJ, Rossmann MG, 2005. A structural perspective of the flavivirus life cycle[J]. Nat Rev Microbiol, 3（1）: 13-22.

Mustafa YM, Meuren LM, Coelho S, et al, 2019. Pathways exploited by flaviviruses to counteract the blood-brain barrier and invade the central nervous system[J]. Front Microbiol, 10: 525.

Myint KS, Kipar A, Jarman RG, et al, 2014. Neuropathogenesis of Japanese encephalitis in a primate model[J]. PLoS Negl Trop Dis, 8（8）: e2980.

Nazmi A, Dutta K, Basu A, 2010. Antiviral and neuroprotective role of octaguanidinium dendrimer-conjugated morpholino oligomers in Japanese encephalitis[J]. PLoS Negl Trop Dis, 4（11）: e892.

Nga PT, Parquet M, Cuong VD, et al, 2004. Shift in Japanese encephalitis virus（JEV）genotype circulating in northern Vietnam: implications for frequent introductions of JEV from Southeast Asia to East Asia[J]. J Gen Virol, 85（Pt 6）: 1625-1631.

Oehler E, Watrin L, Larre P, et al, 2014. Zika virus infection complicated by Guillain-Barre syndrome—case report, French Polynesia, December 2013[J]. Euro Surveill, 19（9）: 20720.

Oh Y, Zhang F, Wang Y, et al, 2017. Zika virus directly infects peripheral neurons and induces cell death[J]. Nat Neurosci, （9）: 1209-1212.

Ohrr H, Tandan JB, Sohn YM, et al, 2005. Effect of single dose of SA 14-14-2 vaccine 1 year after immunisation in Nepalese children with Japanese encephalitis: a case-control study[J]. Lancet, 366（9494）: 1375-1378.

Pham-Thanh L, Nguyen-Tien T, Magnusson U, et al, 2021. Dogs as sentinels for flavivirus exposure in Urban, Peri-Urban and Rural Hanoi, Vietnam[J]. Viruses, 13（3）: 507.

Polacek C, Friebe P, Harris E, 2009. Poly（A）-binding protein binds to the non-polyadenylated 3' untranslated region of dengue virus and modulates translation efficiency[J]. J Gen Virol, 90（Pt 3）: 687-692.

Poonsiri T, Wright G, Diamond MS, et al, 2018. Structural study of the C-terminal domain of nonstructural protein 1 from Japanese encephalitis virus[J]. J Virol, 92（7）: e01868-17.

Poonsiri T, Wright G, Solomon T, et al, 2019. Crystal structure of the Japanese encephalitis virus capsid protein[J]. Viruses, 11（7）: 623.

Pradhan S, Gupta RK, Singh MB, et al, 2001. Biphasic illness pattern due to early relapse in Japanese-B virus encephalitis[J]. J Neurol Sci, 183（1）: 13-18.

Pyke AT, Williams DT, Nisbet DJ, et al, 2001. The appearance of a second genotype of Japanese encephalitis virus in the Australasian region[J]. Am J Trop Med Hyg, 65（6）: 747-753.

Qi ZL, Sun LY, Bai J, et al, 2020. Japanese encephalitis following liver transplantation: a rare case report[J]. World J Clin Cases, 8（2）: 337-342.

Randall RE, Griffin DE, 2017. Within host RNA virus persistence: mechanisms and consequences[J]. Curr Opin

Virol, 23：35-42.

Rathi AK, Kushwaha KP, Singh YD, et al, 1993. JE virus encephalitis：1988 epidemic at Gorakhpur[J]. Indian Pediatr, 30（3）：325-333.

Ravi V, Taly AB, Shankar SK, et al, 1994. Association of Japanese encephalitis virus infection with Guillain-Barre syndrome in endemic areas of south India[J]. Acta Neurol Scand, 90（1）：67-72.

Reshi ML, Su YC, Hong JR, 2014. RNA viruses：ROS-mediated cell death[J]. Int J Cell Biol, 2014：467452.

Robert X, Gouet P, 2014. Deciphering key features in protein structures with the new ENDscript server[J]. Nucleic Acids Res, 42（Web Server issue）：W320-W324.

Rodriguez Y, Rojas M, Pacheco Y, et al, 2018. Guillain-Barre syndrome, transverse myelitis and infectious diseases[J]. Cell Mol Immunol, 15（6）：547-562.

Roe K, Kumar M, Lum S, et al, 2012. West Nile virus-induced disruption of the blood-brain barrier in mice is characterized by the degradation of the junctional complex proteins and increase in multiple matrix metalloproteinases[J]. J Gen Virol, 93（Pt 6）：1193-1203.

Rossignol JF, 2014. Nitazoxanide：a first-in-class broad-spectrum antiviral agent[J]. Antiviral Res, 110：94-103.

Rothan HA, Fang S, Mahesh M, et al, 2019. Zika virus and the metabolism of neuronal cells[J]. Mol Neurobiol, 56（4）：2551-2557.

Saron W, Rathore A, Ting L, et al, 2018. Flavivirus serocomplex cross-reactive immunity is protective by activating heterologous memory CD4 T cells[J]. Sci Adv, 4（7）：r4297.

Schuh AJ, Ward MJ, Brown AJ, et al, 2013. Phylogeography of Japanese encephalitis virus：genotype is associated with climate[J]. PLoS Negl Trop Dis, 7（8）：e2411.

Schuh AJ, Ward MJ, Leigh BA, et al, 2014. Dynamics of the emergence and establishment of a newly dominant genotype of Japanese encephalitis virus throughout Asia[J]. J Virol, 88（8）：4522-4532.

Sebastian L, Desai A, Madhusudana SN, et al, 2009. Pentoxifylline inhibits replication of Japanese encephalitis virus：a comparative study with ribavirin[J]. Int J Antimicrob Agents, 33（2）：168-173.

Sehgal N, Kumawat KL, Basu A, et al, 2012. Fenofibrate reduces mortality and precludes neurological deficits in survivors in murine model of Japanese encephalitis viral infection[J]. PLoS One, 7（4）：e35427.

Seniya C, Mishra H, Yadav A, et al, 2013. Antiviral potential of 4-hydroxypanduratin A, secondary metabolite of Fingerroot, *Boesenbergia pandurata*（Schult. ）, towards Japanese encephalitis virus NS2B/NS3 protease[J]. Bioinformation, 9（1）：54-60.

Sessions OM, Barrows NJ, Souza-Neto JA, et al, 2009. Discovery of insect and human dengue virus host factors[J]. Nature, 458（7241）：1047-1050.

Shaikh NA, Ge J, Zhao YX, et al, 2007. Development of a novel, rapid, and sensitive immunochromatographic strip assay specific for West Nile virus（WNV）IgM and testing of its diagnostic accuracy in patients suspected of WNV infection[J]. Clin Chem, 53（11）：2031-2034.

Shao N, Li F, Nie K, et al, 2018. TaqMan real-time RT-PCR assay for detecting and differentiating Japanese encephalitis virus[J]. Biomed Environ Sci, 31（3）：208-214.

Sharma KB, Vrati S, Kalia M, 2021. Pathobiology of Japanese encephalitis virus infection[J]. Mol Aspects Med, 81：100994.

Sharma M, Sharma KB, Chauhan S, et al, 2018. Diphenyleneiodonium enhances oxidative stress and inhibits Japanese encephalitis virus induced autophagy and ER stress pathways[J]. Biochem Biophys Res Commun, 502（2）：232-237.

Shen T, Liu K, Miao D, et al, 2014. Effective inhibition of Japanese encephalitis virus replication by shRNAs targeting various viral genes *in vitro* and *in vivo*[J]. Virology, 454-455: 48-59.

Shen T, Liu K, Miao D, et al, 2014. Lentivirus-mediated RNA interference against Japanese encephalitis virus infection in vitro and in vivo[J]. Antiviral Res, 108: 56-64.

Shi PY, Wong SJ, 2003. Serologic diagnosis of West Nile virus infection[J]. Expert Rev Mol Diagn, 3 (6): 733-741.

Shi Z, Wei J, Deng X, et al, 2014. Nitazoxanide inhibits the replication of Japanese encephalitis virus in cultured cells and in a mouse model[J]. Virol J, 11: 10.

Sievers F, Wilm A, Dineen D, et al, 2011. Fast, scalable generation of high-quality protein multiple sequence alignments using Clustal Omega[J]. Mol Syst Biol, 7: 539.

Sironi M, Forni D, Clerici M, et al, 2016. Nonstructural proteins are preferential positive selection targets in Zika virus and related flaviviruses[J]. PLoS Negl Trop Dis, 10 (9): e0004978.

Solomon T, Dung NM, Kneen R, et al, 2000. Japanese encephalitis[J]. J Neurol Neurosurg Psychiatry, 68 (4): 405-415.

Solomon T, Dung NM, Wills B, et al, 2003. Interferon alfa-2a in Japanese encephalitis: a randomised double-blind placebo-controlled trial[J]. Lancet, 361 (9360): 821-826.

Solomon T, Kneen R, Dung NM, et al, 1998. Poliomyelitis-like illness due to Japanese encephalitis virus[J]. Lancet, 351 (9109): 1094-1097.

Solomon T, Ni H, Beasley DW, et al, 2003. Origin and evolution of Japanese encephalitis virus in southeast Asia[J]. J Virol, 77 (5): 3091-3098.

Song JW, Lam SM, Fan X, et al, 2020. Omics-driven systems interrogation of metabolic dysregulation in COVID-19 pathogenesis[J]. Cell Metab, 32 (2): 188-202.

Stettler K, Beltramello M, Espinosa DA, et al, 2016. Specificity, cross-reactivity, and function of antibodies elicited by Zika virus infection[J]. Science, 353 (6301): 823-826.

Su CL, Yang CF, Teng HJ, et al, 2014. Molecular epidemiology of Japanese encephalitis virus in mosquitoes in Taiwan during 2005-2012[J]. PLoS Negl Trop Dis, 8 (10): e3122.

Subramanya S, Kim SS, Abraham S, et al, 2010. Targeted delivery of small interfering RNA to human dendritic cells to suppress dengue virus infection and associated proinflammatory cytokine production[J]. J Virol, 84 (5): 2490-2501.

Summerton J, Weller D, 1997. Morpholino antisense oligomers: design, preparation, and properties[J]. Antisense Nucleic Acid Drug Dev, 7 (3): 187-195.

Swarup V, Ghosh J, Mishra MK, et al, 2008. Novel strategy for treatment of Japanese encephalitis using arctigenin, a plant lignan[J]. J Antimicrob Chemother, 61 (3): 679-688.

Tajima S, Shibasaki KI, Taniguchi S, et al, 2019. E and prM proteins of genotype Ⅴ Japanese encephalitis virus are required for its increased virulence in mice[J]. Heliyon, 5 (11): e2882.

Tajima S, Yagasaki K, Kotaki A, et al, 2015. *In vitro* growth, pathogenicity and serological characteristics of the Japanese encephalitis virus genotype Ⅴ Muar strain[J]. J Gen Virol, 96 (9): 2661-2669.

Taketa-Graham M, Powell PJ, Baylis E, et al, 2010. High throughput quantitative colorimetric microneutralization assay for the confirmation and differentiation of West Nile virus and St. Louis encephalitis virus[J]. Am J Trop Med Hyg, 82 (3): 501-504.

Takeuchi T, Miyamoto R, Osaki Y, et al, 2014. Slow mandibulo-faciolingual wiggling tremor associated with

Japanese encephalitis[J]. Mov Disord Clin Pract, 1（4）: 368-370.

Takhampunya R, Kim HC, Tippayachai B, et al, 2011. Emergence of Japanese encephalitis virus genotype Ⅴ in the Republic of Korea[J]. Virol J, 8: 449.

Terry RL, Getts DR, Deffrasnes C, et al, 2012. Inflammatory monocytes and the pathogenesis of viral encephalitis[J]. J Neuroinflammation, 9: 270.

Tsunoda I, Omura S, Sato F, et al, 2016. Neuropathogenesis of Zika virus infection: potential roles of antibody-mediated pathology[J]. Acta Med Kinki Univ, 41（2）: 37-52.

Tung WH, Tsai HW, Lee IT, et al, 2010. Japanese encephalitis virus induces matrix metalloproteinase-9 in rat brain astrocytes via NF-kappaB signalling dependent on MAPKs and reactive oxygen species[J]. Br J Pharmacol, 161（7）: 1566-1583.

Turtle L, Solomon T, 2018. Japanese encephalitis-the prospects for new treatments[J]. Nat Rev Neurol, 14（5）: 298-313.

Unni SK, Ruzek D, Chhatbar C, et al, 2011. Japanese encephalitis virus: from genome to infectome[J]. Microbes Infect, 13（4）: 312-321.

van den Elsen K, Quek JP, Luo D, 2021. Molecular insights into the Flavivirus replication complex[J]. Viruses, 13（6）: 956.

van den Eynde C, Sohier C, Matthijs S, et al, 2022. Japanese encephalitis virus interaction with mosquitoes: a review of vector competence, vector capacity and mosquito immunity[J]. Pathogens, 11（3）: 317.

Vielle NJ, Garcia-Nicolas O, Oliveira EB, et al, 2019. The human upper respiratory tract epithelium is susceptible to flaviviruses[J]. Front Microbiol, 10: 811.

Volpi VG, Pagani I, Ghezzi S, et al, 2018. Zika virus replication in dorsal root ganglia explants from interferon receptor1 knockout mice causes myelin degeneration[J]. Sci Rep, 8（1）: 10166.

Vrati S, Giri RK, Razdan A, et al, 1999. Complete nucleotide sequence of an Indian strain of Japanese encephalitis virus: sequence comparison with other strains and phylogenetic analysis[J]. Am J Trop Med Hyg, 61（4）: 677-680.

Wang C, Zhang N, Qi L, et al, 2017. Myeloid-derived suppressor cells inhibit T follicular helper cell immune response in Japanese encephalitis virus infection[J]. J Immunol, 199（9）: 3094-3105.

Wang G, Li H, Yang X, et al, 2020. Guillain-Barre syndrome associated with JEV infection[J]. N Engl J Med, 383（12）: 1188-1190.

Wang HY, Takasaki T, Fu SH, et al, 2007. Molecular epidemiological analysis of Japanese encephalitis virus in China[J]. J Gen Virol, 88（Pt 3）: 885-894.

Wang JL, Pan XL, Zhang HL, et al, 2009. Japanese encephalitis viruses from bats in Yunnan, China[J]. Emerg Infect Dis, 15（6）: 939-942.

Wang K, Deubel V, 2011. Mice with different susceptibility to Japanese encephalitis virus infection show selective neutralizing antibody response and myeloid cell infectivity[J]. PLoS One, 6（9）: e24744.

Wang K, Wang J, Sun T, et al, 2016. Glycosphingolipid GM3 is indispensable for Dengue virus genome replication[J]. Int J Biol Sci, 12（7）: 872-883.

Wang P, Li M, Lu W, et al, 2017. DC-SIGN promotes Japanese encephalitis virus transmission from dendritic cells to T cells via virological synapses[J]. Virol Sin, 32（6）: 495-502.

Wang P, Liu X, Li Q, et al, 2021. Proteomic analyses identify intracellular targets for Japanese encephalitis virus nonstructural protein 1（NS1）[J]. Virus Res, 302: 198495.

Wang Q, Xin X, Wang T, et al, 2019. Japanese encephalitis virus induces apoptosis and encephalitis by activating the PERK pathway[J]. J Virol, 93（17）: e00887-e00919.

Wang X, Li SH, Zhu L, et al, 2017. Near-atomic structure of Japanese encephalitis virus reveals critical determinants of virulence and stability[J]. Nat Commun, 8（1）: 14.

Wu Z, Xue Y, Wang B, et al, 2011. Broad-spectrum antiviral activity of RNA interference against four genotypes of Japanese encephalitis virus based on single microRNA polycistrons[J]. PLoS One, 6（10）: e26304.

Yamashita T, Unno H, Mori Y, et al, 2008. Crystal structure of the catalytic domain of Japanese encephalitis virus NS3 helicase/nucleoside triphosphatase at a resolution of 1. 8 A[J]. Virology, 373（2）: 426-436.

Yang DK, Kim BH, Kweon CH, et al, 2004. Molecular characterization of full-length genome of Japanese encephalitis virus（KV1899）isolated from pigs in Korea[J]. J Vet Sci, 5（3）: 197-205.

Yang J, Li M, Yuan M, et al, 2022. Axl$^{-/-}$neurons promote JEV infection by dampening the innate immunity[J]. Virus Res, 307: 198605.

Ye J, Chen Z, Li Y, et al, 2017. Japanese encephalitis virus NS5 inhibits type Ⅰ interferon（IFN）production by blocking the nuclear translocation of IFN regulatory factor 3 and NF-kappaB[J]. J Virol, 91（8）: e00039.

Ye Q, Li XF, Zhao H, et al, 2012. A single nucleotide mutation in NS2A of Japanese encephalitis-live vaccine virus(SA14-14-2)ablates NS1′ formation and contributes to attenuation[J]. J Gen Virol, 93(Pt 9): 1959-1964.

Ye Q, Xu YP, Zhang Y, et al, 2015. Genotype-specific neutralization determinants in envelope protein: implications for the improvement of Japanese encephalitis vaccine[J]. J Gen Virol, 96（8）: 2165-2175.

Yoo JS, Kim CM, Kim JH, et al, 2009. Inhibition of Japanese encephalitis virus replication by peptide nucleic acids targeting cis-acting elements on the plus- and minus-strands of viral RNA[J]. Antiviral Res, 82（3）: 122-133.

Youn S, Cho H, Fremont DH, et al, 2010. A short N-terminal peptide motif on flavivirus nonstructural protein NS1 modulates cellular targeting and immune recognition[J]. J Virol, 84（18）: 9516-9532.

Yun SI, Lee YM, 2018. Early events in Japanese encephalitis virus infection: viral entry[J]. Pathogens, 7（3）: 68.

Zhang JS, Zhao QM, Guo XF, et al, 2011. Isolation and genetic characteristics of human genotype 1 Japanese encephalitis virus, China, 2009[J]. PLoS One, 6（1）: e16418.

Zhang T, Wu Z, Du J, et al, 2012. Anti-Japanese-encephalitis-viral effects of kaempferol and daidzin and their RNA-binding characteristics[J]. PLoS One, 7（1）: e30259.

Zhang Y, Wang Z, Chen H, et al, 2014. Antioxidants: potential antiviral agents for Japanese encephalitis virus infection[J]. Int J Infect Dis, 24: 30-36.

Zhang YG, Chen HW, Zhang HX, et al, 2022. EGFR activation impairs antiviral activity of interferon signaling in Brain microvascular endothelial cells during Japanese encephalitis virus infection[J]. Front Microbiol, 13: 894356.

Zhou D, Jia F, Li Q, et al, 2018. Japanese encephalitis virus NS1′ protein antagonizes interferon beta production[J]. Virol Sin, 33（6）: 515-523.

Zhou D, Li Q, Jia F, et al, 2020. The Japanese encephalitis virus NS1′ protein inhibits type Ⅰ IFN production by targeting MAVS[J]. J Immunol, 204（5）: 1287-1298.

Zhou D, Pei C, Liu Z, et al, 2020. Identification of a protective epitope in Japanese encephalitis virus NS1 protein[J]. Antiviral Res, 182: 104930.

Zu X, Liu Y, Wang S, et al, 2014. Peptide inhibitor of Japanese encephalitis virus infection targeting envelope protein domain Ⅲ[J]. Antiviral Res, 104: 7-14.

附录 1 机械通气治疗流程

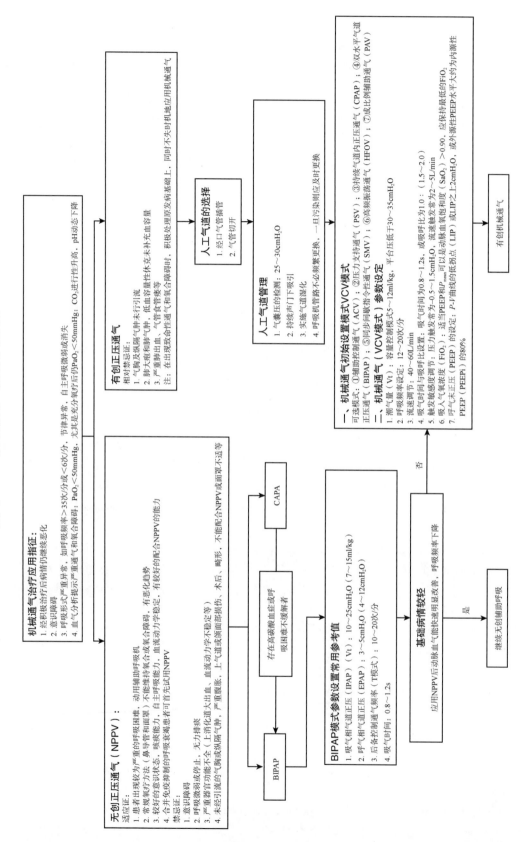

机械通气治疗应用指征：
1. 经积极治疗后病情仍继续恶化
2. 意识障碍
3. 呼吸形式严重异常，节律异常，自主呼吸微弱或消失
4. 血气分析提示严重通气和氧合障碍：PaO₂<50mmHg，尤其是充分氧疗后仍PaO₂<50mmHg；CO₂进行性升高，pH动态下降

无创正压通气（NPPV）：
适应证：
1. 患者出现较为严重的呼吸困难，动用辅助呼吸肌
2. 常规氧疗方法（鼻导管和面罩）不能维持氧合或氧合障碍有恶化趋势
3. 较好的意识状态，自主呼吸能力，血流动力学稳定，有较好的配合NPPV的能力
4. 合并免疫抑制的呼吸衰竭患者可首先试用NPPV
禁忌证：
1. 意识障碍
2. 呼吸微弱或停止，无力排痰
3. 严重器官功能不全（上消化道大出血、血流动力学不稳定等）
4. 未经引流的气胸或纵隔气肿，严重腹胀，上气道或颌面部损伤、术后、畸形，不能配合NPPV或面罩不适等

有创正压通气
相对禁忌证：
1. 气胸及纵隔气肿未行引流
2. 肺大疱和肺囊肿
3. 严重肺出血，气道严重阻塞
注：在出现致命性通气和氧合障碍时，积极处理原发病基础上，同时不失时机地应用机械通气

人工气道的选择
1. 经口气管插管
2. 气管切开

人工气道管理
1. 气囊压力检测：25～30cmH₂O
2. 持续声门下吸引
3. 实施气道湿化
4. 呼吸机管路不必频繁更换，一旦污染应及时更换

BIPAP模式参数设置常用参考值
1. 吸气相气道正压（IPAP）（Vt）：10～25cmH₂O（7～15ml/kg）
2. 呼气相气道正压（EPAP）：3～5cmH₂O（4～12cmH₂O）
3. 后备控制通气频率（T模式）：10～20次/分
4. 吸气时间：0.8～1.2s

存在高碳酸血症或呼吸困难不缓解者

基础病情较轻
应用NPPV后动脉血气能快速改善，呼吸频率下降

一、机械通气初始设置模式VCV模式
可选模式：①辅助控制通气（ACV）；②压力支持通气（PSV）；③持续气道内正压（CPAP）；④双水平气道正压通气（BIPAP）；⑤同步间歇指令通气（SMV）；⑥高频振荡通气（HFOV）；⑦成比例辅助通气（PAV）
二、机械通气（VCV模式）参数设定
1. 潮气量（Vt）：容量控制模式5～12ml/kg，平台压低于30～35cmH₂O
2. 呼吸频率：12～20次/分
3. 流速调节：40～60L/min
4. 吸呼时间与吸呼比设置：吸气时间为0.8～1.2s，或吸呼比为1.0：（1.5～2.0）
5. 触发敏感度调节：压力触发常为-0.5～-1.5cmH₂O，流速触发常为2～5L/min
6. 吸入气氧浓度（FiO₂）：适当PEEP和Pmean可以显动脉血氧饱和度（SaO₂）>0.90，应保持最低的FiO₂
7. 呼气末正压（PEEP）的设定：P-V曲线的低位拐点（LIP）或LIP之上2cmH₂O，或外源性PEEP水平大约为内源性PEEP（PEEP）的80%

有创机械通气

继续无创辅助呼吸

CAPA

BIPAP

否

是

附录2 机械通气脱机流程

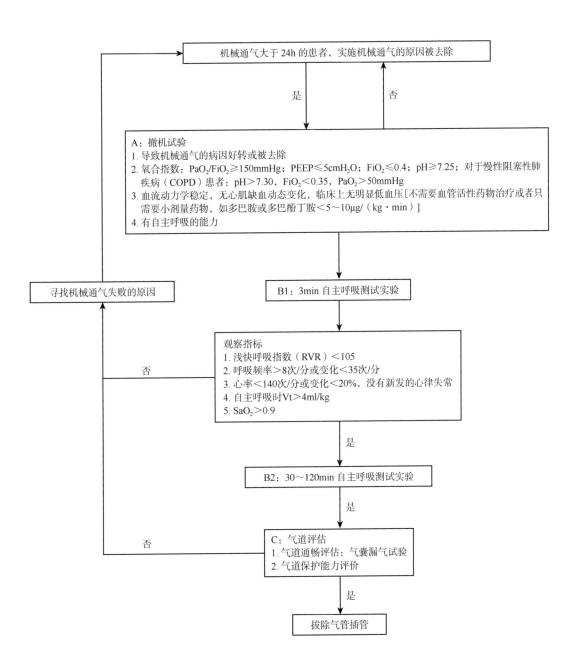

机械通气大于24h的患者，实施机械通气的原因被去除

是　　　否

A：撤机试验
1. 导致机械通气的病因好转或被去除
2. 氧合指数：PaO$_2$/FiO$_2$≥150mmHg；PEEP≤5cmH$_2$O；FiO$_2$≤0.4；pH≥7.25；对于慢性阻塞性肺疾病（COPD）患者：pH>7.30，FiO$_2$<0.35，PaO$_2$>50mmHg
3. 血流动力学稳定，无心肌缺血动态变化，临床上无明显低血压[不需要血管活性药物治疗或者只需要小剂量药物，如多巴胺或多巴酚丁胺<5～10μg/（kg·min）]
4. 有自主呼吸的能力

寻找机械通气失败的原因

B1：3min 自主呼吸测试实验

观察指标
1. 浅快呼吸指数（RVR）<105
2. 呼吸频率>8次/分或变化<35次/分
3. 心率<140次/分或变化<20%，没有新发的心律失常
4. 自主呼吸时Vt>4ml/kg
5. SaO$_2$>0.9

否

是

B2：30～120min 自主呼吸测试实验

是

C：气道评估
1. 气道通畅评估：气囊漏气试验
2. 气道保护能力评价

否

是

拔除气管插管

附录 3 流行性乙型脑炎诊治流程

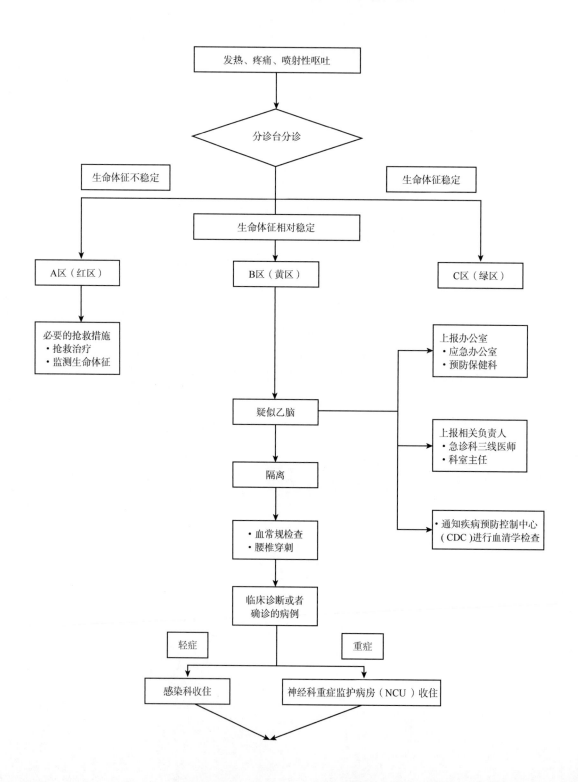

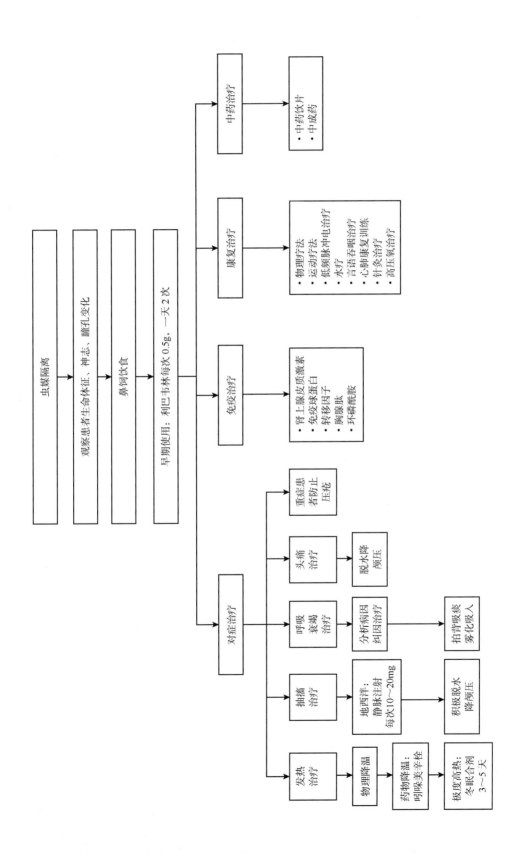